中医健康管理

主审 路志正

编著 胡广芹　张晓天

路志正 题

中国中医药出版社

·北京·

图书在版编目（CIP）数据

中医健康管理 / 胡广芹，张晓天编著 . —北京：中国中医药出版社，
2019.5

ISBN 978 – 7 – 5132 – 5514 – 1

Ⅰ . ①中… Ⅱ . ①胡… ②张… Ⅲ . ①中医学 – 保健 – 基本知识
Ⅳ . ① R212

中国版本图书馆 CIP 数据核字（2019）第 053287 号

中国中医药出版社出版

北京经济技术开发区科创十三街 31 号院二区 8 号楼
邮政编码　100176
传真　010–64405750
保定市中画美凯印刷有限公司印刷
各地新华书店经销

开本 787×1092　1/16　印张 13.5　字数 244 千字
2019 年 5 月第 1 版　2019 年 5 月第 1 次印刷
书号　ISBN 978 – 7 – 5132 – 5514 – 1

定价　58.00 元
网址　www.cptcm.com

社 长 热 线　010–64405720
购 书 热 线　010–89535836
维 权 打 假　010–64405753

微信服务号　zgzyycbs
微商城网址　https://kdt.im/LIdUGr
官 方 微 博　http://e.weibo.com/cptcm
天猫旗舰店网址　https://zgzyycbs.tmall.com

如有印装质量问题请与本社出版部联系（010–64405510）

上医治未病

前　言

中医健康管理是我多年从事的研究领域。2007年，我的博士论文选题就是《中医健康管理的理论与方法研究》。我的博士后合作导师王永炎院士曾讲："谁真想对中医认知健康进行研究，应该到一个社区蹲点工作几年，仔细观察人群身体功能状态的动态变化规律，掌握一手资料。"前辈的谆谆教诲，让我对中医药健康管理的探索工作充满梦想。天津中医药大学博士毕业后，我一直扎根基层，在北京工业大学医院从事中医全科的临床、教学和科研工作，同时从事基于信息技术的中医全生命健康管理研究，探索中医健康维护标准规范、有效安全的优势方法。十几年来，先后主持和参与"MARS500航天员中医问诊量表条目池的构建""中医健康理念在大学生健康教育中的意义研究""《中医药健康旅游服务基本要求》团体标准"等12项关于中医药健康领域的课题，"一种基于中医药传承与大数据挖掘的生命周期动态健康管理系统"获发明专利。在工作中对中医健康管理有了更深的感悟。

2012年，我与上海中医药大学张晓天教授因《轻松学会体质养生》一书的机缘结识而相约优势互补，共同编写《中医健康管理》一书。因为我感到理论方面还需要具体实践进行检验，健康维护要有具体可操作、可复制的有效措施，中医健康管理不能流于空洞的理论，应充分利用现代科学技术，"道法术"形成闭环才有实际的价值和意义。实践中发现，"鍉圆针系统痧疗"是一项填补中医健康管理从健康状态辨识到健康维护形成闭环的有效措施，2018年10月22日，国家中医药管理局中国科技交流中心组织以路志正国医大师为组长的11位专家进行了"鍉圆针系统痧疗及推广模式论证会"，对其在中医健康维护中的作用予以肯定，相关研究内容会在《鍉圆针系统痧疗》一书中详述。至此，《中医健康管理》"十年磨一剑，今日把示君"。

我理解，中医健康管理作为一门新兴学科，一是中医四诊客观诊断技术方法与现代医学健康状态监测相结合，探索符合中国人体功能状态的健康状态辨识方法；二是建立中医健康状态综合干预调养方案，丰富居民的自我保健意识和防病抗病能力的交叉性和综合性知识领域。中医健康管理作为对中医健康管理学科进行系统理论阐述的学问，必须在中医基础理论指导下，结合管理学等相关现代科学的理论与方法，阐明中医健康管理的定义、历史演变与特点、研究目的和意义，系统探索和阐述中医健康状态认知理论及体质学说、中医健康管理的内容及评估量化的方法、基于信息技术的中医药健康管理系统、自我健康管理、中医健康管理实践技能、亚健康与常见慢病的中医健康管理基本知识。

中医学运用"四诊"检查，可探测人体脏腑气血、阴阳的生理与病理状态，但是传统中医"四诊"缺乏对各类信息的客观记录，极大地影响诊断的可信度和可重复性。这已成为制约中医发展的"瓶颈"。本书所述中医健康管理服务的特点，就是力求标准化、量化、个体化和系统化。中医健康管理的具体服务内容和工作流程需要依据循证医学和循证公共卫生的标准或学术界已经公认的预防和控制指南及规范等来确定和实施。中医健康评估和养生调理的结果既要针对个体和群体的特征和健康需求，又要注重服务的可重复性和有效性，强调多学科合作提供服务。我们相信，本书是对中医健康管理领域的系统探索，在这种探索中所获得的理论成果及其特色，符合中医药在新时代的发展方向和要求，不仅具有理论意义，而且能有效造福于民众健康，因而也具有现实意义。

本书的理论部分主要以我的博士论文研究成果为基础完善和拓展而成，慢病健康管理部分则主要由张晓天教授负责。

本书可作为医院治未病、健康管理中心等体检医护人员和大健康产业从业者的参考书，也可作为高校健康管理类专业大学生的选用教材，还可供其他中医健康管理爱好者学习和参考。

本书付梓之际，感谢我的导师陆小左教授支持并指导我的博士论文自主选题做中医健康管理方向的研究！

感谢恩师路志正国医大师作为主审批评指导斧正！今年春天，我呈给路老草稿，他仔细审阅，对情志、饮食、运动等方面的内容逐一提出修改意见，并介绍自己养生的经验体会。感谢路喜善师兄在本书编写过程中的多次指导和帮助。

感谢尊敬的李佃贵国医大师指导并题字鼓励！

感谢北京工业大学各级领导在我从事中医健康管理研究方面给予的大力支持和帮助！

虽然我们力求本着认真严谨的态度，努力做好相应的工作，但囿于水平所限，仍会有不少疏漏错误之处，敬请批评指正！

胡广芹

2018 年 9 月

目　录

第一章 概　述

汶川大地震前，曾有大批蟾蜍搬家，人们惊叹动物世界的奇观之事，没有意识到即将发生的地震。探索健康状态辨识的规律，其价值不亚于地震预测。一台机器，如果超负荷就会亮红灯，人体也不例外，一旦有疾病潜在，就会发出信号。人体本身具有这样的"报警装置"，只不过多数人体报警的规律和方式没被人们在日常生活中掌握。随着人口老龄化的进程加快，期望寿命的延长及慢性病发病率的上升，人们对健康维护及改善的需求会日益增长。新兴的中医健康管理行业将有非常广阔的发展前景，建立系统的中医健康管理理论与方法，对于改善和提高我国国民身体素质，全面建设小康社会有着重要意义。

一、中医健康管理的定义

中医健康管理是指建立在中医"整体观"多维健康和信息化管理技术模式基础上，应用中医四诊合参诊察技术与西医检测手段相结合的方法，从躯体、社会自然环境、心理情志等多维角度，对个人或群体进行健康、亚健康和疾病的监测、分析、评估，并根据个体不同健康状态提供相应的养生调治、健康维护教育方案。其宗旨是帮助、指导人们成功有效地把握与维护自身的健康，提高身体素质。

二、中医健康管理的历史发展

在中国，作为现代科学意义的健康管理逐渐普及是近些年的事，但对健康的关注已有几千年的历史。夏代以后，由于社会的进步、生产的发展，人们的物质生活和文化生活得到改善。在长期的生活实践中，人们懂得了预测疾病、讲究卫生，并采取一些措施，以增进健康，防治疾病。

1. 中医疾病预测的发展　最早的中医疾病预测方式是相医术。《帝王世纪》曰："伏羲氏仰观象于天，伏观法于地，观鸟兽之文与地之宜……所以六气六腑、五脏五行、阴阳四时、水火升降，得以有象，百病之理，得以类推。"伏羲氏集相术与巫术一身，运用阴阳五行之理以类推预测百病之象。疾病预测理论与方法最早在《周礼》中有记载。《周礼·天官》曰："以五气、五声、五色，视其生死。"公元前五世纪，著名医家扁鹊即可"切脉、望色、听声、写形，言病之所在"。《道德经》曰："其安易持，其未兆易谋，其脆易折，其微易散。为之于未有，治之于未乱。"认识到了事物由微渐到著成的规律，为疾病预测学提供了理论基础。在《内经》中早就提出五官和五脏相应，《灵枢·五阅五使》曰："以官何候？岐伯曰：以候五脏。故肺病者，喘息鼻张；肝病者，眦青；脾病者，唇黄；心病者，舌卷短，颧赤；肾病者，颧与颜黑。"经络是疾病传变的桥梁，《素问·脏气法时论》曰："肝病者，两胁下痛，引少腹……肺病者，喘咳逆气，肩背痛。"由于经络能有规律地反映疾病的状况，故根据经络反映的病证，有助于对疾病的定性、定位预测。《灵枢·卫气》曰："能别阴阳十二经者，知病之所生。"

古代医家提出，医学目的首先是"消患于未兆""济羸劣以获安"，其次才是治病。这里所谓的"未兆"，即未有显著疾病征兆之时；所谓"羸劣"，即虚损或不太健康，但不一定是有病。历代医家对未病理论均有补充与发展。《难经》在《内经》的基础上提出了治未病之脏腑。《难经·七十七难》曰："所谓治未病者，见肝之病，则知肝当传之与脾，故先实其脾气，无令得受肝之邪，故曰治未病焉。"汉代张仲景《金匮要略·脏腑经络先后病脉证》曰："夫治未病者，见肝之病，知肝传脾，当先实脾，四季脾旺不受邪。"明确提出了有病早治、既病防变的理论。张仲景在治未病方面业绩突出，其十分注意变证征兆，在《伤寒论》中总结了许多宝贵的经验。例如，以脉静或数急作为传与不传的标志（4条），又以无大热而躁烦视为阳证转为阴证之信号（269条）。此外，《温病条辨》对内伤杂病都有许多变证先兆的论述，如心烦口渴是寒证向热证转化的信号，而畏寒欲衣又须警惕热证转为寒证。综上所述，中医学历来注重疾病的预防，但没有"中医健康管理"这一术语，更没界定其范畴。

2. 卫生习惯不断改善

（1）个人卫生习惯：从夏商时期开始，人们已经有洗脸、洗手、洗脚等习惯。例如，甲骨文中既有表示洗脸的"沫"字和表示洗澡的"浴"字。而在《礼记·内则》则有"五日则燂汤清浴，三日具沐，其间面垢，燂汤清浴，足垢，燂汤清洗"的记载，并认识到"头有疮则沐，身有疡则浴"。说明在周代，定期沐浴已成为人们的生活习惯。在汉代就有规定大小官员与士兵必须3～5天清洗1次，并要求勤换衣服。其他如漱口、勤洗手足、勤洗衣被……亦有许多记载。

（2）饮食卫生：《金匮要略·禽兽鱼虫禁忌并治》指出"秽饭、馁肉、臭鱼，食之皆伤人"；"生米停留多日，有损处，食之伤人"。如此判断食物能食与否，是比较科学的。注意饮食调摄的养生实践，大概在夏商时期已经开始，到西周及春秋战国时期，对于食物的分类已经很细致。据《周礼》记载，当时已经有了专门管理饮食卫生的食医，"掌和王之六食、六饮、六膳、百馐、百酱、八珍之齐"。同时，对患者的营养和临床结合起来，创造了"食治学"。对于饮膳烹饪，也注意到五味调和。《吕氏春秋·本味》云："调和之事，必以甘、酸、苦、辛、咸，先多后少，其齐甚微，皆由自起。"在殷墟出土的商代甲骨文中，有与现代汉字"酒"字相似的字。同时，还发现酿酒场地遗址，说明当时的酿酒业已相当发达。随着酿酒的发展，酿醋、制酱、腌制食品也相继出现。饮食的改善，不仅可增加营养、开胃进食，也可以健身防病，如酒可以通血脉，行药势；醋可以健胃，并有收敛作用；曲可防治肠胃病等。

（3）环境卫生：先秦时期开始，对环境卫生就十分重视。商代的甲骨文中，即有扫帚的"帚"字。《礼记·内则》中即有"凡内外，鸡初鸣，咸盥漱衣服，敛枕簟，扫室堂及庭"，说明清洁扫除在当时已经成为每个家庭及个人的日常卫生习惯。此外，在公元前四五世纪，我们的祖先就已经懂得了处理污水，当时即有所谓"陶窦"，据说就是当时的下水沟。对于粪便管理，史载更早即有"厕所"，《周礼》云："宫人为其井匽，除其不蠲，去其恶臭。"匽，即路厕。这都说明当时人们已经注意到环境卫生与人体健康的关系，注意环境卫生是保证健康的有效措施。《周书秘奥营造宅经》要求城镇房屋要疏通沟渠，排除污水，无有秽气，清静优美，方不生疾；汉代已有木制洒水车喷水除尘，这对于保持城市环境卫生有着重要意义；每于节日，官府即差人打扫卫生，清除垃圾。在汉代画像砖中，就有扫马粪、除虫等内容，出土的阿房宫下水道与汉代厕所模型等，均是历史的见证。中国是世界上最早颁布公共卫生法规的国家。战国《韩非子》记载："殷之法，刑弃灰于道者，断其手。"即保护水源，以防病从口入。《管子·禁藏》曾要求于春季挖除井中淤泥，换以新水，以保持水源清洁；《吕氏春秋·五味》提倡饮水须"九沸九度"；后魏贾思勰在《齐民要术》中记载用茱萸叶消毒井水。

3. 动静结合养生法的发展　早在先秦时期就已初步提出了动静结合的养生方法。李梴在《医学入门》中指出："精神极欲静，气血极欲动。"提出静养精神、动养形体的辨证关系。方开《摩腹运气图考》（又名《延年九转法》）指出："天地本乎阴阳，阴阳主乎动静，人身一阴阳也，阴阳一动静也。动静合宜，气血和畅，百病不生，乃得尽其天年。"人身之阴需要静，人身之阳需要动，从而提出了静以养阴、动以养阳的主张。人体要保持"阴平阳秘"的健康状态，就必须动静适宜，切忌过动过静，否则就会造成阴阳偏颇，导致疾病。

清代养生家曹庭栋虽认为"养静为摄生首务"，但他却很重视动以养生的重要作用。如在《老老恒言·导引》指出："导引一法甚多，如八段锦、华佗五禽戏、婆罗门十二法、天竺按摩诀之类，不过宣畅气血，展舒筋骸，有益无损。"并创"卧功、坐功、立功三项"，以供老年锻炼之用。《老老恒言》载有散步专论，对散步的作用和要求等做了较为全面的论述。例如，闲暇"散步所以养神"，睡前"绕室行千步，始就枕"，"是以动求静"，有助于睡眠，强调了动静结合的重要性。

导引是我国传统的健身术，将呼吸、动形和自我按摩等内容融成一体。马王堆汉墓出土的《导引图》，就绘有四十余种导引姿态的图像，内容十分丰富。以后历代都有不同的发展。到了宋代，在动作和方法上有了很大改进，如太极拳、八段锦等。明代以后，由于武术的发展和《道藏》的成书，又推动了导引术的进步和发展。例如，《遵生八笺》载有八种导引，除在国内广为流传以外，并于1895年译成英文发行于国外。如明代正德年间罗洪先所撰《仙传四十九方》，载录华佗"五禽图"最为详尽，并指出："凡人身体不安，做此禽兽之戏，汗出，疾即愈矣。"说明了导引保健的重要作用。清代乾隆年间，沈金鳌于《杂病源流犀烛》一书卷首中列有"运动规法"，包括导引、气功和按摩等，这些方法多摘自明代曹士珩所撰《保生秘要》一书，可见导引保健具有很高的实用价值。

4. 中草药保健的发展　在先秦的有关文献中，对于延年益寿的药物已有不少记载，如在《山海经》中收集了药物百余种。其中有一类为补药，如櫰（huai，音怀）木、枥木、狌狌（同猩猩）等，具有强壮身体、增强记忆力、延年益寿的功效。这些药物为后世养生家、医家探讨抗老防衰、益寿延年的药物开阔了思路，提供了可贵的经验。秦汉乃至唐宋，与健康有关的各种干预措施得到广泛的关注，养生理论和养生方法也日益丰富发展。例如，北宋末年官方出版的《圣济总录》，共200卷，200多万字，包括内、外、妇、儿、五官、针灸及养生、杂治等66门，内容十分丰富。该书前数卷大量论述了当时流行的"运气"学说，而且对养生保健的一些方法做了相当详尽的介绍。可见，当时十分肯定这些方法的效果，并倡导这些保健方法的适用。宋代宫廷编著的方剂专书《太平圣惠方》，不仅是一部具有理、法、方、药完整体系的医书，而且载有许多摄生保健的内容，尤其注意药物与食物相结合的方法，如记述了各种药粥、药酒等。这些方法符合医疗保健的需要，对后世有一定影响。金元医家和养生家根据阴阳五行等理论对于药物的性味功用等多有发明，使其既适用于疾病辨治，又有利于防病保健。例如，寇宗奭编撰的《本草衍义》中，根据体质和疾病选择相应性味的药物，指出只有明了药性，有的放矢，方可达到治病保健的目的。此外，张元素的《珍珠囊》，李杲的《用药法象》、朱震亨的《本草衍义补遗》等，对此多有发挥，更切适用。

5. 针灸、痧疗、罐疗保健的发展　《史记·扁鹊仓公列传》记载，扁鹊乃使弟子子阳厉针砥石，以取外三阳五会治疗虢国太子死厥证，这也是早期针刺和刮痧疗法的记载。《五十二病方》出现了角法治疗痔疮，逐渐发展为现代的罐疗。其中，针灸的发展较为迅速，并形成理论和技能操作方法体系，出现了闻名国内外的"针灸铜人"及新的针灸专著，如《新铸铜人腧穴针灸图经》《针灸资生经》《十四经发挥》等。同时，又出现了子午流注针法，主张依据不同时间，选择不同穴位，达到治疗保健的目的。

6. 推拿按摩保健的发展　推拿按摩经济简便，因为它不需要特殊医疗设备，也不受时间、地点、气候条件的限制，随时随地都可实行；且平稳可靠，易学易用，无任何副作用。正是由于这些优点，推拿按摩成为深受广大群众喜爱的养生健身措施。推拿按摩的主要作用一是疏通经络：《素问·血气形志》说："经络不通，病生于不仁，治之以按摩醪药。"说明按摩有疏通经络的作用。二是调和气血：明代养生家罗洪先在《万寿仙书》中说："按摩法能疏通毛窍，能运旋荣卫。"这里的运旋荣卫，就是调和气血之意。因为按摩就是以柔软、轻和之力，循经络、按穴位，施术于人体，通过经络的传导来调节全身，借以调和营卫气血，增强机体健康。三是提高防病能力：有人曾在同龄组儿童中并列对照组进行保健推拿，经推拿的儿童组，发病率下降，身高、体重、食欲等皆高于对照组。也正是由于按摩能够疏通经络，使气血周流、机体阴阳平衡，按摩后可使人感到肌肉放松、关节灵活，精神振奋，疲劳消除，对保证身体健康有重要作用。

7. 精神调摄、修身养性保健的发展　在道家思想的影响下，古代医家十分重视修身养性、调摄情志，以防止身心疾病。《素问·上古天真论》认为："恬惔虚无，真气从之，精神内守，病安从来。"只要做到愉快、乐观豁达，气血自然和调，有益于健康。《礼记·缁衣》曰："心以体全，亦以体伤。"阐明了养心与养形是养生的重要内容。孔子还提出君子三戒，《论语·季氏》曰："少之时，血气未定，戒之在色；及其壮也，血气方刚，戒之在斗；及其老也，血气既衰，戒之在得。"

三、中医健康管理的特点

1. 整体观　人类面对非传染性慢性疾病（NCD）的巨大挑战，医学模式面临转变。中医学有其独特的优势——整体观。中医学以天、地、人模式为代表，崇尚"天人合一"的境界，推崇的即是"自然 - 社会（环境）- 生物 - 心理（形神）"的医学模式。

中医学既运用现代生物学手段，同时也运用"援物比类、思外揣内、以常衡变、见微知著、灵感顿悟"等整体有机关联思维方式与信息管理技术相结合，是现代医学向更高境界提升和发展的一种必然性趋势。中医整体观思想指导下的新型健康管理系统的特点是重新认识"人的整体性"、人体的相关性、人与大自然的统一性，进一步探索中医健康状态辨识的方法和手段，从更深的层次上揭示各种身体功能状态及其发展和转轨的机理，并从中引出有效的预防方法、综合措施和维护身心健康的新途径。

中医理论是人们依据长期的临床经验和对自然界变化的观察总结，在人脑中"建立数据库"，"建立诊治疾病的模型"，反复实践"训练中医的大脑"得出来的。每个中医大脑中都有个复杂系统，对疾病和健康的认识有其系统的分析过程。现代云计算结合大数据处理技术在不同角度和层面上暗合了中医学的诊治方法与过程，利用现代科学技术把每位中医大脑内的单个复杂系统整合"云化"，构建成一个集成复杂系统将成为可能。

2. 个性化　中医健康管理的特点之一是整体化寓于个性化之中。个性化和大众化相对，常用来指具有个体特性的需求和服务。从中医学角度出发，每一个体都有各自的特点，即便都处于健康状态的人群，其舌脉等客观表现也会出现较大差异。中医健康管理所建立的居民全生命周期动态多维电子健康档案，借助日趋发达的云存储技术，测量个体身体功能状态基值，量身定制健康养生目标、健康偏颇状态调治计划、防治方案，并组织相关专业人员通过量身定制的医疗养生方法开展工作，整合有效的医疗及健康教育资源，从而帮助被诊疗的个体对象维护健康，预防疾病，实现养生防病、延年益寿，提高生存质量。

3. 动态化　生命的周期是与时间相关联的，健康状态也必然与时空相对应。基于物联网与云计算的中医健康管理，最大优势就是能够根据人体的实际情况，应用传感技术从时空维度将"望、闻、问、切"的所有度量化信息充分利用，在时间上对人或人群的健康状态、健康危险因素进行全面动态监测，深入分析相互之间的关联规则，综合辨证分析判断、评估，并进行养生调治指导。从空间上可实现对居民的全生命周期动态多维健康管理信息，在多家医疗机构甚至跨域共享，使中医学的时空观在健康状态鉴别诊断和养生中的优势得以充分体现，不仅大量节约了人力、物力资源，避免了健康体检内容和指标的离散型、重复性，更为重要的是动态化观察生命和健康的变化趋势将使我们站在一个新的高点来管理健康，维护生命。

中医健康管理所体现的动态化特性，不但可通过健康服务体系的配套建设，使被服务对象真正实现建立全生命周期动态多维电子健康档案成为可能，还可以分阶段动态建立起国民整体健康状况"活"的基础数据库，为新健康医学在健康状态辨识、疾病预测评估、综合调养方案制定及养生学研究方面提供重要资源。

总之，基于状态感知的中医健康体检是中医健康管理的基础。目前，健康辨识的重要方式——健康体检，多采用西医指标来评价，以单纯化验室、影像及体格检查为平台，获得的信息存在明显的局限性，对于养生防病缺乏有针对性的指导价值，无法达到健康体检的真正目的。而中医养生保健学说具有深厚的文化底蕴，不仅具有益寿延年的实用价值，而且具有中国传统文化和思维模式的光辉。继承发扬中医"治未病"理论与方法，探索中医"治未病"的价值与效用，建立中医健康状态辨识指标体系和综合干预方案是提高全民健康水平的迫切需要。

四、中医健康管理的研究目的

中医健康管理的目的是总结整理前人健康管理研究的经验，将中医四诊技术运用于健康体检，对健康状态从多维角度进行度量化测量，采集、存贮各种健康信息并进行综合辨证分析，让人们充分了解自己的健康状况。同时运用中医"治未病"和"养生"的方法指导人们如何早期发现健康问题、正确饮食、科学健身、保护身体不受疾病的困扰，使自己的身体和心理更加健康，提高适应自然与社会环境的能力。利用中医学的优势把科学的生活方式传授给健康的需求者，变被动的健康维护为主动的健康管理，更加有效地保护或促进国人的健康。

五、中医健康管理的研究意义

健康是人类的最大财富。珍惜生命，关爱健康是人们生活共同追求的主旋律。慢性非传染性疾病在世界范围内的广泛流行、医疗费用的不断上升，以及所带来的沉重的家庭和社会负担促进了现代医学服务模式的转变。21世纪的医学将从"疾病医学"向"健康医学"发展，从重视治疗向重视预防保健转变。中医学是健康医学，在健康认知方面具有独特的优势和特色。因此，运用中医学理论探索中医健康状态辨识方法，揭示健康状态的科学内涵和演变规律，对于提高国人的健康水平和解决国家的重要需求具有十分重要的意义。十九大做出提高全民健康水平的战略部署后，加快探索构建中医特色预防保健服务体系的思路和模式，将是今后一个时期内国家的重点工作。为此，创建和实施以中医"治未病"理论为基础、以中医健康状态辨识为手段并进行健康干预的中医健康管理理论体系与方法，可有效地节约医疗成本和提高居民自我防病能力。

在温饱已经满足、向小康迈进的今天，人们健康意识的转变对中医学科的发展提出了更多、更高的要求。以运用中医特色预防保健服务的功能，满足大众"治未病"的需求为宗旨；以提供先进的中医养生健康管理理论和技术，推动以"病"为中心向以"人"为中心的转变，更好地体现"防大于治"的理念。积极倡导中医学与多学科融合，创新性的设计与应用中医健康管理系统具有可行性和必要性，通过中医诊断技术应用于健康管理领域，可充分发挥中医学养生及"治未病"的优势，使中医学更好地服务于当今社会。因此，探讨切合实际的中医健康管理理论与方法成为当务之急。

（一）国家卫生保健事业的重大需求

医学研究的本质是以维护人类的健康为目。人民的健康水平，在国民经济乃至世界经济中起着重要作用。《国务院关于扶持和促进中医药事业发展的若干意见》及国务院十六个部委联合发布《中医药创新发展规划纲要》强调指出，为了满足国家经济社会发展和人民健康的需求，建设小康社会，实现中华民族的伟大复兴，必须进一步加快中医药现代化和国际化进程，促进中医药事业发展。《中共中央国务院关于深化医药卫生体制改革的意见》提出了"构建全民基本健康保障体系，有效地保障国民身体健康"新医改方案的基本内容。

为适应新时期卫生保健事业的根本要求，党和国家站在历史和时代发展的战略高度，提出了医疗卫生工作的"战略前移"。此前移就是抓预防、治未病、保健康。而疾病预防的前提，就是健康的管理。因此，充分发挥中医预防保健特色优势，在健康辨识与调摄中积极运用中医药方法和技术，尽快建立适合于中西医卫生基层机构使用的，适合于国民自我检测的，能够实现网络资源共享的集中医健康状态辨识与健康教育养生指导于一体的中医健康管理系统显得十分紧迫。

（二）中国居民健康现状的需要

近年来，慢性病发病率大幅度升高，居民营养与健康问题不容忽视。慢性病是由于健康危险因素长期积累、叠加并协同作用于人体的结果，有一个长期酝酿、渐进的过程。导致慢性病发病的有遗传、行为、环境三大方面的危险因素，其中行为危险因素是个人能够调控的最重要因素。遗传因素多是不可控制的；环境因素是社会因素，个人是难以改变的；唯有行为危险因素是可干预改变的，且干预效果显著。健康状态的正确辨识影响着人们对待自身健康的态度，同时也决定着健康行为，健康行为决定是否能阻断慢性病形成的自然进程。

1. 慢性病发病率大幅度升高，居民营养与健康问题不容忽视　2015 年 6 月 30 日，《中国居民营养与慢性病状况报告》显示，2012 年我国 18 岁及以上成年人超重率为 30.1%、肥胖率为 11.9%，与 2002 年相比，增加幅度分别为 32% 和 67.6%。6～17 岁儿童青少年超重率为 9.6%、肥胖率为 6.4%，与 2002 年相比，超重率增加 1 倍，肥胖率增加 2 倍。不论成人还是儿童青少年，超重肥胖率增长幅度都高于发达国家。超重肥胖是引发高血压、糖尿病、心脑血管疾病、癌症等许多慢性病的重要危险因素，对居民的身心健康、体能及生活质量造成严重不良影响。2012 年，全国 18 岁及以上成人高血压患病率为 25.2%，糖尿病患病率为 9.7%，与 2002 年相比，患病率呈上升趋势。40 岁以上人群慢性阻塞性肺病患病率为 9.9%。根据 2013 年全国肿瘤登记及死因监测结果分析，我国癌症发病率为 235/10 万，肺癌和乳腺癌分别位居男、女性发病首位。10 年来，我国癌症发病率呈上升趋势。因慢性病过早死亡对劳动力人口造成影响，并导致疾病经济负担等问题。

2017 年 7 月，《2016 年度北京市卫生与人群健康状况报告》显示，慢病防治任重道远，学生膳食营养有待改善。2016 年北京市居民死因前三位的分别为恶性肿瘤、心脏病和脑血管病，占全部死亡的 72.3%。其中恶性肿瘤死亡率为 177.32/10 万，比 2015 年上升 0.68%；心脏病死亡率和脑血管病死亡率分别比 2015 年上升了 3.2% 和 4%。慢性病防治工作仍然面临极大挑战，慢性病造成的健康危害在今后数年内还会增加。北京市中小学生平均每天摄入的肉类和盐分过多，而谷薯类及杂豆、水果类、蔬菜类、水产品、奶及奶制品、大豆及坚果类等食品摄入不足，低于平衡膳食推荐量要求。

2. 亚健康人群的比例日益上升　随着科学技术的高速发展及社会的进步，现代工作压力的加大，人们的健康状况逐渐下降，处于亚健康状态的人数逐渐增加。

世界卫生组织的一项全球性调查发现：真正健康的人仅占 5%～15%，患有疾病的人占 15%～20%，而 60%～75% 的人处于亚健康状态，且亚健康人群的比例还呈上升趋势。亚健康状态越来越成为人们普遍关注的热门话题，已引起全世界医学界的关注，成为热点研究对象。人们为此寻医问药，为解决烦扰心身的亚健康状态而花费巨大的精力和财力，给国家和个人带来不可估量的损失。因此，发挥中医药在预防保健、养生康复等方面的优势，防病于未发，避免其向疾病方向发展，有利于节约卫生资源，符合"以人为本，全面协调、可持续发展"的科学发展观要求。

3. 国民健康问题已成为国家的沉重经济负担　健康资源是中国近期经济起飞的主要动力之一。然而，中国近 30 年的经济起飞消耗和透支了大量的健康资源。目前我国的医疗支出已经占到国家财政支出的相当大部分，而且有继续增加的趋势。今天我们面临的现实是：我国 GDP 的增加赶不上健康需求的增加；现有的健康资源自生自灭的状况支持不了中国的可持续发展。多数人群只能共用医疗卫生费用。慢性病不再是退休后的病，很多人都有慢性病或有慢性病的高危险因素。健康资源的浪费将严重影响我国的可持续发展。据报道，对于管理员工健康方面所付出的投入可以直接转化为企业盈利，投入产出的比率通常在 1∶1.5 到 1∶4 之间。发达国家普遍认为：在健康管理上投资 1 元钱，可在医疗费用中减少 8 到 9 元钱。健康推动中国今后可持续发展的潜力是很大的。

因此，要保证"以人为本"，"解放和发展社会生产力"，"可持续发展"，健康管理应该是值得认真考虑的一种选择。

（三）医学模式转变的需要

近年来，人们在惊叹生命科学和医学的巨大成就的同时，也在审视人类自己对自然了解的浅薄和狂妄。不断出现并且密度越来越高的病毒流行，具有高度耐药性的细菌、病毒，不断"发现"药物的长期、潜在的副作用。而查不出"病因""异常指标"的亚健康状态，更让现代医疗模式和诊疗手段遭遇前所未有的尴尬。

中医学为解决上述难题提供了极具价值的借鉴和指南：中医学从整体观念出发，天、地、人三者合一；实现"未病先防，治病求本"；从辨证论治出发，力求"以动窥病，阴阳平衡"。传统中医诊疗模式中的合理理念——"以人为本""未病先防"、提倡"简便廉验"的诊疗技术等，应该在当今社会发挥积极作用，促进人们身体健康。

1. 中医学的医学模式　《内经》中明确提出的"医道"，含有指导中医学发展方向和实践方法之意，其意义等同于医学模式。中医学的"医道"首先是整体观，强调"天人合一""形神合一"；其次是疾病观，认为是邪正交争、阴阳失调；其三是防治观，注重治病求本、未病先防、既病防变、整体辨证论治。

中国科学院院士陈竺曾说："用现代生物学手段，用中医原始和质朴的、讲究整体、注重变化为特色的治未病和辨证施治理念来研究亚健康以及慢性复杂性疾病，是东西方两种认知力量的汇聚，是现代医学向更高境界提升和发展的一种必然性趋势。"西医学看到的是清晰的局部，而中医学看到的是模糊的整体。中医学强调"阴阳平衡"，与现代系统生物学有异曲同工之妙；中医学强调"天人合一"，与现代西方科学讲的健康环境因素十分相似；中医强调"辨证施治"，类似于西方医学通过药物遗传学为每一个患者找到最适合的药物；中医学的复方理论，实际上就是现在的西方治疗学越来越强调各种疗法的综合使用。

2. 西方医学模式的发展　西方古代医学文献中也蕴含着健康管理的思想。医学家希波克拉底指出："能理解生命的人同样理解健康对人来说具有最高的价值。"《罗马大百科全书》载：医学实践由三部分组成：通过生活方式治疗，通过药物治疗和通过手（术）治疗。生活方式治疗就是在饮食起居方面对身体的护理，如对运动方式和时间、衣着、二便和房事等方面提供健康方式的处方和建议。美国罗切斯特大学医学院医学和精神病学教授 Goerge L. Engel 于 1977 年在《科学》杂志上发表的《需要新的医学模式——对生物医学的挑战》一文，首次提出生物 - 心理 - 社会医学模式（bio-psycho-social medical model）。与生物医学模式不同，它是以从整体、系统的角度认识人类健康和疾病为主要特点的医学模式，要求医学把人看成一个多层次的、完整的连续体，也就是在健康和疾病问题上，要同时考虑生物的、心理和行为的，以及社会的各种因素的综合作用。尽管几十年来受到了一些学者的质疑和挑战，但目前越来越多的人倾向于接受这一模式。这一模式的提出也与中医整体观的理念不谋而合。

（四）中医学科发展的需要

1. 养生学科发展的需要　养生是健康管理的重要方面，中医养生作为中医学的一部分已经存在数千年，曾经为中华民族的繁衍昌盛做出巨大贡献。中医养生学历经数千年而不衰，究其原因，就在于独具东方特色的方法论体系深植于内，而历代著名医家，也正是在继承发扬这一传统精髓的苦心探索实践中，不断创新，屡有建树，从而推动了中医健康养生学的持续发展。中医健康管理作为促进中医养生学发展的一个重要方面，将在保障社会的发展与人类的繁衍生息中发挥重要作用。相比中医学其他专业体系而言，中医养生健康管理还是一个新的行业，专业人员不多，影响了中医养生理论及方法的推广与应用。

随着社会的发展，现代文明所带来的食品安全、装修污染、汽车尾气等关乎国计民生的新问题也不断涌现。中医健康管理的理论方法也要不断自我更新、主动吸纳现代科技，以及世界各民族医学的精华，以满足社会发展的需要。继承发扬中医"治未病"理论与方法，探索中医健康管理的价值与效用，将使健康管理的内容更加丰富。健康管理的内容得到进一步的提高，也必然会促进中医养生学科的发展与进步。

2. 中医健康管理理论发展的需要　在漫长的人类发展史中，健康与长寿一直是人们向往和追求的美好愿望，世界各国都建立了自己的健康管理体系。相对于其他国家而言，发源于中国的养生学体系长期受到我国古代哲学思想的影响和中医基本理论的指导，具有深厚的文化底蕴，不仅具有益寿延年的实用价值，而且映射着中国传统文化和思维模式的光辉。早在两千多年前的《素问·四气调神大论》就有"圣人不治已病治未病，不治已乱治未乱"的理论。后经医家不断发展和充实这种理论，形成了独特的"未病学说"，摸索出许多保健养生、预防疾病发生和复发的有效方法。继承发扬中医"治未病"理论与方法，探索中医"治未病"的价值与效用，建立中医健康状态辨识方法，是提高全民健康水平的迫切需要。

中医学保持"健康的状态"途径之一是"治未病"，前者是后者的实践目的。健康管理是治未病的重要手段。近年来，关于中医学"治未病"的研究，取得了较为显著的成果。但是，创新中医健康管理的理论与方法，尚未得到系统开展。中医学术的发展经历了一个长期的演进过程。在此期间，经典著作不断涌现，学术流派异彩纷呈。2009 年，我国政府也启动了"中医健康管理工程"。中医学蕴含着对"健康"的深刻认识和深邃理解，还没有形成"中医健康管理"的系统理论与方法。着手进行中医健康理论的建构，是中医学学术发展的重要需求。

此外，利用信息识别、数据挖掘、生物工程等现代科学技术与传统的中医诊断技术及养生防病理论相结合，不断创新健康管理的理论与方法，使中医"四诊""治未病"和"养生"理论在健康管理中充分发挥其应有的作用，使健康管理学科的内容不断充实。这是健康管理学科自身特点的需要，同时也推动和促进了中医诊断技术与理论的发展，为建立有中医特色的疗效评价系统平台奠定了基础。

（五）节约卫生经济资源和提高居民自我防病能力的需要

健康资源是中国近期经济起飞的主要动力之一。如同其他学科和行业一样，健康管理在中国的兴起也是由于经济的需要。国民健康指标应该是评价社会发展进步的综合指标中最重要的，是政府执政为民和社会和谐可持续发展的一个基本参数。只有人人树立健康观念，了解自身的心身素质，参与防病治病，建立科学文明的生活方式，社会才能实现和谐可持续发展，国民经济建设才会更加发展。

然而，中国近 30 年的经济起飞消耗和透支了大量的健康资源，中国对健康管理的需求迫切而且巨大。首先，老龄化现象显著，已经出现了未富先老的挑战；第二，中国今天的可持续发展必然是走城市化伴随工业化之路。这是一条不以人们意志为转移的客观规律。城市化将是 21 世纪初中期我国最大的一项社会工程。中国城市化率将从 1999 年的 30.9% 增长到 2025 年的 55% 左右。4 亿多农村人口向城市转移，必然产生更多的健康需求，必须加大健康保障的力度。因为城市化过程将放大传染病和慢性病的双重威胁作用。第三，在新传染病不断出现、已控制的传染病卷土重来的形势下，慢性病患病率迅速上升，慢性病相关危险因素的流行日益严重，国民的健康受到双重威胁。第四，医疗费用急剧上涨，个人、集体和政府不堪重负。而中医诊查、治疗费用与西医相比，有明显的优势。有报道指出，中医门诊及住院费用大致为西医的 2/3。而且中医养生技术易学易用，有效方便，具有极高的推广价值。以上因素表明，中国的可持续发展非常需要具有中国特色的、符合中国人体质状况的健康管理技术——中医健康管理。

以上原因为具有数千年历史的中医学提出了新的课题。社会对中医健康管理的需求就趋向于专业化，管理方法需要科技化。中医学要在健康管理领域发挥更大的作用，必须与现代科学技术接轨。

（六）健康管理行业迅猛发展的需要

2007 年，有学者报道，通过对 partof 诊所 10 年预防健康服务的研究、统计临床资料发现，周期的健康评估在临床实践中有益。

健康检查发展最早开始于 1908 年美国士兵体检；1947 年，美国医药协会提出了最早的"健康体检"概念，并郑重向公众建议"每个 35 岁以上的健康人应每年拜访一次医生，做一次全面身体检查，并和医生有一个良好的沟通"。1964 年，美国 Kaiser Permanente 将计算机导入健检流程，引发自动化健检风潮。1979 年，美国公共卫生署署长发表美国第一本健康促进与疾病预防报告《Healthy People》。

国际著名体检机构有：①英国 BUPA 健检中心：该中心是由教会主持的国际性机构，服务范围很广，分支机构遍布 100 多个国家。②英国 Nuffield 医疗集团：该机构成立于 1975 年，1991 年开始全国性健康检查服务，属于慈善性的医疗集团。③日本 PL 东京健康管理中心：成立于 1970 年，为日本自动化健检的先驱。④日本圣路加医院预防医疗中心：1902 年创设，两天一夜式健检的创始者，2004 年导入新的健检系统，扩充检查项目。日本的 Nakanishi 等人曾做过一项研究来评价定期的健康体检对人群整体健康状况的影响，结果发现那些定期参加健康体检的人群得分要高于不参加体检的同类人群。

我国《劳动法》有入职体检和职业病体检的法规，但健康体检还是一个新兴的产业。张成琪等总结我国健康产业的发展经历了 3 个阶段：初期 10 年（1986—1996）、中期（1997—2002）、后期（2003 年至今）。在健康体检发展初期，体检对象也局限在征兵、升学、企业及事业单位职工等人群。进入健康体检发展中期，体检市场凸显，需求量增加，医疗机构有所重视。许多医院设置了健康体检中心，并配备专职人员、设备和诊疗环境，将体检人员与患者分开检查。近几年，体检工作也不再局限于为体检而体检，而是加强体检管理，同时创建体检档案，进行健康咨询、健康教育和健康管理，体检的对象扩展到全人群。人们对体检的认识也逐渐由原来的被动体检转变为自发体检。定期健康体检是发现人群致病危险因子的重要途径，但健康体检不等于健康管理，只是健康管理的一个重要组成部分。根据受检者体检的健康状态，通过健康随访、健康教育等手段实现健康维护和促进，可以达到预防慢性非传染性疾病、提高人群生活质量、降低医疗支出、实现健康管理的真正目的。

健康管理在中国的实践应用先行于理论研究。自 2001 年国内第一家健康管理公司注册到今天，作为一门新学科、新行业，健康管理受到越来越多的关注。中国对健康管理的需求迫切而且巨大。中国人口与卫生科技发展战略确定了"战略前移""重心下移"的方针，为开展健康管理服务指明了方向。卫生健康委员会颁布预防性诊疗服务规范，将健康产业（非医疗性服务）的主题定为健康管理。

卫生健康委员会、保监会及人力资源和社会保障部明确健康管理为医疗保险风险控制的有效策略等政策、措施的出台，都为健康管理的行业发展指明了方向。中华人民共和国卫生部公告（2005 年第 17 号）指出：健康管理师已纳入卫生行业特有职业范围，卫生职业技能鉴定部门将开展对这个职业的鉴定工作。

2013 年 7 月，卫生健康委员会、国家中医药管理局印发《中医药健康管理服务规范》。

2013 年 9 月 28 日，国务院发布〔2013〕40 号《国务院关于促进健康服务业发展的若干意见》。

2015 年 4 月 24 日，国务院办公厅印发《中医药健康服务发展规划（2015—2020年）》，对当前和今后一个时期，我国中医药健康服务发展进行全面部署。

2016 年 2 月 22 日，国务院印发的《中医药发展战略规划纲要》提出："发展中医药的绿色健康理念、运用自然的防治手段和全生命周期的健康服务，推广普及中医养生保健知识和易于掌握的推拿等中医养生保健技术与方法。"

2016 年 10 月，国务院发布《"健康中国 2030"规划纲要》，着眼于全人群和全生命周期两个着力点，提供公平可及、系统连续的健康服务，要覆盖全生命周期，实现从胎儿到生命终点的全程健康服务和健康保障，全面维护人民健康。实施中医"治未病"健康工程。将中医药优势与健康管理结合，预计到 2030 年实现以县（市、区）为单位全覆盖的健康知识普及。

2016 年 12 月 6 日，国务院新闻办发表《中国的中医药》白皮书，提出积极促进健康与养老、旅游、互联网、健身休闲、食品融合，催生健康新产业、新业态、新模式。

发展基于互联网的健康服务，鼓励发展健康体检、咨询等健康服务，促进个性化健康管理服务发展，培育一批有特色的健康管理服务产业，探索推进可穿戴设备、智能健康电子产品和健康医疗移动应用服务等发展之路，推动卫生发展模式从重疾病治疗向全面健康管理转变。

2017 年 9 月 29 日，国务院新闻办发表《中国健康事业的发展与人权进步》白皮书，共包括七个部分，分别是符合国情的健康权保障模式、健康环境与条件持续改善、公共卫生服务能力稳步提升、医疗卫生服务质量大幅提高、全民医疗保障体系逐步健全、特定群体的健康水平显著进步、积极参与全球健康治理和国际医疗援助。经过长期不懈奋斗，中国显著提高了人民健康水平，公共卫生整体实力、医疗服务和保障能力不断提升，被世界卫生组织誉为"发展中国家的典范"。

2017 年 10 月 18 日，十九大报告提出实施健康中国战略，明确指出"人民健康是民族昌盛和国家富强的重要标志"；"为人民群众提供全方位全周期健康服务"。加强预防，让人民群众不生病、少生病，以确保身体的健康长寿；同时还要吃得放心、吃得有营养，以确保吃得健康；还要老有所依、老有所养，以确保老年幸福健康；还要有计划地生育、安全放心地生育，以确保生育健康；还包括生活环境的安全健康、发展健康产业、完善健康政策等。提高全民健康水平已上升到国家战略高度。

此外，行业学会积极促进中医药健康管理的学术发展。2014 年 12 月 27 日，世界中医药学会联合会中医健康管理专业委员会成立。专业委员会就健康服务新业态的构建、健康管理服务业的规范和标准制定、健康管理服务业企业联盟的搭建等提出了构想。2016 年 11 月 12 日，中华中医药学会健康管理分会成立，与会专家聚焦健康管理前沿问题，分别就中医体质辨识、中医养生及智能中医设备在健康管理领域的应用等专题展开研讨。

综上所述，健康管理已经在国内外被科学和实践证明对人类的健康有重要作用。在中国，健康管理的理论和实践正在起步与发展。我国从劳动密集型经济向知识技术密集型经济转型，健康管理是可持续发展值得重视的选择。健康中国，让我国卫生与健康事业发展跨上崭新台阶，从而更好地守护人民群众的健康质量。13 亿中国人的健康和中国的可持续发展都需要健康管理。健康管理的对象是全体人群，是对生命全过程的管理；中医健康管理是"预防为主""治未病"方针的落实，是中国式健康管理的重要理论与实践内容之一，是中医药与现代科学技术的有机结合。中医健康管理开辟了中国式医疗卫生保健的新模式，道路曲折，前途光明。因此，加快探索构建中医特色预防保健服务体系的思路和模式，将是今后一个时期内国家的重点工作。创建和实施以中医健康理论为基础、健康干预为核心的中医药健康管理工程，可促进中医药在中国医药卫生事业中发挥更大的作用。

第二章 中医健康状态认知理论

第一节 中医健康观

传统中医学的"健康"是指在精神、意识、思维活动正常的前提下，保持机体内部功能活动的稳态、协调和生化有序，且与外在的自然环境、社会环境相适应的一种生命活动状态。中医的健康观可概括为"形与神俱""天人合一""阴平阳秘"。

一、形与神俱

《素问·上古天真论》云："上古之人，其知道者，法于阴阳，和于术数，食饮有节，起居有常，不妄作劳，故能形与神俱，而尽终其天年，度百岁乃去。"形即形体，是指与精神相对的人的整个肉体。形体是身体和身体所具有的感觉器官，如中医学的脏腑经络、五官九窍、四肢百骸等有形躯体，循行于脏腑之内的精微物质，以及与它们相联系的感觉器官等，都属于古代文献中形的范畴。神是指人的意识活动，是人的生命活动现象的总称，是由心的思维器官所产生机能及客观世界的主观映像。它包括神、魂、志、意、魄等在内，以精血为物质基础。合一，指两者相互统一。南北朝范缜在《神灭论》一书中提出："神即形也，形即神也。是以形存则神存，形谢则神灭也。"中医学十分重视人体精、气、形、神各自的作用，更重视它们之间的相互关系。神是人体生命活动的总体现，而精、气、形是维持神的正常活动的物质基础和原动力。它们之间密切联系，互相为用，是人体健康的前提。这一理论被概括为"形神合一"观。形神合一是生命存在和健康的重要基础与保障。

"形与神俱"说明了人体生命活动中形神密切相关，即人的精神活动与人的气血津液、脏腑肢节形体的不可分割性。这种密切关系在生理方面主要体现于形为神之基、神为形之主等方面。形体是人体生命存在的基础，有了形体才有生命，有了生命才能产生精神活动。《荀子·天论》曰："天职既立，天功既底，形具而神生。"指出只有具备了人的形体结构后，才能产生精神活动。神生于形，依附于形，但神又主宰着人体脏腑组织的功能活动及气血的运行，神的昌盛与否，直接影响着形体的盛衰存亡。因此，《素问·移精变气论》云："得神者昌，失神者亡。"《灵枢·天年》则直接提出："百岁，五脏皆虚，神气皆去，形骸独居而终矣。"认为神的存在是生命活动的前提。

二、天人合一

"天人合一"即人与自然环境、社会环境相适应。人生活在天地之间、宇宙之中，一切活动与大自然息息相关。这就是"天人合一"的思想。

《内经》把人与自然作为一个不可分割的整体，体现了中医学既重视人体自身的统一性、整体性，更重视人体与外界环境间的相互关系。人与外界环境保持和谐的关系在维持健康状况中起积极作用，人与自然环境、社会环境相适应是健康的外在体现。这就是人与自然环境、社会环境相适应的"天人合一"健康观。人的生理病理变化与自然界紧密相连，根据自然界的变化规律来理解人生理病理机制，是中医学"天人合一"整体观的根本法则。科学的系统论认为，"整体大于其孤立部分之总和"，探讨部分，必须从整体出发。只有把部分放在整体之中去分析，才能更深刻地把握部分的规律和特点。因此，在中医"天人合一"整体观、系统论思想指导下，分析外界环境对健康的影响，探讨健康状态辨识与诊断治疗的关系，才能准确判断健康状态，准确进行健康干预。

三、阴平阳秘

阴平阳秘用以概括生命的最佳状态。《素问·生气通天论》曰："阴平阳秘，精神乃治；阴阳离决，精气乃绝。"充分体现了中医健康观中动态平衡的思想。阴平阳秘意为阴气平和，阳气固密，阴阳平和协调保持相对平衡，则身体健康，精神愉快。阴平阳秘是中医学用阴阳学说对生命活动中各种功能之间复杂关系、有机联系及人体正常生理状态的抽象概括，也是对人体健康状态的表述。它的评判依据是人体外象，即证候的变化。一直以来，阴平阳秘作为中医学判断人体健康态的标准而被广泛应用。利用阴阳的关系，即以阴阳的盛与衰、平衡与失衡来阐述人体生理病理的变化，其应用和分析是科学的。实践证明，中医学的基本理论如实地反映着人的健康与疾病的客观现象和规律。

第二节　中医健康状态的内涵

中医健康状态的内涵可概况为机体处于"通""荣""平"的状态，是指人体内部及其与自然社会环境的各个通路系统之间精微物质充足，运行畅通，处于相对平衡的状态。如果身体发生不通、不荣、不平的病理变化，人体就由健康状态转向疾病状态。

一、通

"通"是指在各个通路系统中的物质运行畅通无阻，经络血脉或食道、气道无阻塞。经络不通则气滞，血脉不通则瘀血，三焦不通则水停气阻，食道不通则便秘食阻，气道不通则肺气痹阻等。不通则痛，不通则废。正如《吕氏春秋·尽数》所言："流水不腐，户枢不蠹。形不动则精不流，精不流则气郁。郁处于头则为肿为风，处于耳则为聋……"

二、荣

"荣"即营养物质充足，即在各个通路系统中运行着的物质的量的充足或功能的正常，能够濡养维持机体的正常生理功能，使机体处于荣的状态。它包括肌肉润泽、气血充足、精气饱满、津液荣润、动作协调灵活、对外界适应能力良好、自感舒适等。不荣则痛，不荣则萎。

三、平

"平"即运行方向与配比问题，也就是各个通路系统中运行的物质方向正常、配比平衡。它包括阴阳平和、无寒热及各脏腑组织的功能正常等。各通路系统中运行的物质超过了一定的范围而造成不平衡就会发生病理变化。不平则乱，不平则生寒热，主要包括阴阳、气血、脏腑的不平，即阴阳五行失衡，气血运行方向逆乱的病理状态，出现寒热冲逆等一系列临床表现。《素问·平人气象论》曰："平人者，不病也。"平人，也就是指气血调和、健康无病的人。

中医学的"通路系统"是由"体外通路系统"和"体内通路系统"两部分构成。人体通过内外通路系统和自然界相通成为一个整体，通过体内通路系统协调内部各个组织器官的功能活动，使人体自身成为一个有机的整体。内外通路系统由水谷通路、水液通路和气通路三部分组成，体内通路由经络系统、血脉系统、三焦系统和脑神经系统四部分组成。每个通路系统中运行着不同的精微物质以维持人体正常的生理活动。如果某系统中运行的精微物质发生了病理变化，人体则出现"不通""不荣""不平"的病机改变，进而表现出不同的临床症状。

"通""荣""平"学说源于《内经》，认为人体内部、人体与外环境都存在整体的联系，既对立、又统一。它们在不断产生矛盾和解决矛盾的过程中保持动态平衡，才能保持"阴阳相贯、如环无端"，"阴阳和调而血气淖泽滑利"，"阴平阳秘、精神乃治"的健康状态。这种处于动态平衡的健康状态，就是机体与环境的对立统一和机体全部生理活动、生命过程的对立统一的状态。正如《素问·生气通天论》所说："阴平阳秘，精神乃治。"反之，阴阳失调导致的"不通""不荣""不平"是疾病发生的基本机理。《内经》这种阴阳平衡失调发病观的认识方法充满了对立统一的辩证法思想。

第三节　中医健康状态指标体系

中医学具体的健康指标应该是有神、有色、有形、有态、有声、无味、有胃气、气通、水谷通、血通、阴阳平，对外界适应性好。

一、有神

有神是精充气足的表现，即神志清楚，两目精彩，呼吸平稳，语言清晰，动作自如，反应灵敏，情绪平稳。

二、有色

有色是人体精充神旺、气血津液充足、脏腑功能正常的表现。就中国人而言，面色及皮肤颜色应是红黄隐隐，明润含蓄。

三、有形

有形即形气有余之兆，健康者骨骼粗大，胸廓宽厚，肌肉充实，皮肤润泽，筋强力壮，胖瘦适中，各部组织匀称，各器官形态正常。

四、有态

有态是人体功能强健的表现，能随意运动而动作协调，体态自然。所谓坐如钟，立如松，卧如弓，行如风；身体轻盈，动作准确；身体没有呈现出松弛和衰老的状态；

形劳而不倦，是指体力充沛和能够快速消除疲劳，各器官功能正常。

五、有声

健康人的语声因性别、年龄、体质强弱而有明显差异。但发声自然，声音柔和圆润，语音清晰，语言流畅，言与意符是健康的基本表现。

六、无味

正常人气血流畅，脏腑气血得水谷精微充养而能进行正常的新陈代谢，故不产生异常气味。

七、有胃气

有胃气包括舌、脉等多方面表现，舌色淡红鲜明，舌质滋润，舌体柔软灵活；舌苔均匀，薄白而润。简称"淡红舌，薄白苔"。舌苔由胃中生气所现，而胃气由心脾发生，故无病之人常有薄苔，是胃中之生气，如地上之微草也。正常舌象提示脏腑机能正常、气血津液充盈、胃气旺盛。脉有胃气是指脉象有从容和缓之象。脉之胃气，主要反映脾胃运化功能的盛衰、营养状况的优劣和能量的储备状况。正如《素问·平人气象论》所说："人以水谷为本，故人绝水谷则死，脉无胃气亦死。"

八、气通

气通是指呼吸均匀、无声，规则且不费力。一般是在无意识中进行，但可随意识改变深度和频率。正常人每分钟呼吸 16～20 次，婴儿、儿童频率较快。脉搏与呼吸之比约为 4∶1，运动、情绪等因素也可影响呼吸频率。无咳喘，无痰阻，胸部无闷痛或胀痛。

九、水谷通

水谷通即饮食口味正常，大小便无异常情况，无口渴及呕恶、腹胀等现象。

十、血通

血通是指血脉通畅，周身无刺痛，诊脉时三部有脉，一息四至（相当于 72～80 次 / 分），不浮不沉，不大不小，从容和缓，柔和有力，节律一致，尺脉沉取有一定力量，并随生理活动和气候环境的不同而有相应正常变化。

十一、阴阳平

阴阳平是阴阳平和，气血调匀，无寒热表现。按照自然界的变化规律而起居生活，如"日出而作，日落而息"、随四季的变化而适当增减衣被等。根据正确的养生保健方法进行调养锻炼，如心理平衡、生活规律、合理饮食、适量运动、戒烟限酒、不过度劳累、睡眠良好等。遵守社会公德，能被社会接受的同时也能适应自己所处的社会环境。

十二、对外界适应性好

对外界适应性好是指对自然界变化和社会环境的变化有较好的适应性，不易患病。生活淡泊质朴，心境平和宁静，外不受物欲之诱惑，内不存情志之激扰，达到物我两忘的境界。在思想上要安闲清静，不贪不求。

第三章 中医体质学说

体质是人体在遗传性和获得性的基础上表现出来的人体形态结构、生理功能和心理素质的综合的、相对稳定的特征。人体的形态结构、生理功能、身体素质、运动能力、心理状况及对内外环境的适应能力，是构成体质不可分割的五个重要因素。体质是生命活动的最基本要素，也是健康的物质基础。从研究角度看，体质侧重于体格、体型、身体素质、运动能力等，而健康则侧重于研究人体的心、肝、脾、肺、肾及血管组织结构和生理功能的疾病、异常和死亡。体质可以从"外观"上判断，健康则需要从"内部"研究。体质是健康的重要因素之一，健康则是体质状况的反应和表现。

第一节 体质的形成

"体质是个体生命过程中，在先天遗传和后天获得的基础上表现出的形态结构、生理机能和心理状态方面综合的、相对稳定的特质。"这种特质与两方面因素有关。

一、先天禀赋

父母之精是生命个体形成的基础。先天禀赋的差异使人出生伊始就存在体质的不同，故《灵枢·寿夭刚柔》指出："人之生也，有刚有柔，有弱有强，有短长，有阴有阳。"说明人在出生之时，已经初步具备了肥瘦、强弱、高矮、偏阴偏阳等不同的体质特征。可以说，遗传因素是决定体质形成和发展的根本原因。《灵枢·五音五味》提出："妇人之生，有余于气，不足于血。"说明男女两性存在生理病理上的差异，具有不同的体质特点。唐宗海《血证论》中专列"男女异同论"，即是从两性体质的不同，论其证治有别。

二、后天因素

体质形成于先天，定型于后天。后天生活环境对体质的形成与发展始终起着重要的制约作用。在个体体质的发展过程中，生活条件、饮食构成、地理环境、季节变化及社会文化因素都可产生一定的制约性影响，有时甚至可起到决定性作用。

1. 自然环境　生命过程必然受到整个物质世界诸多因素制约和影响。而且人生存于特定的气候、地理环境中，自然因素的长期影响，地理、气候条件的差异性，必然使不同时空条件下的群体在形态结构、生理功能、心理行为等方面产生适应性变化。

2. 社会变迁与个人境遇　社会的变迁，使人类的生存环境、生活习惯、社会习俗、道德水准、精神状态、饮食结构等具有迥然不同的特征，故不同历史条件下人类的体质呈现出与其所处时代相适应的变化趋向。社会的发展极大地改变了人们的生存条件、生活方式和思想观念。开放的社会环境、激烈的生存竞争、快节奏的生活使人们的精神日趋紧张躁动，这已经成为现代人最具代表性的心理特征。这种变化正是人群体质特征的外化和显现。社会地位、个人境遇、疾病影响是导致体质变异的重要原因。《内经》中曾论述"尝富后贫""形志苦乐"等境遇变迁对体质的影响。

3. 饮食起居　饮食五味是维持机体生命活动的基本条件，《素问·六节藏象论》说："天食人以五气，地食人以五味……味有所藏，以养五气，气和而生，津液成，神乃自生。"说明五味调和，滋养五脏可增强体质。相反，若五味偏颇，则脏气偏颇而体质有所变化。

4. 年龄因素　就个体而言，随着生命过程的展开，其体质也呈现出一定的变异规律。

第二节　体质的分类

王琦提出体质是由先天遗传和后天获得所形成的、在形态结构和功能活动方面所固有的、相对稳定的特性，与心理性格具有相关性，并将体质学说的基本原理概括为体质过程论、心身构成论、环境制约论、禀赋遗传论4个基本原理，奠定了中医体质研究的出发点和理论背景。

近现代关于体质较有代表性的分类方法有王琦的9分法和匡调元6分法，另外还有12分法等。王前奔等依据痰湿体质课题组调查的1036例肥胖人有关数据，运用模糊数学中以建立模糊相似关系为基础的系统聚类分析法，提出了一种新的痰湿体质评定标准。以王琦为组长的 973 计划项目"基于因人制宜思想的中医体质理论基础研究"课题组编制中医体质量表，形成了标准化量表；并研究制定《中医体质分类判定标准》，作为中华中医药学会标准（试行），有助于把握中华民族的体质特点，可直接应用于健康评估。

在我国民族医药学理论中，有部分民族医学包含了丰富而独特的体质理论。例如，藏医学认为人体体质由七大要素组成，即糜、液、血、肉、脂肪、骨骼、精，并将体质划分为 3 种基本类型："朗""赤巴""培根"。蒙医学将不同个体划分为 7 种体质类型，即赫易型、希日型、达巴干型、赫易希日合并型、希日达巴干合并型、达巴干赫易合并型和赫易希日达巴干合并型。而维医学将人的体质总结归纳为 4 种类型：干热型、湿热型、湿寒型、干寒型。布依族根据五脏生理功能不同，把人的体质分为心型质、肝型质、脾型质、肺型质、肾型质 5 类。朝医则创立了独特的四象医学，即把人分为太阳人、少阳人、少阴人、太阴人四象人，并确定太阴人用药 106 种，少阴人用药 72 种，少阳人用药 90 种，太阳人用药 10 种。日本汉方—贯堂医学将体质分为解毒证体质、瘀血证体质、脏毒证体质 3 大类，以此大体上处理所有疾患。古希腊希波克拉底的体液说提出人体以血液、黏液、黄胆汁和黑胆汁 4 种体液进行分类。德国康德的"血质说"将人群根据血液质量不同划分为冷血质、轻血质等 4 种。不仅如此，不少学者还对各种体质学说之间的联系进行了研究，如王米渠指出《内经》的阴阳人格体质学说与艾森克人格维度有着相似的思维形式，在心理行为特征的因素描述上有着惊人的重合，并认为中国古代的理想人格模式是黏液质。可以看出，国外与少数民族医学的体质分型源于长期临床实践，在体质与发病、体质与治疗等问题基本理论上与中医体质学说认识有相通之处。民族医学在改善、调节体质上有一些特殊方药与技法值得借鉴，今后可以利用现代科技手段对民族医学的体质理论加以验证与提高，以丰富传统医学的体质学说宝库。

第三节　体质与疾病

一、体质与发病

《内经》强调体质在发病学中的重要作用。《灵枢·本脏》说："五脏皆坚者，无病；五脏皆脆者，不离于病。"《素问·刺法论》说："正气存内，邪不可干。"《素问·经脉别论》也载："勇者气行则已，怯者则着而为病。"这均说明发病与否是正气盛衰不同造成的。而正气是由体质产生的，是体质的具体化，正气强弱是体质强弱的反映。因此，体质是发病的内在依据。许多学者通过对《内经》《伤寒杂病论》及温病学的深入研究，认识到体质因素在发病中的重要地位，认为体质因素是发病与否的先决条件。由于体质的差异，机体对邪气之易感性各异。

体质的强弱决定发病与否，同时，不同的体质对致病因素或不同疾病具有不同的易感性。《素问·评热病论》指出："邪之所凑，其气必虚。阴虚者，阳必凑之。"临床上相同的疾病往往能找到相同或类似体质特征，《素问·通评虚实论》认为："消瘅仆击，偏枯痿厥，气满发逆，甘肥贵人，则高粱之疾也。"说明膏粱厚味，损伤脾胃，运化失职，湿聚生痰，痰郁化热是诸病重要的体质基础。因此，由于各种复杂因素造成的体质偏颇，稍微受到某些病因的侵袭，便立即变生为疾病。这些人的体质特征和疾病性质常常无法分开。童家罗对 200 例慢性支气管炎患者的病理性体质类型与发病关系进行分析，结果显示不同体质患者的发病诱因有显著差异，表明了体质因素与某些致病因素间存在密切的关系。刘艳骄对 370 例糖尿病患者的体质进行了调查，发现属痰湿体质者 224 例（占 65.94%），属非痰湿体质者 116 例（占 34.06%），表明痰湿体质与糖尿病的发病存在着一定的相关性；她还对痰湿体质与脑中风的关系进行了研究，在调查的 320 例脑中风患者中，属痰湿体质者为 190 人，占 59.38%，其中肥胖人痰湿体质的发生率为 95.26%，揭示了肥胖人的痰湿体质是脑中风的易患因素。王琦等采用临床流行病学方法，探讨肥胖人痰湿体质与冠心病的相关性，结果表明，在调查的 265 例患者中，痰湿体质发生率为 58.5%，兼夹瘀血表现者为 76.2%，兼夹气虚表现者占 85.3%，兼夹肾虚表现者占 90.6%，且痰湿体质兼夹上述表现者明显高于非痰湿体质兼夹上述表现者（P<0.01）。这说明痰湿体质是引发冠心病的一个重要因素。张敏等通过对 1763 例社区人员中医体质筛查分析发现，在病理体质组中，瘀血型、痰湿型人群患冠心病的比例明显高于其他类型（P<0.05）。齐向华等对 173 例失眠患者的患病相关因素与体质进行相关分析，结果表明，失眠组患者体质构成以燥红质、迟冷质为主。在不同中医体质的失眠患者中，精神萎靡与晦涩质、腻滞质、迟冷质呈正相关；烦躁焦虑与燥红质呈正相关，与腻滞质、迟冷质呈负相关；郁闷不舒与晦涩质呈正相关；思虑过度与腻滞质呈正相关。

二、体质与病性

体质不同而病变各异，而且即使相同病因致病，由于人体体质的差异也产生不同的病理变化和传变过程。阴虚或阳盛体质，邪多从阳化热、化燥；阳虚或阴盛体质，邪多从阴化寒、化湿。因此，《灵枢·五变》将"一时遇风，同时得病，其病各异"的原因归结为个体体质的特殊性。

可以说，平和体质是决定健康状态的重要基础和条件，偏颇体质是疾病形成与发展的重要原因。许多疾病往往因体质不同表现各异，即同病异质则异证；或不同的疾病，由于机体反应状态相近而反应性的表现相同，即异病同质而同证。特别是在慢性疾病过程中，疾病的性质主要是由体质决定的。匡调元等发现实验老鼠亦有体质差异，并向热体老鼠喂冰淇淋，寒体老鼠喂五香粉，结果两组老鼠的体质发生了相应的变化。张氏等采用流行病学方法，对 98 例消瘦者进行了调查分析，结果提示，消瘦阴虚体质者在疾病过程的某一阶段多表现为阴虚证。何氏等对 2269 例对象进行了体质调研发现，人群的体质构成与不同地理区域和不同季节时令有明显关系。

三、体质与疾病传变

疾病的传变情况、预后等也受体质因素的影响。这是因为传变过程不仅与致病因子有关，更取决于体质对应激源的反应性和适应性。《素问·风论》提出："风之伤人也，或为寒热，或为热中，或为寒中，或为疬风，或为偏枯，或为风也，其病各异。"说明邪气虽一，传变迥异，其原因是体质有别。在《内经》理论中，体质还是预测疾病预后凶吉的重要依据。《灵枢·论痛》说："同时而伤，其病多热者易已，多寒者难已。"说明气盛体强病易愈，气衰体弱病难已。

四、体质与辨证

体质影响着证的形成，个体体质的特殊性往往导致机体对某种致病因子的易感性。另一方面，体质制约着证的传变与转归。陈家旭认为，体质的差异导致病证的多变性，病因、疾病相同，体质不同，证亦不同；疾病不同，体质相同，证亦相同，即体质是同病异治、异病同治的基础，在证候诊断方面，提出"据质求因，据质定性，据质明位，据质审势"。证是病变过程中的阶段性反映，疾病的不同发展阶段可表现不同证候，当某些疾病超越体质制约的程度，则又可反过来影响体质的改变。

五、体质与预防

现代预防医学建立了三级预防的观念，《内经》的治未病理论包含了丰富的三级预防思想，特别强调一级预防，并且这种理论是以体质为出发点阐述的。在预防医学悄然兴起的医学背景下，《内经》的体质预防观愈显出其永恒的科学价值。苏树蓉通过对 1061 例小儿体质调查和分类研究后，提出发挥中医特色，创立"因质制宜"的儿童保健理论，对提高小儿的健康水平，保证人口质量具有重要意义。

六、体质与调护

不论何人，都采用同一种方法进行养生保健时，会因体质不同而效果有异。因此，中医养生应随人体体质差异而采取不同的养生指导原则。

平和体质者，一方面是上天的厚爱，先天身体功能状态平衡，另一方面说明个人后天的修为好。平和体质的人最重要的养生原则就是"不伤不扰，顺其自然"。平和体质的人，虽然不一定强壮，但身体状况都不错，不要乱进补，应力求五味调和，不可偏嗜。

对于体质偏颇的人应该针对不同体质状态调养。例如，气虚体质的人常见疲劳乏力，语声低怯，肺脾两脏相对不足，抵抗力和消化功能比较弱。因此，气虚体质的人最重要的养生原则是补脾健脾。在饮食养生上应细水长流，忌冷抑热；在起居养生上应谨避风寒，不要过劳；在药物养生上应四君益气，屏风固表。痰湿体质的形成与生活方式最为密切，也是酝酿生活方式病的一个最大的温床和土壤。

痰湿体质的人容易发胖，产生"三高"和代谢综合征，如果不好好保护，会给自身带来无尽的麻烦。痰湿体质的人最重要的养生原则是健脾祛湿。在饮食养生上应口味清淡，适当吃姜；在起居养生上应少用空调，衣服宽松；在药物养生上应健运脾胃，兼祛痰湿。

热体质的人最重要的养生原则是疏肝利胆。在饮食养生上应少甜少酒，少辣少油；在起居养生上应避免湿热，舒利关节；在药物养生上应适当饮用凉茶，中病即止。

人体水火是相互依存、相互制约的。阴虚体质是相对阴液不足，故阴虚体质的人最重要的养生原则是镇静安神。在饮食养生上应多是水果，少吃辛辣；在起居养生上应工作和生活有条不紊。

"痛则不通，痛则不通"。瘀血体质很容易产生各种以疼痛为主要表现的疾病，故养生最重要的原则是疏肝活血。在饮食养生上应活血化瘀，忌食寒凉；在起居养生上应多做运动，少用电脑；在药物养生上应逍遥疏肝，桃红活血。

对于气郁体质的人来说，最重要的养生原则是疏肝理气，补益肝血。在饮食养生上应适补肝血，少量饮酒；在起居养生上应多听音乐，多去旅游；在药物养生上应逍遥越鞠，枸杞当归。

阳虚体质的人最重要的养生原则就是"不伤不损阳气"。在饮食养生上应忌食生冷，多吃温热；在起居养生上应注意保暖，多动少熬；在药物养生上应平和补阳，防止燥热。

七、其他

（一）体质的流调学研究

在理论研究的基础上，许多学者也开展了关于体质的流行病学调查。王明明等调查了出生 3 天内的正常初生儿 120 例，发现正常体质 77 例，脾禀不足体质 9 例，肾禀不足体质 10 例，肺禀不足体质及肝禀不足体质各 8 例，心禀不足体质 7 例，胎热体质 17 例（某初生儿可同时兼有数种不同类型体质）。苏树蓉等根据中医对小儿体质特点的认识，从阴阳消长结合五脏，通过小儿形色、功能及心理的日常特征，将小儿体质分为均衡质（阴阳相对均衡）与不均衡质（阴阳相对不均衡）两大类，而在不均衡质中又具体分为肺脾质Ⅰ、Ⅱ型，脾肾质Ⅰ、Ⅱ型 4 种体质类型（其中Ⅰ型为阳多阴少型、Ⅱ型为阴多阳少型），并以此对 1061 例小儿进行体质调查，调查结果表明，小儿群体中的确存在着这些不同的体质类型。张敏等通过对 1763 例 45 岁以上社区人员体质筛查，将中老年体质分为正常体质和病理体质，病理体质又可分为肝郁型、痰湿型、瘀血型、阳虚型、气血两虚型、气阴两虚型、阴虚型。病理体质占 85.8%，其中以阴虚型、痰湿型、阳虚型比例较高，分别为 18.1%、17.6%、17.4%。姚实林等采用标准化的 9 种中医体质量表对 1003 例自然人群实施横断面现状调查，结果显示，平和质 561 例，单纯偏颇体质 247 例，兼夹偏颇体质 195 例；8 种偏颇体质总的分布状况是，气虚质最多（235 例，单纯气虚质与兼夹体质中气虚质例数之和，下同），其次为湿热质（128 例）、气郁质（122 例）、痰湿质（80 例）；阳虚质（71 例）、阴虚质（52 例）和瘀血质（42 例），阴虚质与瘀血质主要出现在兼夹体质中，表明 9 种体质在人群中的分布存在一定的差异性，兼夹体质在人群中占有一定的比例。何裕民等通过体质问卷对 4641 例 12～94 岁研究对象进行调查，利用 Foxpro 数据库，对问卷资料进行模糊聚类，聚合出强壮型、虚弱型、偏寒型、偏热型、偏湿型、瘀滞型。

（二）体质的实验研究

王琦等研究发现，肥胖人痰湿体质的总胆固醇、甘油三酯、极低密度脂蛋白、血糖及胰岛素水平显著高于非痰湿体质，高密度脂蛋白及红细胞 Na^+、K^+、ATP 酶活性等显著低于非痰湿体质，初步揭示了痰湿体质在脂类代谢、糖代谢及能量代谢上的特征，并观察到肥胖人痰湿体质血液流变学及微循环有异常变化。李东涛认为，血虚体质多见于婴幼儿、老年人及女性，以心、脾、肝、肾等脏腑功能失调为内在病理基础，容易与气虚、津亏、阴虚兼夹。

　　对北方汉族健康人中医体质类型与人类 HLA 基因多态性的相关性研究表明，阳多阴少型者的 Aso 基因频率升高；阴多阳少型的 B-13 基因频率升高。从基因水平初步探究青少年肾阳虚体质的机理，与青少年肾阳虚体质相关的基因表达，涉及免疫相关、发育相关、细胞生长、细胞受体、细胞信号和传递蛋白、蛋白翻译合成等，PSMB7 基因及 CXCR4 基因的表达差异均较明显。

第四章　中医健康管理的内容

时至今日，人们已经清醒客观地认识到生命的有限性，正所谓"生老病死是生命发展的必然规律，健康长寿却是人类坚持不懈的追求"。我国由于社会物质生活条件的提高和卫生保健措施的完善，人们的健康、养生观念也不断发生着转变，仅仅是身体无病已不能称之为健康，必然要求养生保健和医疗资源与之同步发展。

现代社会生活节奏加快，精神压力也日益加大，社会矛盾冲突错综复杂，使得心理负荷增加，这些均是以前养生内容所未涉及的。因此，这就要求发挥中医特色的中医健康管理深入研究社会、心理对人体五脏六腑的影响。采取一些新的科学技术手段深入探索，使其在新时代焕发新的生命力，为我国乃至全世界人民的健康长寿做贡献。

如何较快建立适合我国国民身体状况、符合我国国情的高效健康管理方法与实施体系，顺利实现我国健康战略转移和健康促进跨越式发展，积极倡导正确的中医健康管理理念，提高居民自我保健意识和能力，让更多的人重视健康和养生，不仅会使人们远离疾病，而且通过人性化科学的健康管理关怀计划，提高人们的工作效率，降低人力成本，增强企业凝聚力，从根本上减少医疗资源的消耗，发挥医疗资源的最大效益，促进中国经济社会和谐持续发展，是当务之急。

第一节　中医健康状态辨识与评估

中医健康状态辨识具有悠久的历史传统，中医整体观、动态平衡观的思想和"司外揣内"的理论，为中医健康辨识提供了理论基础。总结研究中医学丰富的健康辨识经验，在四诊合参的精神指导下，利用现代技术，创新完善中医诊断技术方法，可以为健康状态的保持与维护提供有利的支撑。

一、开展中医健康体检辨识健康状态

（一）开展中医健康体检的意义

中医健康管理的核心内容之一是中医健康体检。健康体检的目的是为了早期发现身体潜在的疾病，便于早期诊断、早期治疗，从而达到预防保健和养生的目的。健康体检的发展在国外已经有上百年的历史。英国的 Dr. Horace Dobell 早在 1861 年就提出："定期的检查可以预防罹患疾病及死亡。"同时强调，对于没有明显病症的市民，如果能够由受过良好教育的医生们来进行包括家族史、个人病史、生活环境、生活习惯的调查，对身体器官的状态机能及体液、分泌物做显微镜检查等，将检查结果以非口头的报告书来通知，并给予必要的建议，对于民众的健康是有益的。

（二）开展中医健康体检存在的问题

目前的健康体检对人体的生理、生化指标测量仅采用西医指标进行评价，存在明显局限性，对所谓"无异常指征"的亚健康人群的养生防病缺乏针对性指导价值。中医学运用"四诊"检查，可探测人体脏腑的气血、阴阳等的生理与病理状况。但传统中医学对各类信息的采集主要是依赖医生的感觉器官来实现的，缺乏客观记录，从而极大地影响了诊断的可信度和可重复性。这已成为制约中医发展的"瓶颈"。

如何在系统整理、总结中医学原创思维方法体系的基础上，依据中医健康状态认知理论，构建具有中医特色的量化健康检测评估管理体系，探索建立适合于中国人的人体功能状态中医辨识及养生调治方法，具有重要意义。

（三）加强中医健康体检研究

1. 中医健康体检研究内容

（1）整理归纳古今中医文献，得出文献结论，为进一步研究提供理论依据。

（2）采集健康体检的临床数据。根据现况调查的方法估计样本含量，采集足够的实际人群体检数据。所产生的数据既包括脉象、舌诊、耳诊、甲诊和中医体检量表等，又包括物理、生化检测和西医体检量表等，可分为五类，即症状、体征、实验室检查、辅助检查、心理及社会适应性评测。

（3）对中医体检和西医体检进行相关性研究。采用偏相关分析和贝叶斯广义线性模型等方法，找出来自中、西医检测的各项数据之间的相关关系。

（4）运用数据挖掘技术，对所采集的体检临床数据进行深层次挖掘和分析，探讨临床表现与体质、证候分型之间的关系。

（5）建立个性化中医健康体检基础数据库，根据数据挖掘的规则，应用支持向量机多类分类算法，探索中医度量化证候检查指标与机体生理病理变化表象指标之间的关联规则。

2. 中医健康体检研究目标　中医体格检测结果隐藏着许多重要的信息，如何从这些海量的临床数据中挖掘出有用的信息，了解各种疾病之间的相互关系和各种疾病的发展规律，总结各种疾病发病前兆，探求预防治疗的适宜手段，将对疾病的诊断、预防和医学研究的发展具有重大意义。

（1）以数据挖掘为手段，应用支持向量机等多种算法，从主观感觉与客观体征及与西医脏器功能状态联系等方面量化中医健康水平，探索中医证候度量指标与机体生理病理变化的表象指标之间的数学关系；以健康体检海量的临床数据为切入点，把数据挖掘技术应用于体检信息的分析、统计、分类及疾病预测；通过关联规则分析，总结中医辨证结果与临床体征指标的关联规则，提取出若干证候与度量化临床指标的关系，为中医证候规范化提供参考。

（2）针对中医健康体检数据的特点，利用数据库所具有的多维数据结构的技术优势，将其作为数据挖掘的平台。通过构建混合算法对体检数据进行数据挖掘，并采用基于贝叶斯定理的损失评分函数作为医疗评价指标对医疗体检数据的模型进行评估，以发现某种中医证候与个人的饮食结构、生活习惯、生活方式、精神状态、社会适应性、体质模型等方面的关系或规律，为降低患病率提供一定的帮助，也为构筑以中医健康体检为基础的、具有中医特色的预防医学理论体系开辟一条新路。

3. 中医健康检查个性化数据分析方法　利用数据挖掘工具及人工智能算法，对健康检查中医个性化基础数据库进行深层次挖掘和分析，智能、自动地分析处理原始数据，从而获得数据属性的内在关系和隐含信息，实现规则性发现及预测功能。简单分为以下3个步骤。

（1）*数据采集和选取*：将通过多种途径采集的数据按照统一元数据标准进行处理，解决数据模糊性，处理数据遗漏和清洗脏数据，然后选择需要分析的数据集合，缩小处理范围，以提高数据挖掘的质量。

（2）*数据深度挖掘*：综合运用关联发现、序列规律发现、概念性分类和可视化呈现技术，对所采集和选取数据进行分析、归纳，探索其各因子之间的相互关系，获取蕴含其中的分类、回归、关联等模式。

（3）*结果评价和表达*：根据最终决策目的对提取的信息进行分析和评价，区分最有价值的信息，并通过决策支持工具提交给医疗决策者。

总之，与西医体检相比，基于中医理论指导下的个性化健康管理数据与健康教育方案都更为复杂，需要更多的资源并能高速处理大量数据。云计算的出现为中医思想指导下的个性化健康管理发展提供了平台。云计算通过互联网虚拟化的资源来提供动态且易扩展的服务。用户不需要了解"云"中基础设施的细节，不必具有相应的专业知识，也无须直接进行控制。云计算技术将对中医健康管理工作产生深远的影响。

二、依据中医健康体检报告进行健康评估

健康体检报告单为动态监测健康状态、疾病预警、指导养生及健康教育提供了客观化依据。

（一）中医健康体检报告显示致病损伤的基本阈值

疾病的发展是个由量变到质变的过程，如致病因素在相关条件因素影响下，机体出现不同的症状变化，当症状突变数量达到一定的频数，达到阈值界限即可发病（疾病典型症状、体征等出现）。基于这一"界限"，将带有不同程度、不同病理信息的人群分为疾病和潜病态两大类。我们把这一界限值称为"发病阈值"，即亚健康到疾病量变发生质变的关键点。致病因素损害达到发病阈值、诊断标准，疾病才成立，阈值下为潜病（亚健康）态。发病阈值就个体来说在一定范围内是相对稳定的，但可因年龄、性别、种族、地域环境及生命周期等因素而出现个体差异。医生的临床诊断经验的积累程度，其直觉、灵感性、职业特性及医生对形、体、态、色生物全息反应信息的获取与识别，决定了医生可否感知疾病早期或是潜病状态的证候信息，是防治亚健康欲病态的关键。例如，扁鹊诊齐桓公之疾，扁鹊所望到的就是欲病的信息，这一定程度上取决于医者知识结构、临床经验及所借助的各种仪器的精密分析检查结果的逻辑和形象思维综合分析判断的结果。

中医健康管理中疾病预警的作用在于及早发现临床征兆，在发生症状之前进行防治。潜病状态的证候征兆很多，利用现代计算机模式识别技术可以把存储于数据库的健康不同状态的证候信息，疾病和欲病征兆与当前的信息进行比较分析，提出中医健康辨识的初步结论，协助医生进行逻辑思维，提高辨识正确率。

（二）报告中显性和隐性的疾病征兆信息预警疾病

医学应是"关于维护促进健康的科学"，而不是"关于抗击疾病的科学"。健康向疾病的转变有一个量变到质变的过程，发病前，不同阶段、不同层次、不同条件，会有不同的特殊的先兆信息或预警信号，且有规律可循。医生对显性的和隐性的疾病征

兆信息量的把握是疾病预警的基础。医师掌握了相关的规律和信息，并运用综合的预测技术，警觉先兆信息，捕捉预警信号，通过早期、超早期掌握隐藏的疾病警报信息及先兆特征的表现、演变特点，揭示各阶段疾病的发生、发展规律，深刻认识发病各阶段的内在联系和机制，并指导人们有效阻止、逆转疾病的发生，达到对疾病的预知先觉，测治于未萌，防病于未然，泯灭在发作之前。

（三）中医健康体检报告将隐性疾病征兆信息显象化

中医学几千年的发展在象思维方面积累了许多宝贵的疾病诊断与预测的经验。近年来，随着医学、生物工程、计算机模式识别技术的飞速发展，为建立适合中国国民体质特征的"多维健康状态疾病预警推算分析模型"提供了平台。我们可获取和存储古人无法得到或保留的大量信息，利用这些信息，将不被人注意的隐性疾病信息显像化，患者与医生可以在生活方式和行为改变上互相配合，采取措施减少某些疾病的风险，使患者能活得更长，活得更好。有了这种健康状态辨识、疾病预警方法，我们就不必等到疾病发生时才发现。这就意味着在疾病发生前，即可积极主动地采取干预措施，通过养生调治，防止、逆转或延迟疾病的发生。正如天气预报能够让人们在地震、暴雨、台风和海啸等自然灾害来临之前采取防范措施，将损失降低到最低限度一样。中医健康管理系统使人们有机会在疾病发作之前采取行动，减少疾病的危害。

三、重视体质类型与心身健康相结合

重视体质类型与心身健康，做好慢病防控是中医健康管理中的重要环节之一。慢病管理是指对慢性非传染性疾病及其风险因素进行定期检测，连续监测，评估与综合干预管理的医学行为及过程，主要内涵包括慢病早期筛查，慢病风险预测，预警与综合干预，以及慢病患者群的综合管理，慢病管理效果评估等。很多慢性疾病在侵害人体健康之前，都会表现出一些征兆，这是身体发出的"疾病预警信号"。很多人因为缺乏基本医学知识，读不懂这些信号，而患上了严重的疾病。因此，通过中医健康管理针对不同人群，辨识其健康状态和体质类型，构建完整的慢病预警系统，在正常生理状态下对疾病易感性进行预测，可有针对性地应用中医养生实践经验科学调护相应人群的心身健康，提高身体素质，预防慢病。

中医体质学说认为，同一致病因素作用于人体，由于体质的不同能够表现出发病与否及不同的证候。中医体质是指在形态结构、身心状态及应对疾病的反应方面综合的相对稳定的一组特性。在生理上表现为组织器官等的机能代谢调节方面的个体差异。在病理上表现为对某些不利环境的不易适应性、某些致病因素的易感性、产生疾病种

类的特异性和疾病传变转归的倾向性等。

中医健康管理对身体功能状态出现亚健康和体质偏颇人群建立疾病预警系统具有重要价值，为进一步研究疾病证候的发生、发展机制奠定基础，中医的预防、养生保健提供理论依据，这也是健康中国急需的工作。

第二节　中医健康调理方案

一、中医健康调理方案的作用

中医健康调理方案秉承进行中医健康教育、传授养生技能的宗旨，贴近生活，介绍养生误区、养生方法等知识，指导大众更好地提高生活品质，培养更健康的生活方式，为人们提供全面系统的养生指导；增强全民养生保健意识以减少健康威胁因素；改变不良生活习惯、树立正确生活信心；寻求有效帮助、消除陈旧的保健观念，矫正错误的健康认知。

二、中医健康调理方案的特点

中医健康调理方案，是以传统中医理论为指导，遵循阴阳五行、生化收藏之变化规律，以调阴阳、和气血、保精神为原则，运用调神、导引吐纳、四时调摄、食养、药养、节欲、服气辟谷等多种方法，指导管理对象根据个人健康状态及体质不同进行调剂膳食、合理运动、按摩经络、适当睡眠、调摄情志、怡养心神、顺应四时气候昼夜晨昏等科学调养。

中医健康调理方案是根据对个体不同体质及健康状态综合辨识结果，进行整体性和系统性调节。其原则就是纠偏，虚则补之，实则泻之，补其不足，泻其有余。通过养生激发、加强，调节自身的与生俱来的自愈功能而使健康状况达到平和状态是最终目的。就中医健康管理而言，无论健康状态的辨识还是养生调理，都是要以阴平阳秘的平衡状态为依据。

三、中医健康调理方案的内容

中医健康调理方案的内容主要包括：健康状态保养方案；二十四节气养生调摄；心理疏导提示；睡眠质量改善方法；根据体质类型调摄等。其中健康状态保养方案，包括饮食、起居、体育锻炼、娱乐、自我按摩保健等。

　　从古至今，中医学对人体的认识已经从外象走进微观，已经不限于古代的象思维的整体观，而是以"整体观"为基础，利用现代科学技术，对健康状态的认识自觉从单纯依靠外象思维逐渐走向外象与人体内在生理病理变化的有机结合。中医四诊技术与计算机生物工程等技术相结合，可早期发现体质状况和健康偏颇问题，可针对个体提供有效的养生方案。

第三节　中医健康教育

一、加强中医健康教育意识

　　健康管理的宗旨是调动个体和群体及整个社会的积极性，通过健康教育，采用科学的、针对性的健康促进手段，有效地利用有限的资源来达到最大的健康效果。健康管理的具体做法就是为个体和群体（包括政府）提供有针对性的科学健康信息并创造条件采取行动来改善健康。健康是社会和个人的资源，是社会实力和个人能力的一种体现。既然是资源，那就需要科学的管理，资源是有限的，只有掌握和管理好资源，才能让资源发挥最大的作用。

二、中医健康教育的主要内容

　　中医健康教育是中医维护健康的重要环节，是以 WHO "健康观"和中医健康理论为指导，向不同的人群传播制定中医健康状态综合干预方案的知识。

　　中医健康教育的内容包括：针对不同人群和不同节气，对其进行饮食、起居指导，体质调养，食疗药膳调理，情志调摄，形神调摄，中医防病等。

　　教育方法有多种形式，如社区中医健康教育知识讲座（定期）、社区中医健康咨询（定期）、与各种主题日活动相应的中医药健康教育活动（不定期）等。

（一）改变行为方式

　　据 WHO 统计，一个人能够健康长寿，其中遗传因素占 15%，社会条件占 10%，气候、地理条件占 7%，医疗条件占 8%，自我保健占 60%（包括合理膳食、适量运动、戒烟限酒、心理平衡等）。

　　在养生保健的干预方法上，中医学的治未病与西医学的治病有本质的差异。中医治疗不仅是针对病因，而且还因擅长对机体整体功能状态的调理而独具特色。除了治疗器质性病变之外，对功能性和心因性病变的治疗干预也有其独到之处，亚健康中相当一部分处于有或即将有功能性和心因性改变者，西医的各项检查结果可能是"正常"，但是通过中医舌、脉诊等四诊技术检测，会有"阴阳失衡"或"气血失常"的表现，适合中医治未病的方法调治。

治未病是预防疾病发生积极而有效的方法，一个人的健康不是只靠医生、药品，而是更大程度上靠自己的日常养生保健调理。中医健康管理系统通过进行包括健康检测评估、养生教育指导、健康信息跟踪与管理等措施，让百姓懂得自己的健康状态，明白如何管理自己的健康，就是所谓的"授之以渔"。这不仅可以从源头上阻止或延缓慢病的发生与发展，改善生命质量，从源头上解决"看病难""看病贵"及"英年早逝"等社会突出问题，而且还可以提高国民身体素质，节约卫生资源，促进社会和谐持续地发展。

（二）调摄精神状态

《素问·上古天真论》说："恬惔虚无，真气从之，精神内守，病安从来。"生活淡泊质朴，心境平和宁静，外不受物欲之诱惑，内不存情志之激扰，达到物我两忘的境界。在思想上要安闲清静，不贪不求，使体内真气和顺，精神内守。对这类精神状态的描述有三个不同程度："独立守神""积精全神"和"精神不散"。前两个程度是通过调摄，人的精神不断饱满、精力越来越充沛，没有一定的功底，一般人很难做到；第三种情况是要人的精神不涣散，平和宁静，这虽然是描述圣人的状况，但一般人是可以做到的，问题仅在于一般人是否愿意自觉遵守自然的法则。

（三）适度运动

"流水不腐，户枢不蠹"。运动是维持健康的重要因素之一。《素问·上古天真论》所说的"肌肉若一"，是指人体运动系统功能的一种良好状态。对这类运动系统状态的描述有三个不同程度："动作不衰""形体不敝"和"形劳而不倦"。动作不衰，是指身体轻盈，动作准确；形体不敝，是指身体没有呈现出松弛和衰老的状态；形劳而不倦，是指体力充沛和能够快速从疲劳状态中恢复。

（四）保持心身的和谐

《素问·上古天真论》所说的"能形与神俱"，是指心身运动的一种和谐状况。能，使之做到的意思。这是一种心身健康的最高境界，需要充分的条件才能做到："法于阴阳，和于术数，食饮有节，起居有常，不妄作劳"。所谓"法于阴阳"，就是按照自然界的变化规律而起居生活，如"日出而作，日落而息"，随四季的变化而适当增减衣被等。《内经》原文要求的"和于数术"，就是根据正确的养生保健方法进行调养锻炼，如心理平衡、生活规律、合理饮食、适量运动、戒烟限酒、不过度劳累等。这正是古人建立心身和谐的必要条件。

预防保健是维护人类健康的关键环节，"治未病"已开始引领人类健康发展的方向。近年来，健康管理逐渐成为医院门诊和社区工作的重要内容，目前又成为"治未病"工程的重要组成部分。我们在广泛开展健康管理工作的同时，如何在健康管理中发挥中医诊法及养生防病健身的特色和优势，不断改进健康管理的措施和手段，是完善治未病服务的关键环节之一。

近年来，由于生活节奏紧张、精神压力过大和不规律的生活方式，出现"欲病"的亚健康状态的人群日趋扩大，这对国民经济的可持续性发展和创建以人为本的和谐社会都带来不良影响。由于健康状态偏颇主要是生理功能异常或衰退，是非器质性病变，迄今具备的医疗器械和实验方法尚难以直接检测和客观诊断，故探索辨识不同健康状态的主要生理指标，给予相应的健康教育方案，对增强人们的自我保健意识，及时纠正生理功能的偏颇，有效地防病于未然是一个值得关注的重要课题。

第四节　中医健康管理档案

健康管理的核心是健康风险的评估和控制。中医健康管理档案为适应社会对健康的需求，发挥中医养生保健的优势，满足"治未病"的需要，将中医"治未病"的有关理论与现代科学技术相结合，利用现代科学技术创造性地实现对普通人群健康状况进行评估预测，根据健康状况提出相应的中医健康养生保健计划，引导人们采用必要的中医诊疗设备和养生产品以确保实现预定的健康目标。其目的是调动管理对象的自觉性和主动性，有效利用有限的资源来达到最大的健康改善效果，保护和促进人类的健康，达到预防控制疾病的发生、提高生命质量、降低疾病负担的目的。

中医健康管理档案是以个体和群体健康为中心，贯穿整个生命过程，涵盖各种健康相关因素的系统化记录文件，包括医疗卫生机构为居民提供服务过程中的规范记录和个体对日常身体功能变化的自我记录。

一、中医健康管理档案建立的目的

控制疾病的发生、发展过程及其危险因素的干预策略是中医健康管理的科学基础。

个体从健康到疾病要经历一个发展过程。一般来说，从疾病低危险状态发展到高危险状态，治病因子的阈值不断增加，发生早期病变，出现临床症状，形成疾病。这个过程可以很长，往往需要几年甚至十几年，乃至几十年的时间。通常人们认为各阶段之间也无截然的界线。其间的变化具有规律，但多数还没被人们轻易地把握，不同的医生掌握的疾病信息不完全相同。在中医理论思想指导下建立系统的健康档案，把身体功能状态变化的动态信息形成序列数据库，在形成疾病以前进行有针对性的预防干预，可成功地阻断、延缓，甚至逆转疾病的发生和发展进程，从而实现维护健康的目的。

二、中医健康管理档案建立的方法

中医健康管理档案的建立，是以数据挖掘技术为基础，把中医度量化诊断仪器、有经验的中医医生四诊辨证、西医检测、健康教育及调理方案制定有机结合。中医主客观诊断与西医诊断相结合的综合性健康体检监测，是将以往由不同中西医分别进行的四诊、辨证、化验室及影像等专项检查进行有机整合，并结合中国人体质状况，增加了新的相关指标和内容，在充分科学论证的基础上，统一设计和实施。以体检量表为基础，自评他评相结合，在一个平台上实现各种主客观信息的综合处理与分析。

目前，中医健康管理工作仍处于起步阶段，因此，社区建立中医健康管理档案应对方案进行阶段性观察，评价方案的科学性和有效性，才能取得良好效果。

1. 制定培训计划　包括综合方案的解释手册；综合方案实施手册。

2. 人员培训　采用二级培训方法。对健康管理的负责人和具体实施人员进行二级培训，培训合格者，方可上岗。

3. 档案管理　建立健康居民档案、居民健康年检表和居民健康随访表等；根据所收集的个人健康信息进行以下工作：①健康风险评估，帮助个人矫正不良生活方式，控制危险因素。②提供针对不同人群、不同时期的中医健康管理方案。③分析中医健康综合干预方案对健康人群指标变化的影响，探讨中医健康预防的机理，进而形成中医健康促进系列方法，建立健康状态的中医干预路径。

4. 社区实施　可以采用前瞻性队列研究，在社区进行综合方案实施，将社区健康居民分为高暴露组和低暴露组，3年观察，比较效果。

5. 数据分析　健康数据可采用信度分析、效度分析、单因素分析（卡方检验、t检验）、多因素分析（因子分析、logistic分析、对应分析）等方法。

三、中医健康管理档案的内容

中医健康管理档案的建立是从躯体健康、心理健康、社会适应、道德健康四个维度着手，在中医健康状态指标体系中筛选阳性指标条目。四个维度分别由各自的主要子维度构成。躯体健康维度除了现代医学健康管理档案中的各项理化、量表检测指标以外，还包括中医四诊检测的身体功能状态。其中，中医望、闻、问、切内容主要包括望神、面色、形态、皮毛、络脉、指甲、排出物、舌等；听声音、嗅气味等；问现有症状、寒热、汗、饮食、二便、睡眠、妇女经带等；切诊几个子维度。心理健康维度主要包括情绪、智力、意志、思维、行为几个子维度。社会适应维度主要包括生活环境、工作环境、人际关系几个子维度。道德健康维度主要从四维（礼、仪、廉、耻）八德（忠孝、仁爱、信义、和平）角度建立子维度。

中医健康管理档案的内容主要有以下几个方面。

1. 身体功能状态信息采集与管理　中医健康状态信息主要有三条采集途径：传统中医诊断四诊信息、中医四诊仪器及量表采集的各项信息和现代医学检查的各项理化指标。各类信息经过去噪音处理后存储于云平台或计算机，是中医进行健康状态数字化分析的基础。

2. 健康状态辨识与评估　对采集到的中医健康状态信息综合分析之后，予以脏腑、六经及八纲等相关中医特色辨识，并对检测者的健康状态和发展转归有较客观准确的评估及相关危险因素的预警。

3. 健康管理养生　根据检测结果，在饮食起居、情志调摄、食疗药膳、经络穴位调理、茶饮药浴、运动锻炼等生活各环节针对性地选择适合的养生方式和方法进行健康管理养生，或采用相关中医特色疗法干预，而且对于比较严重的健康问题引起重视并及时就医。

4. 干预效果评估　评估干预措施是否有效改善检测者的健康状态，这就要求健康状态信息能够存储且能够进行干预措施前后的对比。"物联网"与"云计算"技术的迅速发展为中医健康管理提供了条件，通过对中医四诊信息的人工智能分析身体功能状态，健康管理前后两次检测结果对比分析，可一目了然身体哪些方面有明显改善，哪些方面还需要加强。

5. 慢病管理的相关服务　对于高血压、糖尿病、冠心病等慢病患者，中医健康管理有其独特优势。通过社区和大量人群的基本信息采集和各种中医养生干预方法的实施，可以针对不同年龄、不同体质和各疾病阶段等筛选出一套行之有效和适宜的保养方法，以提高慢病患者群的生活质量，减少医疗支出。

四、中医健康管理档案的特点

中医健康管理档案系统的最大优势就是能够根据人身体的实际情况，利用望、闻、问、切的所有度量化信息对人或人群的健康危险因素进行全面监测，深入分析相互之间的关联规则，综合辨证分析判断、评估，并进行养生调治指导和临床评价。这充分体现中医学在健康状态鉴别诊断和养生中的优势，不仅大量节约了人力、物力资源，而且避免了健康体检内容和指标的重复。

健康管理系统平台的综合利用，不但可以建立居民整体健康状况数据库，为中医学在健康状态辨识、疾病预测及养生学研究方面提供重要资源，也是坚持以人为本，树立无创伤监测，实现个性化诊疗养生的具体体现。

中医学是状态医学，与西医学的还原医学有显著不同的特点。中医学重视整体状态，有着独特的整体评测方法，不管是望、闻、问、切，还是比类取象、思外揣内、以表知里、见微知著等，都反映出中医诊察手段的宏观化、人性化、个性化特点，把人和自然界放在统一体的稳态中加以考察和把握其健康状况。中医学的"证"是理解人体状态和立方用药的主要依据。中医学不仅有重视健康状态辨识和疾病预测的理论，还有许多行之有效的养生保健和预防疾病的药物方法和技术，在养生保健和疾病的三级预防中均具优势和发展前景，对解决中国人的疾病预防控制和卫生保健问题至关重要。

中医健康管理档案的构建符合"重健康、重预防"的理念。自我健康检测让使用者"足不出户"地体验健康医疗的随身服务；而智能分析和医生判断的结合能够很大程度上提高医生的工作效率和基层医生的业务能力，多维动态健康数据的获取对于研究疾病机理和解决途径具有宝贵价值。中医健康管理档案充分发挥中医学的优势和特色，利用物联网和云技术对健康人群、欲病（或称亚健康、健康偏颇）人群、患者群进行全面监测、分析、评估、预测、预防和维护，即对生物信息及证候特征的检查监测（发现健康问题）→评价（认识健康问题）→健康调理（解决健康问题）循环的不断运行。其中，健康调理（解决健康问题）是核心，生物信息及证候特征的检查监测（发现健康问题）是基础。中医健康管理数据模型定期"建模——训练——建模——训练"，每循环一周，解决一些新的健康问题，健康管理循环的不断运行使管理对象走上健康之路。

第五章　中医健康评估量化的方法

近 30 年来，中医四诊技术有了长足的进步，各种中医诊查仪器的研发为客观记录和分析中医健康信息奠定了基础，使中医健康管理工作得到了技术方面的支持。中医四诊度量化诊查方法的进展主要表现在中医专用量表的制作与使用，以及各种中医客观化诊查仪器的开发与应用方面。这些方法广泛地应用于各种健康检查与评测之中。

第一节　中医状态量表和体质量表测评

量表是一种测量工具，常用于心理测量。其试图将主观的、有时是抽象的概念进行定量化测量，对事物的特性变量可以用不同的规则分配数字，故形成了不同测量水平的测量量表，又称为测量尺度。在中医领域应用量表可以有助于将定性指标转化为半定量指标。目前，国内多数研究者采用中医量表或修订引进的量表进行健康辨识研究，代表性的量表和问卷主要有：①王琦的九种体质量表。②症状标准评价法。③按照 Delphi 法原理拟订的亚健康状态人群流行病学调查表。④亚健康状态的自我评估法。⑤生存质量 F-36 问卷调查。⑥ SAS/SDS 焦虑与抑郁状态评测法。⑦ 90 项症状清单（SCL-90）。⑧康奈尔医学指数（cornell medical index，CMI）自填式健康问卷，国内研究者结合我国特点对 CMI 进行初步的修订，并提出不同性别筛查参考标准。⑨五态人格量表等。

一、中医状态系列量表

亚健康的外在表现可因体质不同而有差异，机体本身的因素对亚健康的表现类型起着主导作用。胡文忠等对北京 15 家单位的非疾病人群进行问卷调查与中医专家访谈后，发现北京部分地区亚健康状态的发生率为 67.6%。亚健康人群身心症状以疲乏、身体疼痛、头昏沉为主，中医证候分布以虚证为主。于春泉等对 3568 例亚健康人群进行中医证候调查，结果发现健康人亚健康状态流行病学调查表能够反映亚健康人群的中医证候学特征和演变规律，具有较好的普适性，是一种科学合理的研究方法。杨秋莉等应用中医理论制定了五态人格量表、五五体型检测、五五体质平衡测验，分析亚健康人群的发生及中医证型与其个性、体质因素相关性，为个性化预防和干预提供科学指导。

二、体质量表

中医体质辨识应用于健康体检，对西医诊断指标无异常的人群根据个人体质分为正常和偏颇，早期给予健康干预，降低了个人健康风险和疾病发生率。王琦进行中医体质和亚健康状况的调查，发现二者存在线性关系，亚健康指标可以量化为以若干个中医体质类型为自变量的函数，为亚健康的诊断及干预效果的评估提供了客观量化的标准。

第二节　中医诊断仪器检测

基于中医学的"整体"与"恒动"健康观，从多维的视角去审察、测量健康与疾病是十分必要的，更能全面、客观地反映健康的程度与不同状态。中医学运用四诊检查，可探测人体脏腑气血、阴阳的生理与病理状态。

一、主要研究进展

费兆馥提出人体亚健康状态的主要生理指标，可运用脉诊、舌诊的检测信息，结合问诊，进行中医辨证，建立亚健康状态测评系统及图像表述，对机体的健康状态做出客观评价，同时通过信息分析了解亚健康状态的不同证型的特征，为中医学在健康管理中干预措施的应用提供了依据，使药物治疗、饮食起居等养生方法更加合理、有效。

博大精深的中医学是开放的学科，随着信息技术的发展，传统的中医药理论与现代科学技术相结合，相继诞生了智能量化舌象仪、脉象仪、甲诊仪、经络探测仪、耳穴探测仪等具有现代中医特色的诊断辅助设备。这些诊断设备的诞生使四诊信息客观化保真、存储成为可能，为中医健康管理的发展打下了良好基础。

（一）舌诊信息客观化记录的重要性研究

近年来，尽管舌诊研究从多方面、多层次取得了不少的成果，但是这些成果并未形成推动中医临床发展的动力，也未在临床工作中给传统的中医舌诊带来突破。分析其原因，主要是在诊断措施改变的同时，有关临床舌诊的病案记录缺乏改进，病历书写中舌象的诊断仍然以舌色、舌苔简单的文字描述记录为主，内容过于简单，缺乏客观定量指标。另外，舌象变化多端而迅捷，病历中的文字描述只能得到宏观印象，很多细微轻浅的变化难以精细观察和记录，未能实现舌象信息综合、全面、客观化记录，使舌诊的宝贵经验不能科学地保存下来。

舌诊的中心技术环节就是全面客观地记录舌象变化，确立舌质、舌苔等舌的生物特征变化与脏腑、气血、津液及物理和实验室检测之间的联系。因此，舌象的客观记录至关重要。

（二）脉诊信息客观化记录重要性研究

脉诊是中医学最有特色的一项诊断方法，历史悠久，内容丰富，是中医理论指导临床辨证治疗不可缺少的部分。《左传·昭公元年》记载了秦公派医和诊治晋侯之疾，医和以色脉相参详论其病的史实。《周礼·注》则曰："脉之大候，要在阳明寸口，能专是者，其为秦和乎？"说明当时已经普遍地运用脉诊了。张仲景非常重视脉诊在临床中的作用，提出了以脉辨证的方法。《伤寒论》每篇均提及脉证并治，398条原文中，涉及脉象的达146条，分见于104个证候，其脉或用以辨别病证，指示病位；或用以说明病因，阐明病理；亦据脉确定治则治法，判断疾病的转归预后。张仲景在《伤寒论·自序》中痛批不认真诊脉的医生，曾提到："按寸不及尺，握手不及足，人迎、趺阳，三部不参，动数发息，不满五十，短期未知决诊，九候曾无仿佛，明堂阙庭，尽不见察，所谓窥管而已。夫欲视死别生，实为难矣。"可见脉诊在辨证中的重要。

脉诊是中医通过按触人体不同部位的脉搏，以体察脉象变化，获取患者生理病理状况的一种重要途径，对临床辨证论治有较大的价值，为历代医家所重视，并积累了丰富的经验。脉诊具有很强的主观性，要准确掌握和运用有着相当的难度，素有"心中易了，指下难明"之说。如何利用现代科学技术，提高中医脉诊的客观性，早日摆脱标准不统一、不易推广和学习的状况，是中医脉诊客观化研究中倍受关注的问题。

随着计算机处理和传感技术的成熟与发展，通过对脉位、脉数、脉形及脉势等有关要素的检测，可为中医临床辨证、疾病诊断及科研教学提供较为客观的诊断依据。尽管脉诊研究从多方面、多层次取得了不少的成果。但是，目前脉象仪仍以科研教学为主，尚不能在临床普遍使用。脉图诊断的方法、描述等相关问题均没有客观化的指标，严重影响了中医脉诊客观化的推广和应用。脉图标准的缺失也是其重要原因之一，由于传统的脉诊记录方式不能动态量化观察，不能适应当前医学发展的需要，应围绕临床需要与中医脉象诊断的特点进行脉诊客观化的设计与研究。

传统的中医脉诊方法，通过口传心授和漫长的实践经验积累才能掌握，一个医师经过一生的积累后，其经验只能有限地传给后代，这还要看后代学习掌握的能力而定。如此循环，中医临床脉诊能力很难像现代医学诊断那样，有一个持续累计性的增长，大家的经验也很难有一个相对共用的平台进行交流。运用脉图描记技术，保存相关资料，并进行讨论分析，在临床中应用脉诊并推动其发展是我们必须要做的工作。

（三）基于个性特点的基值管理研究

中医学是状态医学，由于人体禀赋不同，故存在较大的个体差异。既往应用运用均值对人体状态进行测量，往往很难达到理想的效果，为此我们提出了基值的概念，认为人体在处于平衡态时体内各项指标的检测结果反映了该个体的基础情况，可作为比较的基准，相同的疾病可能表现出相同的趋势，利用基值进行比较，根据偏离的趋势，我们可以对病证的进展提供预警与治疗的线索及疗效的判定。

1.基值的概念　基值指个体各种检测基础水平的量化数值，也就是机体处在平衡态时其外在表现的各种检查结果的量化数值。它既可以表现为单一检查的量化数值，也可以表现为多种检查结果的加权计算结论。以脉图为例，基值可根据临床或研究需要确定其为某几个客观指标的一定量化范围，也可以表现为某几个指标加权计算后的复合值。各种病理变化的发生，其变化是在基值基础上多种要素质变或量变的混合体。其中又有健康基值与相对平衡基值的区别。健康基值是指人体在健康状态下各种检测基础水平的量化数值。相对平衡基值是指在疾病的稳定期各种检测基础水平的量化数值。运用基值的目的在于减少无关数据的干扰，在扑朔迷离的庞大数据群中找出显示重要趋势的目变化情况。中医学最常用的基值有脉图检测单项基准值、舌图检测值、经穴探测值、耳穴探测值、声诊检查值、问诊量表加权计算值等。

2.基值理论的依据　《素问·玉机真脏论》说："五色脉变，揆度奇恒。"恒是指正常、常规的个体的稳定状况；奇是指异常、变动的病理状态。要认识客观事物，必须通过观察比较，知常达变。中医望色、闻声、切脉等以诊断病变，均含有这方面的道理。在中医诊断中，"以常衡变"是其准则和特色，其思想源自《内经》，且贯穿于始终。常，指健康的、生理的状态；变，指异常的、病理的状态。以常衡变是指在认识正常的基础上，发现太过、不及的异常变化。健康与疾病，正常与异常，不同的色泽，脉象的虚、实、细、洪，都是相对的，是通过观察比较而做出判别的。诊断疾病时，一定要注意从正常中发现异常，从对比中找出差别，进而认识疾病的本质。由此可见，古代医家非常重视"常"，没有"常"的标准就无从谈论异常，即所谓的"变"。这个"常"既包括正常人的一般之"常"，也包括个体相对稳定期的"常"。

中医学认为，虽然个体禀赋不同，存在差异，但只要"阴平阳秘，精神乃治"。说明每个人身体的各项指标的基值可能不尽相同，只要保持阴阳平衡，就不会发生疾病。基值表达的是人体健康态或疾病稳定态，对基值的检测不仅可以评价人体的健康状态，而且对于疾病预警、疗效评价、个体化治疗及预后判定均有重要的意义。

3. 基值的获取与应用　中医证素信息具有较强个性化的客观表现，"中医健康个性化基值管理"即在收集大量"四诊"和生理病理生物特征信息的前提下，把数据挖掘探索的临床表现与体质、证候分型之间的关系在临床采集资料的基础上进行典型病例的专家、临床医生的多次判别，比较分析差异。根据纳入指标体系，将来自中医检测的数据分别进行统计处理，最大限度地寻找中医证候可能与病理生理特征的密切相关参数指标，对所研究项目的参数指标进行归类，进行支持向量有导聚类分析和多类判别分析。例如，根据目前体质判别标准，建立个性化的体检判别指标，及 X 种体质标准模型，并用剩余样本数据对模型进行评估，以"基值因子"作为个体和群体健康评估分析的平台，建立健康监测的基值数据库和中医体检量化体系。近年来随着科技的进步，中医学与多学科交叉渗入，出现了一些中医健康状态基值获取的新方法和手段。

（1）现代科技为基值理论的研究提供了有力保障：现代科技如生物工程技术、信息技术及模糊数学等都为基值理论的研究提供了极其有利的工具和手段。科学的认识需要在定性的基础上提出定量的分析和依据。定量是定性的深化和精确化，中医学也不例外。近代数学向中医学渗透，与中医学结合开始于 20 世纪 50 年代，主要应用数理统计、集合论和模糊数学、泛系理论等。近年来，数理统计学的方法已经广泛地应用于中医学的研究中，如测定正常值，通过各种医学统计学方法进行统计学差异检验、相关与回归分析等，以及建立中医证候诊断数学模型。由此可见，引进现代数学的方法有助于解决中医诊断标准化和客观化的问题。此外，当代新的科学技术如计算机技术、超声技术、核物理技术、自动化技术的不断发展，并逐渐结合在中医体系中，推动了中医诊断的客观化。舌诊仪和脉诊仪的推广应用为获取基值提供了技术基础。

（2）归一化算法：归一化算法是指以归一化的方法将有量纲的数据转换成无量纲的数据表达。具体地说，归一化是一种简化计算的方式，即将有量纲的表达式，经过变换，化为无量纲的表达式，成为纯量。在统计学中，归一化的具体作用是归纳统一样本的统计分布性。归一化在 0 ~ 1 之间是统计的概率分布，归一化在 -1 ~ + 1 之间是统计的坐标分布。利用归一化算法。在基值研究中采用归一化法既保证了运算的便捷，又能凸现变量的本质含义。

辨证论治是中医临床独特的诊疗模式，证候的准确判识是取得临床预期疗效的前提。中医"辨证"是对四诊所获取的人体表象（自身感受与机体外在表现）信息的综合分析与概括，着重于对病机概念的抽提。而中医四诊所采集的信息多为不十分精细的模糊信息，不同医师对同一患者所做的辨证结论往往不同。因此，寻找和建立一种准确判识证候的方法和手段是中医进行准确辨证的保证。

近年来，引入数学和计算机方法对临床资料进行多元综合分析考察，为中医证候的标准化和量化提供了可能。归一化方法作为必不可少的手段之一，在临床科研中与其他方法相结合，已为肝炎后肝硬化证候分析、高血压辨证分型量化标准的研究提供了有利的帮助。

（3）证据理论：证据理论是由 Dempster 于 1967 年首先提出，由他的学生 Shafer 于 1976 年进一步发展起来的一种不精确推理理论，也称为 Dempster/Shafer 证据理论（D-S 证据理论），属于人工智能范畴，最早应用于专家系统中，具有处理不确定信息的能力。作为一种不确定推理方法，证据理论的主要特点是：满足比贝叶斯概率论更弱的条件；具有直接表达"不确定"和"不知道"的能力。在此之后，很多技术将 D-S 证据理论进行完善和发展，其中之一就是证据合成（evi-dential reasoning，ER）算法。ER 算法是在置信评价框架和 D-S 证据理论的基础上发展起来的。ER 算法被成功应用于机动车评价分析、货船设计、海军系统安全分析与综合、软件系统安全性能分析、改造轮渡设计、行政车辆评估及组织评价。证据理论在图像识别与模式识别方面具有重要的应用价值。

在医学诊断、目标识别、军事指挥等许多应用领域，需要综合考虑来自多源的不确定信息，如多个传感器的信息、多位专家的意见等，以完成问题的求解，而证据理论的联合规则在这方面的求解发挥了重要作用。基值来源于多种检测仪器，运用证据理论研究基值的确立及其临床意义具有重要作用。证据理论在中医学领域的应用还是一块处女地，但跨学科交叉、多学科合作是当前中医学发展的趋势，如能寻找切入点，将证据理论与基值理论有机结合，对于揭示中医基础理论本质、深化中医诊断的客观化及完善辨证论治具有划时代的意义。

4. 基值的意义　第一，通过基值可以确定人体的健康水平，作为衡量健康状态的基准数据之一。第二，基值作为制定健康量化标准参考的数据。中医研究的瓶颈在于个体数据离散度过大，处理不便，这也反映了人体的复杂性。基值这一新概念，正是为了适应这个前提而提出的，不同的基值可以解决离散度过大的问题，从而更方便地掌握健康与病证的变化趋势。随着科技的进步，借助数学、计算机等技术，为基值的采集提供了可行性和保障性。基值理论的形成和发展将有助于中医健康管理客观化和辨证论治体系的发展。

二、舌诊在健康状态检测中的应用

1. 舌象基值　舌苔的变化与性别、年龄有关，与个人体质也有密切联系。判定个人的基础舌象对于动态观测舌象变化十分重要。在对舌象进行健康辨识时必须考虑其基础状态，同样的舌象，基础状态不同，在健康辨识中的意义也就有所不同。舌象研究显示，年龄不同，舌象的基础表现也有所不同。在对 6708 例健康人舌苔分布调查中发现，薄白腻苔（属厚苔）和厚白腻苔在各年龄组中所占比例随着年龄增长而逐渐增加，各年龄组相比都有非常显著差异。薄黄腻苔、厚黄腻苔也表现了同样的变化；在男性中薄腻苔、厚腻苔、厚燥苔所占比例均高于女性。

2. 舌象仪在健康状态检测及辨识中的应用　舌象是中医传统的诊查技术之一，在临床辨证与健康辨识中具有重要作用，具有简单和无创的优点，但在临床判别中主要依赖于医师的主观经验进行，个体因素影响颇大，制约了它的应用与普及。因此，开发各种数字式舌象仪，保真存储舌象资料，为使用舌象进行健康辨识提供了物质基础。陈松鹤等对 382 例体检人群中使用舌象分析仪拍摄数字舌图、采用 Lab 色彩模型分析舌质颜色，结合症状调查表观察齿痕舌人群的舌象特征和症状特点，结果发现，齿痕舌组的年龄集中在 30 ～ 50 岁，淡白舌的出现率较高，易出现的症状有感冒时间长、怕冷、记忆力差、食欲差、站立时头晕、腰酸等虚证表现。胡广芹等对健康体检人群中检测出的 70 例失眠患者用量化智能舌诊仪采集舌象信息进行观察，结果发现，舌象改变以黄苔、舌苔厚、舌红、舌紫、点刺、舌尖红、瘀斑、舌胖大、齿痕为常见。失眠组舌红、舌紫患者的血液黏度增高；舌有瘀斑、点刺的患者红细胞变形能力降低；舌象有齿痕的患者血液的有形成分减少。王红梅等采用中医舌诊的方法对随机抽取的 500 位飞行员进行舌象检查，结果发现，中医舌诊异常检出率比西医体检异常检出率高 37.2%，其中与西医共同判为异常者占西医体检判为异常的 98.1%。中医舌诊判为异常而西医体检判为正常的人中，29.8% 自觉有不适主诉，通过进一步西医辅助检查，仍有 16.4% 判为异常。可见中医四诊客观检测明显提高了体检异常检出率。以上可见，中医健康状态辨识技术与方法，可以起到健康预警的作用，有利于早期诊治，减少病死率和医疗负担。翁维良等运用"中医舌诊专家系统"对照观察了 352 例血瘀证舌质和 218 例非血瘀证舌质的改变，进行了舌质 RGB 的量化观测，血瘀组与非血瘀组比较红色分量 R 值明显降低（P<0.05），蓝色分量 B 值显著升高（P<0.05），而绿色分量 G 值则接近（P>0.05），认为舌质 RGB 对血瘀证量化诊断具有重要参考价值。林雪娟等随机选择 100 例心病瘀血舌患者，采用 SAT-HY6000A 红外热像仪拍摄红外热像舌图进行舌温测量，结果瘀血舌组的舌温显著低于健康对照组及心病非瘀血舌组，不同瘀血舌质间舌温差异显著。舌温的测量可为心病瘀血舌患者的诊断、鉴别和辨证提供客观依据。

三、脉诊在健康状态检测中的应用

1. 脉象基值研究　脉象基值可作为一个灵敏指标并成为辨证依据，在评估疗效、判断病情变化时作为一个重要的基础数值。正如《景岳全书·脉神章》所说："若欲察病之进退吉凶者，但当以胃气为主，察之之法，如今日尚缓和，明日更弦急，知邪气之愈进，邪愈进则病愈甚矣。今日甚弦急，明日稍缓和，知胃气之渐至，胃气至则病渐轻矣。"

正常脉象随个体不同而有不同表现，建立个性化的基础脉象数据作为观测健康变化与疾病预警的基础指标非常重要。肖一之等曾经对 120 例健康男性飞行学员的脉图分析，从脉象分类，属于平脉者 8 人，弦脉者 34 人，弦滑脉者 21 人，滑脉者 7 人，沉脉者 38 人，迟脉者 12 人，通过探讨健康男飞行学员脉图的正常值，为将脉诊应用于航空医学打下基础。丁学民等观察 500 例健康人脉图脉象，分类为平脉 227 例，细脉 162 例，弦脉 64 例，弦细脉 16 例，沉脉 20 例，弱脉 7 例。俞尧荣等用脉图法监测 169 名飞行人员心血管功能，发现正常及大致正常的共 150 人（占 88.7%）；有功能性改变的 19 名（占 11.3%）。说明脉图方法可进行心血管功能状态的分类，对心血管功能的检查预测诊断有重要意义。通过脉图检测可对有功能改变的人员实施医学保障，以提高医学监督和医学保障的水平。谢梦洲等人对 464 例正常人脉象进行了初步观察，实验结果表明，脉图参数的变化与年龄、性别有关系。女性之脉濡弱于男性；从年龄方面，脉图参数的变化以 40 岁前后为界，40 岁以上与 40 岁以下比较，差别最明显。随年龄的增长而脉象逐渐变弦，青年人脉多滑利，以平脉为多；中年人脉渐变弦；老年人脉以弦脉为主。

2. 脉诊仪在健康状态检测及辨识中的应用　脉诊虽经历代医家发微解难，仍难免于"脉理精微，其体难辨"。随着科学技术的发展和应用，以及生物医学、数学、生物力学、生物物理学、计算机技术向中医领域的渗透，有数十种不同类型的脉象仪研制成功。近年来国内多家单位使用脉象仪对健康与疾病的辨识进行了大样本的研究。有用系统的方法分析腕关节的脉搏波信号，将脉搏波信号进行了特征提取和分类。有的进行了寸、关、尺脉象图诊断心、肺、肝、胃、肾等常见病症的临床研究，实验证明脉图在诊断某些脏腑病症方面具有特异性。李乃民等对 133 例消化和肾内科住院患者就医师诊脉与脉象仪检测信息差异问题进行了观察研究，结果发现医师诊脉所获信息与脉象仪所获脉象图，差别率均 <10%，二者所获脉象信息基本近似，说明脉图在临床中具有广泛推广应用的价值。陈宝珍等对 66 例冠心病心血瘀阻证患者和 76 例健康人进行脉图检测，分析结果与健康对照组比较，冠心病心血瘀阻证组主波高度、潮波高度、降中峡深度无明显差异（P>0.05），而重搏波深度明显降低，有显著性差异（P<0.05 或 P<0.01）；血管弹性系数、血管张力系数明显低于正常组（P<0.01），外周阻力系数明显高于正常组（P<0.05）。结果显示，脉图参数可作为冠心病心血瘀阻证辨证的客观指标之一。

马科等对 75 例经 CT 明确诊断的中风住院患者，并以健康老年人 20 例做对照，采用脉象仪进行脉图检测并对检测结果进行统计学处理和临床分析。结果显示，风痰瘀血痹阻脉络和痰热腑实风痰上扰两型脉图参数与对照组之间无统计学意义；而肝阳暴亢风阳上扰、气虚血瘀、阴虚风动和中脏腑四型脉图参数与对照组及这四型之间均有特征性的变化。其中肝阳暴亢风阳上扰型 h1、h3、h4 和 A 参数值均非常显著高于其他三型相应参数值；气虚血瘀型和阴虚风动型 h3、h4 和 A 参数值则界于肝阳暴亢风阳上扰型和中脏腑型之间，而 h4/ h1 值均显著高于其他两型；气虚血瘀型 h5/ h1 值显著小于阴虚风动型的 h5/h1 值，中风证脉图参数变化提示老年人群中风发病多见于肝阳暴亢风阳上扰型、气虚血瘀型、阴虚风动型和中脏腑型，表明中风的病因病机以"虚"为主。

赵莺等分析 81 例不同中医证型的中老年 2 型糖尿病患者的脉象及脉图参数，探讨其不同中医辨证分型与脉图参数的相关性。结果显示，气阴两虚组与阴虚热盛组、湿热困脾组、血瘀脉络组在 h1 之间差异有统计学意义（P<0.01）。湿热困脾组与气阴两虚组、阴虚热盛组、血瘀脉络组在 h3 /h1、h4 /h1、h5 /h1、w1/t 之间差异有统计学意义（P<0.01）。阴虚热盛组和湿热困脾组与气阴两虚组和血瘀脉络组在 t 之间差异有统计学意义（P<0.01）。所以，脉图参数的变化可作为老年 2 型糖尿病中医辨证分型的参考依据。李果刚等采用脉象仪测定 30 例慢性胃炎湿阻中焦证患者左右手的脉图参数，并与 30 例正常人对照组比较，发现脉图参数可作为慢性胃炎湿证中医辨证的客观指标之一。李鲁扬等通过脉图对癫痫病的脉诊进行了定量研究，探讨癫痫病不同中医证型脉证形成的病理机制，发现研究结果与历代的描述颇为一致，可为临床辨证分型提供客观的依据。

李福凤采用 ZM- Ⅲ 型脉象仪、细胞化学、图像分析等技术，分别检测慢性肾功能衰竭患者，对检测指标进行相关分析。发现肾衰患者舌、脉参数变化在一定范围内与血尿素氮、肌酐含量升高相符合，可作为慢性肾衰诊断的客观依据。太加斌等对 65 例原发性肝癌患者在术前及术后 1、3、5 天分别进行脉图描记。通过对患者手术前后脉图观察，认为介入前多以弦脉为主，介入后脉象由弦脉向弦数脉或滑数脉或数脉转变，尤以第 3 天为最显著。在脉图参数的研究中，介入后 T4、T5、W1、ad、h3/h1、H4/h1 均下降，说明术后外周血管阻力下降，脉象具有由弦向滑或滑数转变的趋势，该变化第 5 天时出现下降平缓或返折趋势。通过对介入治疗前后患者脉图描记，可客观反映患者脉象变化情况，为临床辨证提供一定的指导。

中医学运用切脉诊知妇女身体状况，远在两千多年前即有记载，《素问·阴阳别论》曰："阴搏阳别谓之有子。"随着脉诊科学的发展，脉象分析仪器可准确地收集保存临床资料，克服辨证时主观心理因素的干扰，为有效地分析、总结临床经验，确切地评价疗效提供客观依据。赵莺等分析 148 例不同证型的原发性痛经患者的脉象及脉图参数，探讨原发性痛经不同辨证分型与脉图参数的相关性，发现肝肾亏损型和气血亏虚型与肝郁湿热型和寒湿凝滞型在 h1、h3、h4 之间有显著性差异（P<0.01），气血亏虚型与气血瘀滞型在 h1、h3、h5 之间有显著性差异（P<0.05）。因此，脉图参数的变化可作为原发性痛经中医辨证分型的参考依据。燕海霞等用脉象分析仪采集 119 例妊娠妇女左右手关部脉图，分析其脉图参数，并与 54 例正常人脉图参数做比较，发现正常组脉形以平脉、滑脉多见，亦见弦脉、平弦脉、平滑脉、弦滑脉；妊娠妇女以滑脉、弦脉、弦滑脉多见。研究结果为进一步研究妊娠脉象的变化规律提供依据。冯雅君等分别对 243 和 596 例更年期妇女脉图进行观察，研究结果显示，更年期综合病征脉图特征值的分布与更年期非综合病征脉图，老年和青年、中年的脉图有高度显著性差别，认为脉诊仪作为诊断更年期综合病征依据之一可行。

高玲等对急性肾炎患儿和健康儿童进行脉图描记，从脉图所检测的指数来看，均有不同程度的改变，且有显著差异。许家佗等对 15 名运动员建立慢性运动疲劳模型，检测疲劳前后脉图、血液和尿液生化指标、反应时、心率变异性等的变化。结果显示，慢性运动疲劳后脉率加快、降中峡 h4 抬高，w/t 增大，脉象变弦；皮质醇、血红蛋白明显升高，尿 pH 下降；反应时显著延长。脉图变化以主波宽大、降中峡抬高并前移为主要特征，故脉图作为慢性运动性疲劳的评价方法之一。并对 20 名男大学生考试前后桡动脉脉图实验观察，发现脑力疲劳后脉图指标 h1、h2、h3、h4、h2/h1、w/t 显著升高。结果表明，应用脉图可以对脑力性疲劳进行无创伤的检测和评价。

张萍对 125 例 HIV/AIDS 患者应用脉象仪采集脉图，发现脉象随着 $CD4^+T$ 细胞数下降而改变。阳性组脉象图主要参数与 $CD4^+T$ 细胞数有显著相关性。随着 $CD4^+T$ 细胞数变化，阳性组患者中、沉脉位、无力脉、数脉、弦脉的检出率高于对照组患者。脉象图可作为检测艾滋病病情和判断中医疗效的无痛性、客观性指标。朱英华等对 15 例海洛因成瘾者和 15 例正常人的脉搏信号的功率谱进行了分析，发现海洛因成瘾者和正常人的脉搏信号的功率分布有显著差异，因而可望成为鉴别吸毒者与监测戒毒患者康复的一种较有效的手段。吴军等对 101 例性犯罪者进行脉图观察，其特征为：一是尺脉脉图主波上 w/t 在脉动周期中占的相对比值显著大于非性犯罪组。这反映性犯罪组脉道高张力状态维持的相对时间长于非性犯罪组，提示性犯罪者的交感神经系统兴奋水平可能高于非性犯罪者。其二，性犯罪者是左尺脉的降中峡幅值与主幅值 h4/h1 的相对值显著小于非性犯罪者的左尺脉。这一特征体现了性犯罪者左尺脉象略见滑弦的特征，提示可能与性犯罪者"肾与命门"功能的某些亢进有关。

诸如此类的临床应用性例子不胜枚举。此外，脉图诊断的临床应用还将着眼于现代医学尚难明确诊断的领域，如"亚健康"状态的诊断客观化，并及时调整各项功能状态。正所谓"上工不治已病治未病"，脉诊的客观化检测在健康体检中更加凸显出优势。

四、经络探测与健康

经络理论是中医基础理论的重要组成部分，不仅对针灸治疗有重要的指导作用，在辨证论治和健康辨识方面也有重要的指导意义。有人采用福贝斯远程健康检测系统（TDS）依据经络理论，结合现代高新电子技术，利用感应器测定人体穴位的电能量值，通过网络将数据传送到 TDS 中央数据库，应用卫生统计学和模糊数学原理，与原保存的医学专家模型分析对比，对被检测者的健康状况做出评价，亚健康状态人群检出率为 87.2%。

五、耳穴进行健康状态定位检测

有人进行耳穴的疾病与健康辨识研究。刘继洪曾观察急性腹痛患者 100 例及健康人体检者 30 例，测定耳穴皮肤电阻反应的变化规律，并进行腹部 B 超或胃肠纤维镜检查诊断，结果显示，首次诊断、耳穴定位诊断、B 超或胃镜诊断与最后诊断相符率分别为 46%、89% 和 91%；耳穴定位诊断与 B 超或胃镜诊断比较，差异无显著性意义，而它们均明显高于首次诊断的相符率。通过观察急性腹痛患者及健康对照组的耳穴反应变化规律，可作为一种诊断腹痛疾病的辅助诊疗方法，降低腹痛疾病的误诊率。

六、甲诊与疾病预警

孙维峰曾对 50 例肝癌、胃癌患者的甲象进行了观察，并同步测定血生化。观察结果表明，肝癌及胃癌患者血浆丙二醛含量明显高于正常对照组。从甲诊的情况看，甲床紫晕患者血中丙二醛均较正常人高，说明癌症与中医瘀证之间有密切关系。甲诊均能反映机体的虚实、气血的通畅，特别对癌症患者病情的轻重、预后的判断具有价值。

七、痧象与脏腑辨证

痧疗或罐疗之后皮肤出现的红色或暗红色粟粒状、瘀血等现象，中医称之为"痧象"。痧象的颜色、形状、分布等特点可以反映患者的相关病症及轻重程度。一般来说，痧象紫而暗伴有斑块表示因寒凉导致血瘀的体质；痧象呈紫色散点状且深浅不一表示气滞与血瘀并存的体质；痧象鲜红表示气血两虚或阴虚火旺；痧象暗红表示有热邪。病情较重时出痧较多，痧象重，并且痧粒较多，颜色重；病情较轻时痧象颜色较浅，痧粒少。

对痧象的关注主要体现在颜色及痧粒或痧块的分布，根据中医理论对每个脏腑穴位进行定位，选取 RGB 颜色空间中 R、G、B 值表征痧象的颜色，灰度共生矩阵中的熵、对比度、相关性等纹理特征表征痧粒或痧块的分布，针对痧象的颜色特征和纹理特征进行综合研究。提取各样本 RGB 颜色空间中的 R、G、B 颜色矩，用一阶矩表示痧象颜色的平均分布情况，二阶矩表示痧象颜色分布的方差。统计分析方法中的灰度共生矩阵作为描述痧象纹理的特征量。熵表示痧象中纹理的随机性、非均匀程度或复杂度。相关表示痧象在行或列方向上的相似程度，痧粒较少、颜色较浅时相关值越大，反之值越小；对比度（CON）表示痧象的清晰度，纹理沟纹越深、痧粒越清晰、对比度值越大，反之值越小。

胡广芹曾带领研究生采集痤疮患者治疗过程中背部痧象，提取相关颜色及纹理特征并进行组间量化比较。基于 SVM 分类器对病情轻重两组样本特征进行分类识别。患者病情及体质的不同，其痧象体现在相应穴位有不同的表现，整体走势为大椎穴、肺俞穴颜色深，痧粒多，心俞、膈俞次之。

八、远红外线热图像与脏腑辨证

红外热图是把人体的寒、热、虚、实数据图像化，扩展了望诊范围，增加了对阴阳本质的理解，协助临床对人体疾病辨证施治。

正常情况下，机体的代谢状况和热分布情况有一定的规律，当机体的脏腑代谢水平出现异常就可能导致疾病的发生。红外热像仪探测的是人体的红外辐射能，能够动态、连续、全面、重复记录人的体表温度，从时间上（连续性、可重复性）、空间上（全面性、整体性）观察体表温度变化，反映机体热代谢情况，能够早期发现人体机能发生的变化，为临床医生提供参考，并且还能追踪病情发展的变化，为治疗方案的选择提供依据。

第三节　健康状态多维度检测关联分析评估

中医的诊断方法有其独特性，不同层次、不同水平的中医师往往会得出不同的结论，具有一定的主观性。中医四诊的诊断仪器由于受技术水平的限制有一定的局限性。西医健康检测是利用当代科学技术所带来的各种高精检测仪器，将机体肢解为若干组织去加以一一考察，最终寻求疾病发生发展的物质及其结构基础：或器官，或组织，或细胞，甚或分子基因水平，因而其最大的特点是将个体视为一个生物体而加以对待和处理。西医的诊察手段可以作为中医四诊医生感官的补充和延伸，可以将两种诊察手段相结合，建立起更加合理的健康状态辨识手段。

有人通过借助计算机分析和动物实验相结合的系统生物学方法来研究这个复杂的问题——"证"，研究证明千年来的概念"证"可能存在以内分泌系统作为背景的分子基础。利用现代医学的检测结果进行中医的健康与证候辨识是可能的。中医证的量化，可以细分为功能的量化和功能相关临床数据的量化。西医脏器功能的量化一般有心功能的分级1、2、3、4级，肝、肺、肾功能分级是根据各项检查指标及临床症状来分别病情严重程度，这些分级也是个大概的划分，或者说模糊的划分，与中医五脏气血阴阳的划分模糊类似。林宇春把证看作内环境自稳态失衡紊乱，并且提出证候学对应于病理生理学。中医理论方法的特点是对生理学、病理学、解剖学、病因、病位、病性、病理过程、体征、症状，统统进行了基于阴阳五行理论的分类。

中医健康管理在中医原创健康认知理论指导下，以传统的中医诊察手段为基础，采用现代科技成果量化中医主客观评测结果，根据健康测量从一维到多维、局部到整体、群体到个体、静态到动态、物态到心理的原则，从主观感觉、客观体征及西医脏器功能状态联系等方面量化中医健康水平，建立个性化中医检查基值数据库，应用数据挖掘工具，探索中医证候度量指标与机体生理病理变化的表象指标及社会适应性和心理之间的关联规则。中医健康管理在中医整体观念和辨证论治原则指导下，整合出针对不同健康状态可个性化的健康干预诊断指标体系，对于改善和提高我国国民身体素质，全面建设小康社会有着重要意义。

胡广芹在攻读博士研究生期间，在中医整体观与辨证思想原则指导下，以青年健康体检者为研究对象，根据现况调查公式，选择2009年3～10月到天津市永久医院健康查体的符合纳入标准的人员 935 人作为研究对象。应用中西医结合的方法，采集健康体检人群的中医四诊及辨证信息与西医健康体检检测信息，按信息化、量化的有关要求搜集整理相关数据，利用数据挖掘工具及算法，从主观感觉与客观体征及与西医脏器功能状态检测血常规、血生化相关关系等方面量化中医健康水平，探索中医证候度量指标与机体生理病理变化的表象指标之间的相关性。其研究结果如下。

一、体质、精神、情志、睡眠状态构成比分析

受检对象 935 人中具有气虚证候的人数最多，为 31.55%；阳虚体质人数为 11.98%，占第二位；痰湿体质人数为 9.63%，占第三位。气是人体最基本的物质，由肾中的精气、脾胃吸收运化水谷之气和肺吸入的空气几部分结合而成。所谓气虚，是人体由于元气不足引起的一系列病理变化。阳虚指体内阳气亏损，机体失却温养，推动、蒸腾、气化等作用减退，以畏冷肢凉为主要表现的虚寒证候。这与现代人承受激烈的社会竞争、压力过大及不良生活方式有关。阴阳气血不足，五脏功能低下，导致气虚、阳虚等人群增多。

精神、情志和失眠状况分析结果表明，抑郁情绪者占 42%，有焦虑情绪者为 38%，有失眠状况者为 20%。《素问·六节藏象论》云："肝者，罢极之本。"肝木受邪后"肃杀而盛，则体重烦冤"。《素问·保命全形论》指出："土得木而达。"现代人生活节奏快，精神压力大，不良的生活方式和精神刺激往往影响肝的疏泄条达，出现抑郁（肝郁气滞）状态。气有余便是火，火热扰心，故见焦虑；肝郁气滞，心神不安，故失眠多梦。

二、中医健康体检舌象特征分析

受检人群中淡红舌 376 人，占 40.21%，淡红舌、薄白苔是健康人的正常舌象，生理基础是心血充足，胃气旺盛。紫舌 158 人，占 16.9%，居第二位，主要病机是气血运行不畅，血脉瘀滞。有抑郁情绪倾向者 108 人，占 11.55%，具有轻度抑郁者 150 人，占 16.04%；中度以上抑郁者 3 人，占 0.32%。这是肝郁血瘀，气虚无力运血，血流缓慢，出现气血运行不畅的病理改变。淡白舌 70 人，占 7.49%，因气血亏虚，血不荣舌，或阳气虚衰，运血无力，不载血充舌质，致舌色浅淡。红舌 97 人，占 10.37%，因血得热则循行加速，舌体脉络充盈；或因阴液亏乏，虚火上炎，故舌色鲜红。绛红舌 133 人，占 14.22%，形成机理是热入营血，营阴耗伤，血液浓缩而瘀滞，或虚火上炎。红舌热在气分，绛红舌热在营分。检测结果红舌、绛红舌总人数为 230 人，占 24.59%，显示受检者中实热、阴虚内热者与舌形裂纹舌 212 人，占 22.25% 的比率相符合。裂纹

舌的形成机理，是热盛伤津或阴虚液损所致。分析其成因，一是受检者多生活节奏紧张，思虑劳倦，日久伤耗阴液；二是因五志过极，使阴液暗耗而阴液亏少，机体失去濡润滋养，同时由于阴不制阳，则阳热之气相对偏旺而生内热，故表现为一派虚热干燥不润、虚火躁扰不宁的证候。

三、中医健康体检脉象脉图特征分析

受检者右手平脉 218 人，占 23.32%；左手平脉 229 人，占 24.49%，平脉人数双手均占第一位。平脉人数最多，平脉为脉来有胃气、有神、有根的正常脉象。滑脉 104 人，占 11.12%，右手滑脉 104 人，占 11.12%，在右手脉象中位居第二；左手弦脉 109 人，占 11.66%，左手脉象中位居第二。"左弦主肝郁，右滑主痰湿"，可能与部分受检者有抑郁情绪和痰湿证候有关。

研究显示，右手关脉 h1 降低人数 192 例，占 20.53%。左手 h1 降低人数 192 例，占 22.67%。h1 是 P 波波幅，代表心脏收缩期动脉管壁承受的压力和容积，主要反映左心室的射血功能和大动脉的顺应性。心主血脉，心气盛则有力鼓运气血，营血足才可充盈脉道。因此，h1 降低的临床意义与气虚、阳虚及血脂检测结果相吻合，反映部分受检者心阳虚衰，心血不足，脉道的通畅状况欠佳。

左手关脉 U-P 时间延长 108 人，占 11.55%；V 波增高 42 人，占 8.34%；P 角增大 189 人，占 20.21%。U-P 时间延长，表示血管弹性差，血管紧张度增大，血液流动所遇阻力大，或血液黏度增大等。临床常见于动脉粥样硬化血管痉挛、血液高凝状态之气滞血瘀出现之弦脉或涩脉等。V 波反映外周血管阻力高，降支下降速度慢，见于气滞血瘀、肝阳上亢之弦、紧、涩脉等。P 角主要反映血管弹性和血流状况，当血管弹性减退，血液黏度增大而表现有气滞血瘀时，角度增大，变成钝角或平顶角。

四、中医证素量化指标与血常规参数相关系数分析

1. 证素指标与血常规参数测试分析之间的相关系数分析

（1）健忘：健忘与白细胞、血小板、血小板压积和红细胞分布宽度关联系数有显著性（P<0.05）。白细胞也通常被称为免疫细胞，减少见于免疫力低下。血小板压积表示单个血小板的平均容积，减低见于骨髓造血功能不良。红细胞分布宽度越大，说明样本血液红细胞形状大小各不一样，超过正常值多提示各种贫血、造血异常或者先天性红细胞异常。健忘与白细胞、血小板、血小板压积呈负相关，与红细胞分布宽度呈正相关，表明健忘可能是人体免疫力与造血系统功能减退的生物信息之一。

（2）自汗：自汗与平均血细胞体积正相关系数有显著性（P<0.05）。平均血细胞体

积增高临床常见营养不良性巨幼红细胞性贫血、获得性溶血性贫血、出血性贫血再生之后和甲状腺功能低下。汗为心之液，汗出过多则伤心，水谷精微与自然界清气在心中相合变化而赤化为血，心气虚主血脉不利，考虑与血液生成及贫血有一定关系。

（3）耳鸣：耳鸣与淋巴细胞、单核细胞和血小板分布宽度关联系数有显著性（P<0.05）。淋巴细胞和单核细胞是人体的免疫细胞，耳鸣与此呈负相关，说明耳鸣证素可作为判断免疫功能低下症状之一。血细胞压积的测定有助于了解血细胞的增多与减少，血细胞压积降低与各种贫血有关。健忘、口淡无味、虚汗、耳鸣不但是气血虚衰的表现，也是反映血液系统功能低下的先兆。耳虽为肾窍，但心寄窍于耳，耳鸣与心及血脉均有密切联系。

（4）阳虚体质：阳虚体质与白细胞、红细胞压积、平均血红蛋白量、红细胞分布宽度负相关系数有显著性（P<0.05），与血小板、平均血红蛋白浓度负相关系数有极显著性（P<0.01）。由此显示，阳虚体质可能与血液系统功能低下有关。阳气是人体生命活动的推动力，阳气不足，气化无力，有形之血生成障碍，极可能出现血虚的表现。

2. 舌象信息与血常规参数测试分析之间的相关系数分析　舌诊的内容主要是观察舌的"神、色、形、态"和舌苔表现，其中的舌色对判断疾病寒热、虚实的性质具有较高的特异性价值，可从齿痕面积、舌色淡红、舌色淡白三方面做比较。

（1）齿痕面积：齿痕面积与血细胞压积、平均血小板体积关联分析，负相关有显著性（P<0.05），齿痕面积与平均血细胞体积、平均血红蛋白量关联分析，负相关差别有极显著性（P<0.01）。血细胞压积、体积及平均血小板体积和平均血红蛋白量降低是血液微观改变的外在证候。

（2）舌色淡红：舌色淡红与平均血红蛋白量负相关。

（3）舌色淡白：舌色淡白与白细胞、红细胞、血红蛋白、平均血红蛋白量、平均血小板体积、血小板、血小板压积、红细胞分布宽度负相关有显著性（P<0.05），与血细胞压积、平均血红蛋白浓度、平均血细胞体积负相关差别有极显著性（P<0.01）；舌形胖大与血小板分布宽度、淋巴细胞比率、单核细胞比率负相关有显著性（P<0.05）。舌淡白是舌色浅淡，红少白多，在临床上常见，但在古代文献中记载不多。列专条较为详尽描述淡白舌色者，首见于清代傅松元所著的《舌胎统志》一书。傅氏将淡白色分成两类：一类是"较平人舌色略淡，比枯白之舌色略红润"的淡白舌；另一类是枯白舌，"连龈唇皆无血色"。舌淡白在中医理论中是气血不足，不能充盈舌体，与微观检测的血常规11项指标呈负相关。

五、中医证候、证素与肾功能相关关系分析

1.中医证素与肾功能相关关系分析。调查显示，手脚心发热、肩痛与肾功能尿素氮正相关系数有显著性（P<0.05）。鼻干燥、肢体酸软沉重、大便稀薄、口舌生疮、皮肤干燥、口臭、口酸、四肢痛、大便燥结、大便先干后稀、大便时结时溏及尿频与肾功能尿素氮正相关系数有极显著性（P<0.01）。背痛、腰痛与肌酐正相关有显著性（P<0.05），口苦与肌酐正相关系数有极显著性（P<0.01）。眼睛干涩与尿酸正相关有显著性（P<0.05）。

2.中医舌诊检测与肝功、肾功能、血糖、血脂测试参数之间的相关关系分析。裂纹舌一般由于精血亏虚，或阴津耗损，舌体失养，舌面萎缩所致。裂纹数量和裂纹长度均反映了热邪耗伤阴液的程度；总胆红素、总胆汁酸反映肝细胞损伤后对胆红素摄取、结合和排泄障碍的程度。裂纹数量与总胆红素及总胆汁酸正相关，关联系数有显著性（P<0.05）；裂纹长度与总胆红素及总胆汁酸正相关，关联系数有极显著性（P<0.01），表明肝细胞损伤的程度越重，体内阴液耗伤的程度越重。

绛红舌多因邪热亢盛，热入营血，或因热病伤阴，或阴虚火旺，血液浓缩而舌绛。瘦薄舌是舌失濡养的表现，属气血两虚。绛红舌及瘦薄舌与总胆汁酸正相关，关联系数有显著性（P<0.05），表明肝脏损害越严重，邪热越亢盛，体内阴液耗伤及气血两虚的症状也越重。

舌形胖大的成因，多由于脾之阳虚湿盛不能运化水湿，湿阻于舌而舌体胖大。舌形胖大与总胆红素负相关，关联系数有显著性（P<0.05）。总胆红素偏低的原因一般是因为缺铁性贫血，厌食的人如果缺锌，也会引起总胆红素偏低。营血不足，气化无源，便会出现气虚证候。在中医文献中，虽无贫血和缺锌的病名，但其病症散见于历代医书中，属于"血虚""萎黄""虚劳"等范畴。中医学认为，心主血、肝藏血、脾统血、肾藏精，故贫血的发生与心、脾、肝、肾的功能失调，脏腑虚损密切相关。

3.脉象特征与肝功能相关关系分析。研究结果显示，弦脉与谷丙转氨酶和总胆红素正相关，关联系数有显著性（P<0.05）；弦脉与谷氨酰胺转移酶正相关，关联系数有极显著性（P<0.01）。脉图特征与肝功能相关性分析，谷丙转氨酶、谷氨酰胺转移酶与h5负相关，关联系数有显著性（P<0.05）；总胆红素与U角负相关，关联系数有极显著性（P<0.01）。随着总胆红素增高，U角会变小，并且具有极显著关系。U角反映血管弹性与血液黏滞性指标。总胆红素可称为影响血管壁的弹性或血液黏度增高的因素之一。动脉硬化时，角度显著变小，血液黏滞度大时，角度也明显变小。U角的大小与主波幅大小成正比关系，波幅高，U角大；波幅低，U角小。h5即重搏波幅度，为

重搏波峰顶到降中峡谷底所做的基线平行线之间的高度。重搏波幅度主要反映大动脉的弹性（顺应性）情况。当大动脉顺应性降低时，h5 减少，或者为 0（重搏波峰顶与降中峡谷底同一水平），甚至为负（重搏波峰顶低于降中峡谷底水平）。

4. 女性月经及男性性欲与肝功肾功能及血脂参数测试分析之间的相关关系。研究结果显示，月经推迟与胆固醇及高密度脂蛋白负相关，关联系数有显著性（P<0.05）；月经提前与低密度脂蛋白正相关，关联系数有显著性（P<0.05）；月经淋漓不尽与低密度脂蛋白正相关，关联系数有极显著性（P<0.01）；月经量多与总胆红素正相关，关联系数有显著性（P<0.05）；性欲衰退与尿素氮正相关，关联系数有极显著性（P<0.01）。

高密度脂蛋白胆固醇和低密度脂蛋白胆固醇是人体中常见的两种胆固醇。前者能将血管中的血脂运到肝脏中处理掉，有效防止心脏病和其他心血管疾病，因而被称为"好胆固醇"；而低密度脂蛋白胆固醇会把肝脏中的血脂运到血管里，诱发疾病，被称"坏胆固醇"。动脉造影证明，高密度脂蛋白胆固醇含量与动脉管腔狭窄程度呈显著的负相关。所以，高密度脂蛋白是一种抗动脉粥样硬化的血浆脂蛋白，是心血管病的保护因子，俗称"血管清道夫"或"长寿因子"。高密度脂蛋白胆固醇能加强血管内已存在脂质斑块的稳定性，抑制斑块破裂或脱落阻塞血管。高密度脂蛋白胆固醇一旦失调降低，血脂自会升高瘀塞血脉，并且引起脏腑功能失调。血停为瘀，精化为浊，痰浊瘀血内聚，导致气机不利，血滞经脉不畅，月经推迟。

月经是女子气血盛衰的晴雨表，月经失调是气血紊乱发展到一定阶段的必然结果。月经不调是月经的周期或经量出现异常，包括月经先期、月经后期、月经先后无定期、经期延长、月经过多、月经过少。低密度脂蛋白胆固醇增高越多，月经提前与月经淋漓不尽越严重，可能是由于气血瘀滞久而生热，气虚不足。因为气能摄血，气虚则统摄无权，冲任失固；血热则流行散溢，以致血海不宁，均可使月经提前而至或月经淋漓不尽。

5. 中医体质、睡眠与肝功、肾功能及血脂参数之间的相关关系。研究结果显示，总胆红素与气虚负相关，关联系数有显著性（P<0.05），提示总胆红素越低气虚症状越重。高密度脂蛋白胆固醇与气虚负相关，关联系数有显著性（P<0.05），提示高密度脂蛋白越低，气虚症状越重。

有关研究结果表明，血液中多余的血脂是靠高密度脂蛋白来代谢的。高密度脂蛋白可将血液中多余的胆固醇转运到肝脏，处理分解成胆酸盐，通过胆道排泄出去，从而形成一条血脂代谢的专门途径，或称"逆转运途径"。因此，高密度脂蛋白胆固醇能增强血脂代谢能力，保持血管畅通，使血管更清洁，且对血管没有任何损伤，安全、稳定，是国际医学界公认的、真正的血管内脂质"清道夫"。当血液中高密度脂蛋白胆固醇含量高时，血脂及血垢的清运速度大于沉积速度，不但不会有新的血脂沉积，连早已沉积的脂质斑块也会被逐渐清除，血管越来越干净，血流畅通无阻。高密度脂蛋白胆固醇可以避免动脉粥样硬化和心脑血管病的发生。高密度脂蛋白犹如营血津液，为人体水谷所化生的精微物质，布输全身，贯注血脉，温煦肌肤，濡养脏腑百骸，水津四布，五经并行，如果降低就会出现气虚、阳虚证候。

六、中医健康状态辨识结果构成比分析

研究结果表明，依据中医证素辨识，诊断健康平和质者占 25.03%，依据西医化验检测诊断健康者 860 人，占 91.98%。

中医证素辨识诊断为健康平和人数与西医化验检测诊断为健康者人数对照比较，经 $\bar{X}$ 检验，有显著性差异（P<0.05）。中医体检诊断健康偏颇 637 人，占 68.13%，中西医共同检测诊断为疾病状态的 56 人，西医诊断为健康，中医诊断为疾病者 8 人。目前经西医健康体检判定为健康的人，很多都存在某些隐性疾病信息，中医证素证候检测可以发现这些隐性信息，中西医结合健康管理可提高健康体检疾病早期诊断率，并能早期对受检者进行疾病预警、养生调治、健康教育指导。

此外，胡广芹利用中医健康管理系统舌诊模块、血液流变仪等现代诊查设备对 70 例失眠患者与对照组 70 例的舌象、血液流变指标进行了客观记录研究；采用公认的诊断标准确诊失眠作为实验组纳入标准，进行客观评价，失眠组与非失眠对照组相比，失眠组舌苔、舌色、舌形及舌质 RGB 值均有显著差别；失眠组患者舌象以黄苔、舌苔厚、舌红、舌紫、点刺、舌尖红、瘀斑、舌胖大、齿痕为常见。失眠组血液流变特征与舌象改变有相关性，舌红、舌紫患者的血液黏度增高；舌有瘀斑、点刺的患者红细胞变形能力差；舌象有齿痕的患者血液的有形成分减少。失眠组的 15 项血液流变学检测提示结果中有 12 项与舌诊变化有关。

健康是指机体内部的阴阳平衡，以及机体与外界环境（自然环境和社会环境）的阴阳平衡。健康意味着形体、精神心理与环境适应的完好状态。由于先天不足、劳逸失度、起居失常、饮食不当、情志不遂、居处不慎等因素，引起机体"荣、通、平"的稳态紊乱，致使气血失调、脏腑功能失和。早期没有自我感觉不适，后期会出现种种不适表现。传统中医以望、闻、问、切四种手段采集临床信息，察其外而知其内，注重的是人体整体功能的外在表现。通过观察中医证候、舌象、脉象等信息变化，能增加中医健康体检与辨证的准确度，为饮食起居养生提供客观依据。西医学诊断疾病更加依赖于理化检查和影像学结果，注重的是成分和结构的改变。例如，血常规反映的是红细胞、白细胞、血红蛋白等组成成分的改变，脑 CT 等影像检测主要反映体内各

部分形态结构的改变。而在内外之间必然会通过某种途径取得联系，内在的病变会以某种方式表现于外。因此，研究中医客观表现与西医检测指标的关联性，从功能检测的角度去研究中医四诊，有助于我们全面认识人的健康状态。

第四节　信息技术为中医健康管理数字化提供保障

基于云计算的个性化中医健康管理系统是建立人体功能状态的基值管理，发现群体健康问题发生发展趋势、致病因素及养生调治方法的重要保障。中医思想指导下的新型健康管理系统是继承发扬中医"治未病"理论与方法，探索中医"治未病"的价值与效用，建立中医健康状态辨识指标和综合干预方案，提高全民健康水平的迫切需要。面对中医客观辨识所采集的海量信息，如何选择采用适当的技术进行数据挖掘是能否取得成果的关键所在。计算机技术的发展使迅速处理海量数据成为可能。

中医诊断过程主要是对证的判定，而现在证的标准不规范，缺乏定量的标准，而且其分类与描述也存在不同的观点。数据挖掘有助于完成证的规范化研究，也可辅助临床医生对患者进行证的判定。朱文锋等早年基于 Caché 数据库的中医诊断数据挖掘应用研究的基本思路与方法，表达了以证素辨证研究为切入点，开展"证候 - 证素 - 证型辨证统一体系"的研究。通过建立通用病历信息文件结构，整合数据挖掘工具，搭建了一个用于开展中医诊断研究的数据挖掘科研平台，为科学深入地开展中医诊断研究提供了一种途径。陈明等尝试运用关联规则发现诊断模式，他把《伤寒论》中的病名、症状、舌脉分别作为数据表建立数据库，挖掘得出规则：发热、恶寒、脉浮——太阳病（支持度 65%，置信度 5%）。可以认为，发热、恶寒的确是太阳病的诊断依据。

秦中广等运用粗糙集进行中医类风湿证候的诊断，共收集了 224 个病例，每个病例有 81 个属性，并从这 224 个病例中随机抽取学习样本 180 例，进行预测诊断 44 例。他们利用属性约简得到寒湿阻络、湿热阻络、痰瘀阻络、气阴两虚、寒热错杂 5 种证的必定规则和可能规则。在 44 例预测诊断中，诊断正确率达到 90% 以上，高于传统的模糊数学方法，并认为粗糙集有可能是中医诊断研究的动态理想工具。刘晋平运用数据挖掘手段对中医脉象进行研究，并开发出初步的软件。以明清、近现代 3000 余例病案为研究对象，将病案分为病名、证型、脉象、舌象及症状几项，然后进行统一化及规范化处理，得出医案中细脉出现频率最高，占 34.39%。其脉象软件可以进行脉象与病名、脉象与证型之间的相互关联分析，发现其内在的规律。

谢铮桂选取径向基函数（RBF）作核函数，采用"一对一"方法构造基于支持向量机的多分类分类器。将舌象的特征参数作为分类器的输入样本，对病证进行分类。实验结果表明，多分类器用于中医舌诊诊断的研究是可行的和有效的。郑旭军通过构建的混合算法对医疗体检数据进行数据挖掘，并采用基于贝叶斯定理的损失评分函数作为医疗评价指标对医疗体检数据的模型进行评估，以发现高血压与个人的饮食结构、生活习惯、生活方式等方面的关系或规律，为降低高血压的患病率提供一定的帮助。

近几年，胡广芹指导研究生基于信息技术对人体功能状态进行了系列初步探索。例如，针对肺癌患者脉象信号的证型的分类问题，对采集的 70 例气虚证、70 例阴虚证、70 例痰瘀互结证总共 210 例符合纳入标准的肺癌患者脉象进行 EEMD 频率自适应漂移校正与小波阈值去噪联合去噪算法去除混合噪声，提出一种基于 ReliefF 和粒子群寻优（PSO）的支持向量机（SVM）的分类方法。此方法首先使用 ReliefF 算法进行特征降维，然后使用 PSO 算法对 SVM 的核参数寻优。实验结果证明了此算法所提取的肺癌脉象特征的有效性和稳定性，也验证了基于脉象特征的中医肺癌证型分类算法的可行性。再如，针对肿瘤患者舌图像大多包含多类舌苔的特点，对于舌体苔质分离，在 k-means 分离的基础上使用二维 Otsu 阈值分割方法对舌苔图像进一步分割，尝试了基于肿瘤患者舌图像进行中医八纲辨证分类的初步研究。该研究使用舌图像特征，建立了 SVM 和 adaboost 两种多分类模型对肿瘤患者舌图像进行证候分类，并且对比了两种方法优化的结果。实验结果表明，这两类分类器能够较好地满足八纲辨证分类的基本要求。

此外，针对目前体质客观分类方法中存在的问题，利用图像处理及模式识别的相关技术对舌象的特征提取和分类进行研究，建立基于 SVM 的中医体质辨识模型，研究了基于图像处理技术中医体质相关的舌象特征提取方法。针对气虚质 138 例、湿热质 166 例、痰湿质 152 例舌象样本，提取颜色特征时先将舌质、舌苔进行分离，然后分别提取舌苔和舌质的 H、S、V 分量值作为舌象的颜色特征进行提取；利用舌体的区域分布对舌象的舌苔区域采用灰度共生矩阵特征作为舌象纹理特征进行提取；利用长宽比提取舌体胖瘦特征，利用 Graham 算法求解凸包提取舌象齿痕特征，并构建初始凸包对凸包的求解速度进行提升，通过两次阈值，使齿痕识别的正确率得到提升。采用 SVM 进行分类学习，通过遗传算法对 SVM 中核参数 δ 和惩罚因子 C 进行了优化，并验证了特征选择对中医体质类型分类效果的提升。

计算机技术的迅猛发展为处理中医健康管理的海量数据奠定了技术基础，而计算机模式识别技术的广泛应用又为准确判别健康状态提供了保障。用数据挖掘的方法对实验室检查和辅助检查数据进行阴阳五行分类、八纲证候定性，建立基于生理学、解剖学、病理生理学、病理解剖学数据的中医证候模型，并将这些数据用于中医健康体检模型，既有理论实践基础，也具有重要现实意义。

众所周知，人不管是作为自由人还是社会人，均是感情和思维的统一体，而有别于仅作为生物体的人。人之为病不只是组织、器官、细胞和基因的故障和异化，更有作为自然界一分子而表现为躯体与心神整体的本质改变。把传统的中医理论与现代科学技术密切结合，创新中医健康管理理论与方法，将有利于促进健康状态诊察手段的进步。中医健康状态的综合评价将为中医辨证理论和养生学科发展提供重要的基础工作，是促进中医学科快速发展的迫切要求。

第六章　中医健康管理系统

中医健康管理系统是一个由管理人员和计算机组成的用以进行健康状况检测信息收集、传输、加工、存储、维护和使用的系统。本系统是利用中医认知健康的原创理论辨识和管理健康状态信息，以友好方式向用户提供健康状态信息，让用户拥有一个完整详细的健康档案，记录自己的身体健康情况，并且获得有效的疾病分析、预测和相关医疗养生常识，从而使其能够确定个人饮食起居、体育锻炼等养生健康维护计划。中医健康管理系统不仅用于保健，而且用于对疾病的分析、预防和监控，最终达到对公民进行健康教育、提高健康意识目的的一种综合系统。

第一节　系统需求与可行性分析

中医健康管理系统既可以医疗机构为单位，也可以家庭或个人为单位，提供整体性、持续性及预防性的健康监测及健康指导。持续了解用户的医疗过程及追踪后续的状况，经由整体性的考虑，可以提供健康状态干预方案，采用健康的生活习惯，以达到预防疾病、养生调治的目的。

一、系统需求

中医健康管理系统必须满足下列需求。

1. 健康检测信息的完整性　中医健康管理系统应涵盖所有体检人员的健康相关记录，包含医疗单位和医生在充分治疗一个受检者时所需的所有相关信息。这些相关的信息包括个人疾病史、用药史、家族病史、中医四诊记录、西医体格检查、实验室检查、影像学检查等体检记录。它应该具有编辑（包括添加、修改、删除）、储存和浏览等基本功能。个人健康整体信息管理是中医健康管理的特色和基础，通过系统对个人整体健康信息的管理，动态地观察不同年龄、季节健康发展趋势；性别、职业、地域等对健康的影响，以及不同健康状态健康干预效果的变化，为不同健康状态的辨识及健康维护提供依据。

2. 养生与治未病的连续性　健康维护首要是预防疾病的发生，而不是治疗疾病。中风、高血压、冠心病、糖尿病、癌症等慢性病，人们需要更有效的干预手段。在这些疾病症状发生的早期，在疾病尚未发展成不可逆转之前进行健康干预，把疾病扼杀在摇篮之中，会收到事半功倍的效果。定期的检查身体是预防疾病发生的有效手段，人们不但需要了解自己究竟要做哪些身体检查，要隔多长时间做一次全面的身体检查或者某项专科的检查，更需要通过自身生物信息特征变更的早期健康报警了解自己，如舌象、脉象、指甲及腧穴等变化，在需要进行预防性检查之前能够得到及时的提醒。

根据"治未病"的要求，及时记录受检者的医疗检查情况，无论受检者患有急、慢性病还是处于亚健康或健康状态均需要持续的追踪。急性病要持续追踪的部分，如吃药的效果如何，若症状未完全改善，是病程的变化还是有其他原因，这样能够了解受检者的体质。慢性病要追踪的情况更多，如糖尿病患者，定期测血糖、例行性胰腺功能的追踪。亚健康人员定期进行健康干预后的相应指标检测。这些都需要持续性的追踪。根据一些检测结果，评估受检者的健康干预情况及病程变化，如此才能达到持续性"治未病"目的。通过中医健康管理系统完成个人整体健康信息收集，在需要的时候，使用者个人或者医生便可以选择观察受检者某个项目的健康曲线分析图，并根据曲线的变化情况与预设的健康标准参考值相比较，给出合理化的建议，以便做出更加正确的医疗诊断。对于某些长期受检的项目，由于时间跨度大，检查次数多，健康分析曲线图更能反映受检者身体状况的变化趋势，因此更有实际意义。

通过持续有效的收集躯体、心理、社会适应性全方位的健康信息，提高健康状态辨识的准确率，可以为有的放矢的增强体质、防治亚健康及预防疾病提供针对个体的健康指导方案。

二、可行性分析

可行性分析能使系统达到以最小的开发成本取得最佳的经济效益。可行性分析的目的是根据开发中医健康管理信息系统的请求，通过初步调查，对要开发的中医健康管理信息系统从技术上、经济上、资源上和管理上进行是否可行的研究分析。这是一项保证资源合理使用、避免失误和浪费的重要工作。

1. 经济可行性

（1）本系统以充分发挥中医特色预防保健服务的功能，满足大众"治未病"的需求为宗旨；以提供先进的中医养生健康管理理论和技术，更好地体现"防大于治"为理念。提高人们的身体素质，从根本上减少医疗资源的消耗，发挥医疗资源的最大效益。

（2）本系统能够在个人电脑上实现，因此在系统的开发阶段不需要很大的资金投入。

2. 技术可行性　本系统通过系统的功能分析、总体设计、管理业务状况的调查分析、数据流程的调查分析、逻辑模型的提出及对系统设计与实现过程进行逐步细化，在技术上是可行的。

3. 操作可行性　系统的设计开发，首先搜集有关健康状态辨识、健康管理、疾病预测分析和中医诊察技术信息化等方面的资料。系统的详细设计采用模块化方法，为以后系统的扩展留有余地，开发界面完全符合医院病案管理的要求，整个系统的实施具有很高的操作性。

第二节　系统的技术要求和设计原则

一、系统的技术要求

1. 数据的存储和备份　系统中的受检人员健康信息是非常重要的，是和时间相关的一次性信息，需要进行有效的存储和及时备份。

2. 数据的显示　包括文本、电子表格、数据表的内容显示，以及四诊检测证候度量化报表及西医化验报表、历史跟踪曲线图、健康状态图、健康教育养生指导明细表等。

3. 数据的打印　包括文本内容显示（包括网页形式显示），电子表格、数据表、各模块检测报告单（舌诊报告单、脉诊报告单、化验室检测报告单等）、体检报表、历史跟踪曲线图、健康状态图等。

4. 系统的安全性　体检人员健康档案属于个人的隐私信息，根据病案管理要求，需要对其提供加密和安全保护功能。

5. 系统的扩展性　系统采用模块化设计方案，要具有良好的扩展性。

二、系统的设计原则

良好的设计是开发一个良好系统的前提。系统开发的最终目的是向用户提供一个科学、高效的中医健康管理系统。在系统的设计中应遵循以下原则。

1.适用性原则   系统总的目的是保证功能目标的实现，是所有应用软件最基本的原则。在满足系统需求的前提下，应该从用户角度考虑，使设计的系统操作简单化，易用化。避免一味追求技术上的先进而不考察应用效益。没有市场和应用前景的软件项目开发是失败的。

2.模块化原则   中医健康管理系统由若干模块构成，在制作的过程中可以灵活地添加模块，同时也应该能控制模块生成后是否能在浏览页面中显示。

3.开放性原则   系统为管理员设置了编辑入口，管理员可以随时随地登录系统进行课程模块的修改、维护工作。

4.可扩展性原则   系统的设计应该提供可扩展能力，以满足未来工作需求的发展和变化，主要可以采用分布式设计、系统结构模块化设计等技术手段，把系统设计为多个功能相对独立的模块，降低系统的耦合度，提高系统的兼容性和可扩展性。

5.安全性原则   安全性是一个平台能否稳定运行的重要因素，必须要有足够的备份措施，防止数据遭受各种形式的破坏；在页面设计时不同身份用户需设置不同权限，每个页面均要检查用户是否登录，并对登录身份进行验证，以分配用户不同的平台使用权限；对于用户输入，要设置充分的验证，防止错误数据及恶意攻击；对于页面跳转所需传递的参数，要做加密处理，防止对用户外显造成的威胁。

6.易维护性原则   一个交互性强的中医健康管理系统在设计时应充分考虑它的运行、管理和维护问题，尽可能实现运行速度快、管理方便、维护容易的目标。

第三节   系统的研制方法、实现途径及功能

一、系统的研制方法

基于信息技术的中医健康管理系统是建立"以人为主体，以健康为中心，以健康服务结合物联网实现手段，借助于网络信息传输形式，以及与此相匹配的健康状态监测、辨识与调控技术，对人的健康（包括疾病）进行动态网络式的管理，达到维持和促进健康，消除病痛目的的应用网络"。并将"健康云"平台与"健康物联网"形成一个互为关联的大系统，完成前端健康数据的采集、传输和后台的智能处理、管控、服务。"健康云"是"健康物联网"IT服务增加、使用和交付的模式"（见下图）。

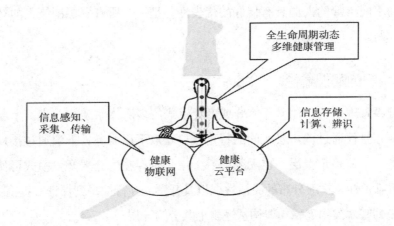

全生命周期动态
多维健康管理

信息感知、
采集、传输

信息存储、
计算、辨识

健康
物联网

健康
云平台

人体健康与健康物联网及健康云关系图

这样一个大系统将健康传感器、物联网、互联网、有（无）线通讯和云计算、大数据等技术完美组合，不仅将彻底颠覆传统的健康管理模式，提供无所不在、无时不在的智能健康管理和健康维护服务，而且让人们能够随时随地监护自己的身体状况，实现"我的健康我做主"的新型健康管理。这种新型健康管理系统通过物联网技术，将多种传感器嵌入健康管理设备及医疗设备中，把中医度量化诊断仪器、有经验的中医医生四诊辨证、西医检测及健康教育养生调摄方案有机结合，用于健康管理之中，应用于医疗、健康管理、慢性病管理、老人管理、医疗救助、移动医护等服务领域，实现各种健康、医学数据的交换和无缝连接，为基于疾病医学的预警及远程诊疗、监护提供精准医疗决策，为基于健康医学的预防、康复、调养、保健方案的制定提供支撑。中医健康管理系统的研制从结构上将采取"纵向分层"（按照物联网的基本架构分为感知层、网络层、平台层和应用层）和"横向跨域"（按照云计算架构实现公有云、私有云、行业云、机构云、地区云、部门云等的跨领域互联）。"纵向分层"中感知层利用各类健康医疗检测设备采集应用人群的实时健康数据，网络层实现信息传输，平台层完成对前端设备采集数据的收集、建档、存储、计算、处理、安全，应用层实现对数据和信息形成各类应用方案和用户报告的转化，以最终实现健康的管理服务。"横向跨域"时实现与各类云的互联、共享、协同处理，真正实现对国民健康档案的全生命周期动态多维管理。该系统从功能上将围绕建立以"监测、辨识、调控"SIR 模式的新型健康管理系统，是集健康监护、安全监护、健康咨询与教育三大功能于一体的系统。该系统将以往由中西医分别进行的四诊、辨证、化验室及影像等专项检查进行有机整合，并结合中国人体质状况和生活方式，增加了新的相关指标和内容。该系统是在充分科学论证的基础上，统一设计和实施，临床使用覆盖不同年龄阶段的人群，对不同性别和不同年龄的人群具有良好的代表性，是一个所有资源围绕人的健康来配置的真正"以人为本"的系统。

二、系统的实现途径

中医健康管理系统采用基于 C/S 或 B/S 模式的多层体系架构开发，上层使用下层提供的服务，且仅通过调用层次间的特定接口获取下层服务；下层通过接口为上层提供特定服务，不依赖于上层，也无须关心上层是否存在。分层开发模式可使模块重用性、程序可维护性、物理分布的灵活性，以及开发的并行性得到保证和提高。

1. 系统的基本架构逻辑　架构从逻辑上共分为 4 层。

（1）*界面表示层*：处理系统与用户的交互。

（2）*业务逻辑层*：处理系统内部模块之间的交互，以及处理实际的业务规则，包括进行逻辑判断、执行流程处理、计算或提供预定义的服务。

（3）*数据访问层*：专门处理业务逻辑层与数据存储层之间的数据交互操作，提供上层访问所需数据的方法，包括数据添加、修改、删除等操作。数据访问层将所有对数据库操作的有关过程业务分离出来，当数据库的结构等发生改变时，只需要对数据访问层的代码进行更新，而不必修改其他层的程序，从而实现系统良好的可扩展性。

（4）*数据存储层*：提供业务逻辑层所需的所有信息和数据。

2. 系统多层次体系架构的设计　系统采用面向对象程序设计的思想，以分层架构的方式进行开发，将程序体系从逻辑上分为 4 层。各层内部的代码对其他层是透明的，相邻层次之间有定义良好的接口进行衔接，因而各逻辑层可单独开发。该程序体系能最大限度地实现代码复用，同时也具有良好的可扩展性，适于多人合作的企业级项目的开发。

为实现系统的层次架构，创建本系统时，在开发环境 Microsoft Visual Studio 2005 中的一个解决方案集成了五个类库和一个 Windows Form 应用程序，共计 6 个项目。这六个项目分别为：定义界面、业务逻辑层 BLL 类库、负责异构数据库间切换的 Factory 工厂类、数据访问层 DAL 类库、负责创建对象的 Model 类库及定义对象方法的 Interface 接口类库。

类是面向对象程序设计的基本概念，是对一系列具有相同性质的对象的抽象，因而在搭建系统框架时，首先将各个功能进行归纳，抽取其中共性建立类模型。系统将各个类的属性与方法分开定义，Model 类包括所有对象的属性定义，而对象所能够进行的操作即方法，均定义在 Interface 类中。Interface 类为接口类，在 C# 语言中，接口定义了类所能提供的服务，但并不提供服务的具体实现方式，即定义类"能够做什么"，但并不规定其"如何做"。至于"如何做",即对象操作的具体实现,则在数据访问层DAL类中定义,位于该层的 T-SQL 语句将直接执行数据库访问操作。

用户在界面层发出访问数据库请求时,程序所进行的操作依次为:创建对象,将Model类实例化,并根据用户输入信息为对象的属性赋值;实例化与该对象对应的BLL类,通过 BLL 类调用 Interface 类对象;由于 DAL 类是 Interface 类的具体实现,因而 DAL 层可以进行具体的数据库访问操作,并将操作结果逐层反馈至前台界面。

采用分层架构,可以在较大程度上实现系统的可扩展性。例如,通过修改配置文件,可以方便地实现系统与异构数据库之间的兼容。在程序设计时于业务逻辑层与数据访问层之间,采用 Factory Method(工厂方法)模式加入 Factory 类,用以读取配置文件,获取系统所选用的具体数据库类型,确定将对象的方法委托给何种数据库访问类来实现。

三、系统的功能

中医健康管理系统,在较广泛吸收国内外健康管理平台技术基础上,结合中国人健康管理的需要和经济发展水平,充分体现中医特色。多层体系架构中医健康管理系统包括受检者自评、医生评测量表、中医诊断仪器评测、西医诊断仪器检测和体检报告 5 大类。每个大类在系统中承担不同的功能。每大类根据信息系统收集信息和处理信息要求再分为若干个子系统,每一个子系统为相对独立的模块软件,同时按照系统卡号实现了个体在不同子系统中的信息数据归档和异地信息共享,如中医诊断仪器评测包含舌诊、脉诊等多个模块。目前本系统已经开发成功的模块有医生评测模块、受检者自评模块、舌诊模块、脉诊模块及体检报告单和养生调治方案模块。应用信息网络化处理系统提升信息数据质量和中医健康管理的水平,具有功能如下。

1. 建立电子健康档案　该系统能够电子化地存储个人中西医健康体检信息和进行未病防治。

2. 早期预警及健康状况评估　平台能对不同时间段收集的受检者数据进行分析处理,能够对受检人进行中医体质状态评测、脏腑病位、心理疾病风险评估和健康指数评价提示预警,并可形成监测报表,发现指标超过预想值可做出提示,起到早期预警作用。

3. 健康教育　针对目前我国公民基本保健医疗常识不足的现状,本系统建立了一个中医健康指导子模块,包括日常饮食养生、起居养生、情志调节、健身、二十四节气养生及常见疾病的防治介绍等,为用户提供一些日常生活、疾病预防及治疗上的指南。

4. 健康信息的统计分析　根据电子健康档案中详细记录的各项身体健康指标、各化验项目检验结果等进行数据统计分析，提供统计图表和数值变化趋势曲线，直观形象地反映用户在一定时间段内身体的各项指标变化情况。

5. 动态追踪　中医健康管理信息数据共享后，体检中心能对所管辖区健康体检者根据证候变化实行个案追踪动态管理，使原有的保健模式发生新的改变。如某受检者，自述身感疲乏、无力，西医检测的各项指标正常，而中医检测舌胖大有齿痕，给予相应的健脾补气养生调理方案后，定期追踪受检者主诉及证候变化，为中医定量、定性、定位检测提供客观依据。

以上分析表明，基于信息技术的中医健康管理系统得以科学长远发展的关键在于规范化、标准化、工程化、产业化和中医思想的指导，而人工智能化的健康管理系统的建立又将反过来使中医学插上现代信息技术的翅膀，从技术上完全解决了中医这种信息分布广泛、信息记录残缺、信息描述缺乏规范、信息关联性较差、信息共享甚少等问题，通过挖掘历史成就，特别是海量长期跟踪、保留、研究个体和群体的基于科学量化管理的规范化描述的诊疗过程，不断丰富中医学的健康管理成果，真正形成科学的中医健康管理理论体系。

综上所述，中医健康管理系统由多个模块构成，其中含有基于问诊的患者自评部分，有基于望诊、问诊、闻诊的医生他评部分，还有基于传统诊疗技术与现代科技相结合的舌诊、脉诊的仪器客观化检查部分，这些构成了中医健康管理系统的证候体质分析系统的基础，缺一不可。

第七章　自我健康管理

近年来，虽然医护人员队伍不断壮大，医疗技术水平不断提高，但患慢病的人却越来越多，患病年龄越来越年轻化。究其原因，与国民健康素养水平不无关系。许多人格外注重服饰容颜的养护、汽车的保养，却偏偏无暇顾及自己身体内部的保养。这是引发诸多慢性病的重要原因。因此，学会进行自我健康管理，掌握处理身体突发状况的相关知识；了解一些简单易行的日常保健知识，做到真正自主自觉地管理自己的健康，是非常重要和和必需的。

一、自我健康管理的内涵

自我健康管理是指建立在中医"整体观"多维健康和信息化管理技术模式上，对自己身体的健康信息和健康危险因素进行分析、预测和预防的全过程。学会识别简单的舌、脉、指甲、经络等生命体征，并与西医体检结果相结合，从躯体、社会自然环境、心理情志等多维角度，对自己进行健康、亚健康和疾病的监测、分析、评估，并根据个体不同健康状态进行相应的养生调治、健康维护。其宗旨是成功有效地把健康理念融入日常生活，随时监控自己的身体状况，调动自己的积极性，有效地利用资源，有目的主动采取行动，把握与维护自身的健康，提高身体素质，达到最大化的健康效果。

二、自我健康管理的意义

（一）自我健康管理是治未病与养生的关键点

《素问·上古天真论》"乃问于天师曰：余闻上古之人，春秋皆度百岁，而动作不衰，今时之人，年半百而动作衰者，时世异耶？人将失之耶？"实际上是说人的寿命的极限的问题。是什么让人的生命加速了损耗？"岐伯对曰：上古之人，其知道者，法于阴阳，和于术数，食饮有节，起居有常，不妄作劳，故能形与神俱，而尽终其天年，度百岁乃去。今时之人不然也，以酒为浆，以妄为常，醉以入房，以欲竭其精，以耗散其真，不知持满，不时御神，务快其心，逆于声乐，起居无节，故半百而衰也。"岐伯找到了生活规律的问题，强调人与自然的统一，生命的损耗就发生在违背这种统一的过程。可以说，认识到保证健康的规律，进行有效的自我管理，是治未病与养生的关节点。

1. 治未病　"未病"一词首见于《素问·四气调神论》："是故圣人不治已病治未病，不治已乱治未乱，此之谓也。夫病已成而后药之，乱已成而后治之，譬犹渴而穿井，斗而铸锥，不亦晚乎！"这段话从正反两方面强调"治未病"的重要性，已成为预防医学的座右铭，是至今为止我国卫生界所遵守的"预防为主"战略的最早记述。

另外，《内经》中出现"治未病"一词的还有两篇。《素问·刺热》云："病虽未发，见赤色者刺之，名曰治未病。"此处所谓"未发"，实际上是已经有先兆小疾存在，即疾病时期症状较少且又较轻的阶段，类似于唐代孙思邈所说的"欲病"。在这种情况下，及时发现，早期诊断，根据身体偏颇状况进行调养，无疑起着决定性作用。《灵枢·逆顺》云："上工刺其未生者也；其次，刺其未盛者也……上工治未病，不治已病，此之谓也。"

2. 养生　养生原指道家通过各种方法颐养生命、增强体质、预防疾病，从而达到延年益寿的一种医事活动。养，即调养、保养、补养之意；生，即生命、生存、生长之意。现代意义的"养生"指的是根据人的生命过程规律主动进行物质与精神的身心养护活动。总之，养生就是保养生命的意思，以传统中医理论为指导，遵循阴阳五行生化收藏之变化规律，对人体进行科学调养，保持生命健康活力。

养生是"治未病"的重要方法。《素问·上古天真论》云："恬惔虚无，真气从之，精神内守，病安从来。"养生重在养心，保养精、气、神。唐代著名医家孙思邈就特别推崇养生，认为如果不懂得养生之术，纵服玉液金丹亦不能延寿。中医有关养生的书籍众多，有通论、食养、炼丹、导引等不同类别；根据不同年龄阶段和寿命要求，有调阴阳、流通气血、培补精气、熏蒸保养等不同法则。

中医养生高度强调阴阳平衡，身体之所以会生病是因为阴阳失去平衡，造成阳过盛或阴过盛，阴虚或阳虚，只要设法使太过的一方减少，太少的一方增加，使阴阳再次恢复原来的平衡，疾病自然就会消失于无形。

中医养生重视身心合一，不但注意有形身体的锻炼保养。更注意心灵的修炼调养，身体会影响心理，心理也会影响身体，两者是一体的两面，缺一不可。中医养生还强调天人一体的动态性，养生的方法随着四时的气候变化做适当的调整。

总之，中医养生重在整体性、系统性和动态性，目的是预防疾病。治未病，即通过怡养心神、调摄情志、调剂生活等方法，达到保养身体、减少疾病、增进健康、延年益寿的目的。

中医有关养生的原则大致可归纳、总结为以下 7 个方面。

（1）外避邪气：《内经》首先提出"虚邪贼风，避之有时"作为健康长寿不可缺少的条件。张景岳称为"治外之道"。因人要依靠自然界才能生存，故而养生活动要求随自然界阴阳消长变化规律进行。

（2）内养正气：《内经》提出"恬惔虚无，真气从之，精神内守，病安从来"。张景岳称为"治内之道"，即精神修养。其突出保养真气的原则，重视精神情志的调摄，故养神即养心。心神健旺，则五脏六腑及所有的组织、器官才能进行正常的生理活动，身体才能健康，寿限才能绵长。否则的话，六神定无主，脏腑处于一种混沌状态，自然命悬一线。后世据此发明了许多健身术，如五禽戏、太极拳、气功等，都是通过自我锻炼，内养正气来达到健康长寿的目的。

（3）节制饮食：《内经》提出"食饮有节"。"节"即有节制、适量为宜。不加节制，就会导致疾病。《素问·痹论》云："饮食自倍，肠胃乃伤。"当饮食以倍量增加或暴饮暴食，就会发生腹胀、呕恶等消化道疾病。有节，就是要节制，不要完全放纵自己的食欲。

（4）劳逸结合：《内经》提出"不妄作劳"；晋代葛洪亦认为"养生以不伤为本"。运动要量力而行，劳逸结合。不宜长时间劳动、运动，否则会逐渐降低工作能力，使动作不协调，甚至会引起外伤骨折，严重者可导致猝死。不妄，则强调对客观的尊重，也表明自我控制的能力。所以，《易传·象》云："无妄，刚自外来，而为主于内。"人只有充分劳作，才能获得健康的心身。但这种劳作也是要有自我节制的，需要进行自我控制。劳作的时候，要让人体运动系统兴奋，而不是疲倦。

（5）起居有常：起居有常是中国古代养生学的重要范畴，是强身延年的重要途径。其具体内容主要包括作息有时间、活动有节、劳逸适度及顺应天时等环节。也就是要按照正常范围、限度来安排起居。如果超越了这样的限度，如过度休闲、过度懒惰，都可能导致肌肉松弛甚至身懒体乏；如果过度紧张、兴奋，则可能导致失眠，甚至出现精神障碍。

（6）德全不危：《素问·上古天真论》云："所以能年皆度百岁而动作不衰者，以其德全不危也。"德全不危，即养生之道完备而无偏颇。这是讲健康长寿的根本，是养生的基石。正如嗜欲不能劳其目，淫邪不能惑其心，从而达到身心统一，形与神俱。"心不危"，则"德全"。

（7）和于术数：所谓"和于术数"，就是根据正确的养生保健方法进行调养锻炼，如心理平衡、生活规律、合理饮食、适量运动、戒烟限酒、不过度劳累等。

（二）自我健康管理是慢病管理的重要部分

黄建始先生曾说过："自我健康管理才是最好的疫苗。"通过自我健康管理教育，让人们了解常见疾病、亚健康预防的知识，改变那些不利于健康和疾病预防的生活习惯，掌握自我健康管理的技能，能够大大降低疾病发生的概率，增强体质，促进国民身心健康。例如，有患者不慎被热水烫伤下肢，他在患处涂抹厚厚一层牙膏后来医院就诊，给医生的清创处理造成麻烦。其实在烫伤之后，最重要的事情是用流动的自来水冲洗伤口，冲洗时间保持在 10 ～ 15 分钟为宜，让烫伤部位进行充分的冷却；同时保持创面的清洁，以便于医生诊治。再如，有患者夏季中午外出购物，回来后全身大汗，立即对着空调吹风纳凉，1 小时后出现面瘫。这些都是因为没有掌握一些必要的健康知识造成的。因此，健康不是名医的恩赐，而是掌握在自己手中。

明代医学家刘纯奉旨从 1409 年至 1475 年以囚试医。公元 1475 年，刘纯在《短命条辨》里说："病家乃自误之人。"人罹患疾病，过早死亡主要是对健康知识的无知。慢性病的防治主要在于培养健康的生活方式，即健康教育、合理膳食、适量运动、戒烟限酒、心理平衡等，而其中 80% 的工作都在社区和家庭完成。因此，自我管理显得尤为重要。

我们熟知"煮青蛙"理论。把一只青蛙直接放进热水锅里，由于它对不良环境的反应十分敏感，就会迅速跳出锅外。如果把青蛙放进冷水锅里，慢慢地加温，青蛙并不会立即跳出锅外，水温逐渐升高，最终结局是青蛙被煮死了。这时因为等水温升高到青蛙无法忍受时，它已经来不及或者说是没有能力跳出锅外了。这一现象告诉我们，生存的主要威胁并非是突如其来的重大疾病（如车祸骨折、甲流突发等），因为这些疾病往往容易引起人们的警觉。通常易致死的疾病却是在人们自我感觉良好的情况下，由于不均衡的膳食、睡眠不足、缺乏运动等，在缓慢渐进而无法察觉的过程中形成。由于人们只想到有病找医生，而未全面掌握自己身体的生理特点和体质特征，有的放矢地管理自己的健康；未及早察觉身体悄悄发生的变化，最终导致疾病形成，甚至带来严重的危害。

三、自我健康管理的基本内容

健康难以跟别人比较，最好建立自我基值档案，进行自我比较。可以从睡眠、饮食、视力、听力、体力、智力，乃至体温、脉搏、血压、呼吸、皱纹、白发，以及大小便等情况，都一一记载，注明日期，以后每隔一段时间以这些指标来衡量自己是否偏离健康。

慢性病进展慢，癌症、高血压、颈椎腰椎病等疾病总是悄无声息地袭击，具有很大的欺骗性，等查出病来往往走过了很长的早中期，接近晚期，治疗是相当困难的。有了健康"基值档案"，并隔段时间常以之自我对照，学会自己给健康打分，指导自己早期发现健康问题，正确饮食、科学健身，保护身体不受疾病的困扰，使自己的身体和心理更加健康，提高适应自然与社会环境的能力，及时预防偏离健康值。

因此，自我健康管理的基本流程为：动态健康状态监测——建立自我健康档案——评估患病风险——确立危险因素——寻求专业指导服务——制定干预方案——形成健康生活方式——改善身心状态——降低各种慢性疾病风险——提高个人生活质量。

其中，健康状态监测是健康管理重要的一环，通过收集与跟踪反映个人身体健康状况的各种信息，利用自测模型，来确定个人的健康状况及发展趋势，了解是否有发生某种慢性病的危险性，以及和其他人相比危险性有多大。然后，将根据疾病评估结果，针对健康危险因素，为个人提供改善"病态"的方法。这种监测可通过健康管理自助表来实现。下表即为一位慢性病患者的健康管理自助表。

时间	睡眠情况（时间）				饮食	体温	脉搏	呼吸	体重	生病	情绪	体检	运动
	起床	午睡	晚睡	睡眠									
2012年12月6日	6：30	0	23：30	7小时	未吃早餐	36℃	76次/分	19次/分	62kg	感冒	紧张	0	跑2000m

健康管理自助表亦常用于慢性病健康管理，与运动、饮食能量监测配合使用，可为患有生活方式疾病的人提供科学量化的非药物防治方案。同时，还可以帮助医务工作者完成"社区人群慢性病监测，居民健康档案管理，病情跟踪、测评、动态指标记录，居民膳食营养状况跟踪"等。

第八章 中医健康管理实践技能

第一节 时令调摄

一、四季养生

（一）春季养生

春宜升补。春季阳气初升，万物复苏，升发向上，顺畅调达。春宜升补，即顺应阳气升发之性，食性宜清轻升发，宣透阳气，但应注意升而不散，温而不热，不吃太多的辛热升散之品，宜多食蔬菜，如菠菜、韭菜、芹菜、春笋、荠菜等轻灵宣透、清温平淡的蔬菜。

春季是人体阳气生发的季节。在这个季节，人的服饰要有利于阳气的生发。这就要求服饰的款式宽松，对皮肤和经络没有压迫，利于气机的运行。春季服饰不宜太薄，要使体表有温暖、微欲其汗的感觉，使腠理呈微开的状态，利于阳气的外行。

（二）夏季养生

夏宜清补。夏季阳气隆盛，气候炎热，其性如火，万物繁茂。夏宜清补，应选用清热解暑、清淡芳香的食物，不可食用味厚发热的食物。宜多食新鲜水果，如西瓜、番茄、菠萝等，其他清凉生津食品，如金银花、菊花、芦根、绿豆、冬瓜、苦瓜、黄瓜、生菜、豆芽等均可酌情食用，以清热祛暑。

夏季是天地气交的季节，人的阳气布于体表。夏季的服饰要款式宽松，面料柔软，无碍阳气在体表的运行。夏季不宜裸露胸背，以防虚邪贼风袭体表阳气，伤人一身之阳，此谓夏为寒变。

（三）秋季养生

秋宜平补。秋季阳气收敛，阴气滋长，阴阳处于相对平衡的状态，进食宜选用寒温偏性不明显的平性药食，不宜吃大寒大热的东西，即所谓平补之法。同时，因秋风劲急，气候干燥，宜食用濡润滋阴类食物以保护阴津，如沙参、麦冬、胡麻仁、阿胶、甘草、鱼虾、家畜、家禽等。

秋季是收敛的季节，秋季服饰不宜太厚，体表处于稍稍有些凉的状态，使腠理闭合，以利于阳气内收。秋天由热转寒，应逐渐适应寒冷，不应骤然增加过多衣服。所谓"春捂秋冻"就是这个意思。

（四）冬季养生

冬宜温补。冬季天寒地冻，阳气深藏，阴气大盛，万物生机潜藏，精气涵养。冬宜温补，选用温热助阳之品，以扶阳散寒，如姜、桂、胡椒、羊肉、牛肉、狗肉、枣、鳝鱼、鳖等是温补的常用食品。

冬季寒冷干燥的空气，首先损害的是人体的肺，故一直有"肺不喜燥寒"的说法。当肺气受损，肺的宣发功能障碍，自然会损伤人体"皮毛"，最易感受而能看得到的肺气受损现象就是皮肤干燥、鼻黏膜出血、口唇开裂、口干舌燥等。

所以，冬季多吃些润肺食物，如萝卜、熟莲藕、梨、苹果、金橘等，能有效防止皮肤黏膜干燥。

冬季是闭藏的季节，此季要无扰乎阳，去寒就温。因此，服饰要温暖厚实，包裹阳气。但此季又无泄皮肤，否则使气亟夺。所以，冬季服饰宜温暖但不宜过热，更不宜使身体出汗。

二、五运六气养生

五运，指木、火、土、金、水，是地球以外、太阳系的行星运行规律对气候的影响的五种现象。六气，指厥阴风木、少阴君火、少阳相火、太阴湿土、阳明燥金、太阳寒水，是形成气候变化的空气形态因素。

五运，合于中医的五行；六气，合于中医的六卦。道医（亦称易医）认为，自然界有五运六气的变化，人体有五脏之运和六经之气的循环，两者存在内外感应的关系，也就是我们常说的天人合一。因此，自然界的五运六气可以影响人体五脏六经之气，其原理正是源于此。

第二节　饮食调摄

一、体重与体脂

体重是反映和衡量一个人健康状况的重要标志之一。过胖和过瘦都不利于健康，也不会给人以健美感。不同体型的大量统计材料表明，反映正常体重较理想和简单的指标，可用身高与体重的关系来表示。下面介绍两个简单实用的计算方法。

1. 计算方法一　BMI 指数（body mass index）即体重指数。

BMI 指数＝体重（kg）/ 身高的平方（m²）

正常体重 18.5 ～ 25（中国体质标准：正常范围 18.5 ～ 23.9，超重 24 ～ 27.9，肥胖 ≥ 28）；超重 25 ～ 30；轻度肥胖 > 30；中度肥胖 > 35；重度肥胖 > 40。

2. 计算方法二

身高（cm）-105= 标准体重（kg）

一般在标准体重 ±10% 以内范围，为正常体重；超过这一范围，为异常体重。

超重：实测体重超过标准体重的 10%，但小于 20% 者。

轻度肥胖：实测体重超过标准体重的 20%，但小于 30% 者。

中度肥胖：体重超过标准体重的 30%，但小 50% 者。

重度肥胖：超过标准体重的 50% 以上。

偏瘦：低于标准体重的 10%，但小于 20% 者。

消瘦：低于 20% 以上者。

注意：上述计算方法只适用于成年人，对儿童、老年人，或者身高过于矮小者并不适用。

二、饮食基本原则

合理膳食是指一日三餐所提供的营养必须满足人体的生长、发育和各种生理、体力活动的需要。自古中国就有"主副食"之分，世界上最早提出平衡饮食观的是中国。《素问·藏气法时论》明确指出："五谷为养，五果为助，五畜为益，五菜为充，气味合而服之，以补精益气。"

膳食养生即食疗、食补，是利用食物来影响机体各方面功能，使其获得健康或愈疾防病。中医学很早就认识到食物不仅能提供营养，而且还能疗疾祛病。近代医家张锡纯在《医学衷中参西录》中曾指出：（食物）"患者服之，不但疗病，并可充饥；不但充饥，更可适口，用之对症，病自渐愈，即不对症，亦无他患。"可见，食物本身具有"养"和"疗"两方面的作用。

1. 饮食要定时　定时进食是维持身体健康的重要条件。有规律地进食能使人体建立条件反射，可以保证消化、吸收功能活动有节律地进行。如果随意进食，不分时间，就会使肠胃长时间工作，得不到休息，以至于打乱胃肠消化的正常规律，使消化功能减弱，从而导致食欲减退，影响健康。我国传统的进食方法是一日三餐，若能严格按时进食，养成良好的饮食定时习惯，则消化功能健旺，对于身体健康大有益处。

2. 饮食要定量　人体每天均需摄入一定量的食物，以维持生命活动的需要。如果摄入量不足，人体得不到足够的营养，就会消瘦，体质变弱，甚至引发各种疾病。反之，如果摄入量超过了一定的限度，不但损伤脾胃功能，还可引发肥胖等疾病。因此，饮食要定量，根据自己平时饮食的量来决定每餐吃多少。一般而言，每餐以七八分饱为宜。

3. 饮食要荤素搭配　在每天的饮食中，应该有主食，有副食，有荤菜，有素菜，粗细兼备，荤素搭配，不挑食，不偏食。荤素搭配是营养素种类较为齐全的理想的膳食模式。荤素搭配烹饪时，三餐的品质各有侧重，早餐注重营养，午餐强调全面，晚餐要求清淡。

（1）营养早餐：早餐食谱中可选择的食品有谷物馒头、面包、牛奶、酸奶、豆浆、煮鸡蛋、瘦火腿肉或牛肉、鸡肉、鸭肉、鱼肉、鲜榨蔬菜或水果汁，保证蛋白质及维生素的摄入。

（2）丰盛午餐：午餐要求食物品种齐全，能够提供各种营养素，缓解工作压力，调整精神状态。可以多用一点时间为自己搭配一份合理饮食。米薯类富含碳水化合物、食物纤维素、水溶性维生素、矿物质等营养素；蔬菜、水果类含有丰富的多种维生素、食物纤维素及矿物质等营养素。

（3）清淡晚餐：晚餐宜清淡，注意选择脂肪少、易消化的食物，且注意不应吃得过饱。晚餐营养过剩，消耗不掉的脂肪就会在体内堆积，造成肥胖，影响健康。晚餐最好选择面条、米粥、鲜玉米、豆类、素馅包等。

4. 饮食宜细嚼慢咽　进食时应从容缓和、细嚼慢咽，这对消化有很大帮助。因为在细嚼慢咽过程中，口中唾液大量分泌，能够帮助胃的消化。同时，细嚼使食物充分磨碎，减轻胃的负担；慢咽能避免急食暴食，通过食欲中枢的调节，避免食入过多能量。

5. 饮食宜专致愉悦　进食时要专心致志，注意力集中，不可一边吃饭一边思考其他事情，或边看书报边吃饭等。否则，心不在"食"，既影响了食欲，又不利于消化吸收，久之还会引起胃病。乐观愉快的心情可使人食欲大增，并促进胃液分泌，增强脾胃的消化吸收功能。相反，如果在忧愁、悲哀、愤怒等情绪中勉强进食，会妨碍脾胃纳运功能，出现食欲不振或脘腹胀满疼痛等症状。《内经》中说人生的第一追求应该是"美其食"。这在提示我们，应该把每天吃的饭都当作美食来吃，把物质层面的享受变成为精神层面的享受。同样的饭会因人的主观感觉和境遇而有不同的口感，朱元璋曾认为人间美味的"珍珠翡翠白玉汤"，其实就是一锅泔水。可是，朱元璋在当年逃难的时候吃了，就美味得让他一生难忘。

6. 饮食宜干稀平衡　所谓干，指米饭、馒头、花卷、饼、面包、糕点等；所谓稀，指粥、汤、奶、豆浆等。干稀平衡主要体现"稀"的作用上。因为只吃干饭容易引起便秘，而干稀搭配时，则粥、汤、奶、豆浆等对食物消化有特殊作用。首先，能够湿润口腔和食道，使进食顺畅。其次，粥作为半流质食品，能够刺激口腔分泌唾液和刺激胃分泌胃液。每餐有干有稀，不但吃起来口感舒适，还有利于食物的消化吸收。但如果长期吃稀，则容易导致营养不良，应引起注意。

三、药膳养生

药膳发源于我国传统的饮食和中医食疗文化，是中国传统医学知识与烹调经验相结合的产物。简言之，药膳即在中医学、烹饪学和营养学理论指导下，将药材与食材相配伍，采用我国独特的饮食烹调技术和现代科学方法，制作而成的具有一定色、香、味、形的美味食品。药膳"寓医于食"，既将药物作为食物，又将食物赋以药用，药借食力，食助药威，二者相辅相成，相得益彰，既具有较高的营养价值，又可防病治病、保健强身、延年益寿。

孙思邈指出："安身之本，必须于食，不知食疗者，不足以全生。"恰当的药膳是防治文明病的核心措施之一，但盲目进补有害无益。选择药膳简易的办法是首先判断自己的体质状态，根据体质状态选用适合自己的药膳。

四、戒烟限酒

俗话说："禁烟限酒，健康永久。"香烟中含有上千种化学物质，所含大量有害物质中包括50多种致癌物。这些物质被烟蒂燃烧后产生的焦油物质覆盖住，贮存在口腔内、鼻腔、咽喉部位和肺中。吸烟已被公认是导致肺癌的最重要因素之一。

酒是一把"双刃剑"，少饮有益健康，过量则损害健康。现代流行病学研究表明，每日饮少量酒能有效降低高血压病及冠心病的患病率和病死率。适量饮酒能缓解紧张，改善情绪和睡眠，有助于人际交往。但过量饮酒直至酗酒，会导致酒后失态，酒后滋事，造成严重的后果；还可引起肝硬化、酒精性心脏病、酒精性精神病、脑卒中、肿瘤、帕金森病等疾病。饮酒还易使人患胃病和胃癌。此外，年轻人正在发育成长阶段，如经常喝酒，还能使脑力和记忆力减退，肌肉无力，性早熟和未老先衰。

中医学认为，烟草为辛热秽浊之物，易生热助湿，出现呕恶、咳嗽、吐痰等。酒性热而质湿，《本草衍义补遗》认为酒是"湿中发热近于相火"，堪称湿热之最。所以，饮酒无度，必助阳热、生痰湿，酿成湿热。

第三节　起居调摄

一、睡眠调摄

1. 睡眠的概念　睡眠是高等脊椎动物周期出现的一种自发的、可逆的静息状态，表现为机体对外界刺激反应性降低和意识暂时中断。人的一生，1/3 的时间是在睡眠中度过的。唯有达到深度睡眠，大脑皮层细胞才处于充分休息状态。在深度睡眠中，人体细胞可以自我修复，恢复人体功能。因此，作息应有规律，尊重生物钟。劳逸结合，保持乐观心态，保持充足的睡眠时间，对人体身心都有益。

2. 睡眠疾病　睡眠疾病包括的内容不少，可以分成 3 大类：一类是睡得太少，失眠；一类是睡得太多，嗜睡；另一类是睡眠中出现异常行为，所谓异常睡眠。

1995 年由中华医学会精神科学会制订、通过的中国精神疾患分类和诊断标准第二版修订本（CCMD-2-R）中有"睡眠与觉醒障碍"一节，这是国内现行的、比较权威的分类和诊断标准，节录如下。

（1）失眠症：指持续相当长时间的对睡眠的质和量不满意的状况，不能以统计上的正常睡眠时间作为诊断失眠的主要标准。对失眠有忧虑或恐惧心理可形成恶性循环，从而使症状持续存在。

（2）嗜睡症：白天睡眠过多，并非睡眠不足所致，不是药物、脑器质性疾病或躯体疾病所致，也不是某种精神障碍（如神经衰弱、抑郁症）的一部分。

（3）睡行症：通常出现在睡眠的前 1/3 段的深睡期，起床在室内或户外行走，或同时做些白天的常规活动，一般没有语言活动，询问也不回答，多能自动回到床上继续睡觉，次晨醒来不能回忆，多见于儿童少年。

（4）夜惊：幼儿在睡眠中突然惊叫、哭喊，伴有惊恐表情和动作，以及心率增快、呼吸急促、出汗、瞳孔扩大等植物神经症状。通常在晚间睡眠后较短时间内发作，每次发作持续1～10分钟。

（5）梦魇：从睡眠中为噩梦突然惊醒，对梦境中的恐怖内容能清晰回忆，心有余悸，通常在晚间睡眠的后期发作。

就睡眠来说，品质远远大于时间。睡眠时间不等于睡眠深度。不仅要睡得早，更要睡得好。睡眠的质量与房间环境亦关系密切。例如，床铺如果临近窗口或正对着窗口，睡觉前最好关窗；夏季也不能正对着风扇、空调，很多人生病都与此有关。因为人在睡眠时，气血流通缓慢，体温下降，抵抗力下降。有些人晚上睡前还正常，早上起来出现浑身乏力、颈部及后背僵硬、四肢酸痛，甚至有人晨起就出现面瘫。这都是风寒等邪气侵入经络的缘故。

二、二便调摄

"吃、喝、拉、撒、睡"，是人类生存的基本需求。大小便的正常排泄是身体健康的标志。

正常大便是圆柱形，一般呈棕色，因所吃食物不同，粪便亦有改变。古人云："欲得长生，肠中常清，欲得不死，肠中无滓。"小便一般是清澈透明而带酸性，有时因含尿酸过多，排出不久，即生尿结晶。人体缺水时为黄色，金色为缺水严重。《摄生要录》提出"忍尿不便成五淋"，"忍大便成五痔"，可见二便调摄的重要性。

二便调摄的原则：调节饮食，排泄有时，便势用力，运动按摩保健。

此外，日常要及时补充水分，增加水果及蔬菜等粗纤维的摄入，以免造成便秘等。也可用竹叶、西瓜皮煎水代茶饮，可通利小便，减少泌尿系感染及结石的形成。同时应注意，切勿食用过期、腐败变质的食物，预防腹泻和痢疾的发生。

三、服饰调摄

古人早就知道服饰与养生的密切关系。《论衡》说："衣以温肤，食以充腹。肤温腹饱，精神明盛。"衣着不仅遮盖形体，御寒保暖，也是社会文明的象征。所以，自古以来，人们将衣着列为衣、食、住、行生活起居之首，可见其重要性。孙思邈强调："食寝皆适，能顺时气者，始尽养生之道。"清代养生家曹庭栋也将"衣食二端，乃养生切要事"并列为务必知晓者。因而服饰养生与每个人都息息相关。运用得当，能起到防止疾病、强身健体的作用；若不加注意，会引发疾病，影响健康，乃至于折寿。如寒暖适时调整衣着，可以避免感冒或感染其他呼吸道疾病；大小适中合体，可保持机体正常的生理功能而避免畸形。适当增减衣着，还有利于增强机体的抵抗力，达到防病保健的目的。古人认为穿衣不宜过暖，否则耐寒力减退容易得病，故有"身带三分寒"的民谚。《内经》中有关服饰养生的论述包含据四季穿衣、据不同疾病状态穿衣及淡泊的着装观念等几个方面。

衣服不在华丽与否，重要的是服饰干净整洁，与自己的身份地位和家庭经济状况相符。服饰养生主要是修身养性，淡泊物欲。追求美饰不得不但徒增烦恼，还犯养生之忌。至于在服饰衣帽织物中添加一些有芳香气味或保健防病作用的药物，也可归属于服饰养生范畴。

第四节　运动调摄

运动调摄是指用活动身体的方式维护健康、增强体质、延长寿命、延缓衰老，其特点是强调意念、呼吸和躯体运动相配合的保健活动。运动必须注意规律、适量，时间、地点选择恰当，运动前后放松等事项。

一、运动规律适量

运动需要养成规律。只有经过一定时间适量、规律的运动积累，才能出现相应的健康效应；如果停止规律的运动，相应的健康促进效应将逐渐消失。

运动是把"双刃剑"，需掌握恰当的"度"。适量运动有助于健康，过量运动有损健康。

二、运动时间恰当

1. 晨练不提倡"闻鸡起舞"　有的人凌晨三四点钟即爬起来锻炼，然后再回去睡个"回笼觉"，这样不但易感受湿邪，还会使生物钟错乱，导致疲劳、早衰。尤其是身体虚弱者，体温调节能力差，过早锻炼易感受寒湿之邪。

晨练前不宜吃早餐，但应先饮一杯温水，喝水要稍缓慢，以250mL左右为宜。饮水后10分钟左右即可参加晨练。

2. 下午最好是在4点到6点锻炼　因为这时肌肉处在最活跃的时候，在这时锻炼会收到比较好的效果。

3. 晚上避免刚吃完饭就去运动　这样容易造成胃痛或其他的不适。最好在餐后2小时左右运动一下，运动量以稍微出汗为宜，不然会影响晚上的睡眠。

4. 雨雾天不宜室外运动　因为城市中的雾含有大量对人体有害的物质，在污浊的雾气中运动锻炼，人体会吸入各种有毒物质，引起咽喉炎、气管炎、眼结膜炎和过敏性疾病等。

三、运动地点适宜

1.应选择环境幽静、阳光柔和、空气清新、地势平坦的锻炼场所，最好在草地旁边。夏季少在塑胶运动场地锻炼，暴晒后塑胶散发刺激性的气味会刺激鼻黏膜和呼吸道，对身体有害。

2.不要在马路边锻炼，因汽车尾气对人体有害。

四、其他

运动前的准备动作与结束前的调整运动不可少。运动开始前，要首先做些准备动作；快要结束时，要做好调整运动，不要骤然停止。运动后不宜立即洗冷水澡。

此外，运动时，如果感觉身体不适，出现如头晕、心慌、憋气、胸闷、腹痛等表现，应该立即停止运动。带病坚持运动反而可能适得其反。

第五节　情志调摄

所谓情志，是指喜、怒、忧、思、悲、惊、恐七种情绪，中医学将其统称为情志。

一、情志调和

七情六欲，人皆有之，情志活动属于人类正常生理现象，是对外界刺激和体内刺激的保护性反应，有益于身心健康。《素问·气交变大论》云："有喜有怒，有忧有丧，有泽有燥，此象之常也。"正常的情绪活动是人的一生中都要经历的，但是一种情绪如果波动太大过于激烈，如狂喜、盛怒、骤惊、大恐等突发性激烈情绪；或七情持续时间太长、过久，如久悲、过于思虑、时常处于不良的心境，造成气血运行紊乱，脏腑功能失调，可发生各种疾病。要成为一个真正的健康者，不仅要躯体无病，而且还要精神愉快，心理健康。情志养生相当于现代医学的心理卫生保健，但较之内容更丰富。

二、情志调摄的方法

情志调摄包括语言开导法、移情易性法、暗示解惑法、宁神静志法及音乐疗法，通过语言和非语言的交流方式进行心理疏导，调整心理状态，改变不正确的认知活动，缓解情绪障碍，解决心理矛盾，从而起到调摄作用。

三、中医情志克胜疗法

中医学对一些疑难怪病具有独特的情志疗法，我们都知道"范进中举"的故事，其实这就是中医情志克胜疗法的经典应用案例之一。神奇的疗效蕴藏着丰富的科学道理。五行、五脏、五志之间有着密切的相生相克制约关系。五行、五脏相克规律：肝木→脾土→肾水→心火→肺金→肝木；五志相克规律：怒→思→恐→喜→悲→怒。

一旦五志中的某一种情志变化超过人的承受能力，其相对应的五脏会发生一些功能紊乱和病变反应，故有"怒伤肝""喜伤心""思伤脾""忧伤肺""恐伤肾"之说。

朱丹溪有一"悲伤心者，以笑胜之"的病案：有一位巡按，患有精神抑郁症。朱丹溪看后，对巡按说："你得的是月经不调症，调养调养就好了。"巡按听了捧腹大笑，感到这是个糊涂医生，怎么连男女都分不清。此后，每想起此事，仍不禁暗自发笑，久而久之，抑郁症竟好了。1年之后，朱丹溪又与巡按相遇，对他说："君昔日所患之病是'郁则气结'，并无良药，但如果心情愉快，笑口常开，气则疏结通达，便能不治而愈。你的病就是在一次次开怀欢笑中不药而治的。"巡按这才恍然大悟，连忙道谢。

第六节   健康干预技法

一、推拿按摩

1. 皮部经筋推拿技术　是以按法、揉法、擦法、搓法等手法作用于全身各部体表，刺激皮部（包括皮肤、皮下组织）、经筋（包括筋膜、肌肉、韧带、关节囊等组织），使皮部受到良性刺激或使经筋张力发生改变的推拿医疗技术。皮部经筋推拿技术作用于皮部，则有舒缓放松、镇静安神或醒神兴奋、温通气血等功效，适应的病证包括内、妇、儿科疾病和运动前后；作用于经筋，则有舒筋解痉、松解粘连、理筋活血等功效，适应的病证包括常见的骨伤科病证，也适用于运动按摩。

2. 脏腑推拿技术　是以按法、揉法、摩法、振法等手法作用于胸腹部、头面部等脏腑对应的体表部位，使脏腑受到手法直接刺激的推拿医疗技术。本法具有和中理气、通腑散结、行气活血等功效，适应的病证主要包括内科、妇科、男科等病证，如胃脘痛、腹泻、痛经、消渴、头痛、眩晕等。

3. 关节推拿技术

（1）关节运动推拿技术：是以屈伸法、摇法等手法作用于关节，使关节在生理运动极限范围内做屈伸、旋转等运动的推拿医疗技术。本法具有舒筋通络、滑利关节的功效，适用于全身各关节，适应的病证包括常见的骨伤科病证，如关节粘连、错缝，肌肉痉挛等。

（2）关节调整推拿技术：是以按压法、拔伸法、扳法等手法作用于关节，调整关节周围组织张力、关节位置、肢体力线，改善或恢复关节功能状态，或使关节位置恢复正常的推拿医疗技术。本法具有舒筋通络、滑利关节、整复错位、松解粘连的功效，适用于全身各部关节，适应的病证包括常见的骨伤科病证和脊柱相关疾病等。

4. 经穴推拿技术　是以按法、点法、推法等手法作用于经络腧穴，起到推动经气、调节脏腑功能作用的推拿医疗技术。本法具有推动经气运行、调节脏腑功能的作用，适应的病证包括推拿科各种病证，也可用于保健按摩。

附

（1）膏摩技术：是将制备好的药剂涂擦在体表后，再施以推拿手法的推拿技术。膏摩常用的药剂有油剂、膏剂、散剂、水剂、酒剂等，将其涂擦、喷洒在体表后，施以摩法、推法、擦法、揉法等手法，有增强手法效力、保护皮肤及促进药效等作用，适应的病证包括推拿科多种病证。

（2）导引技术：是以少林内功、易筋经、五禽戏、八段锦、太极拳、六字诀等传统功法进行主动训练的中医医疗技术。本法具有扶助正气、强身健体的作用，可以与其他推拿技术配合使用，适用于推拿科各种病证，也是自我保健的重要组成部分。

另外，因小儿特殊的生理特点，小儿推拿技术有别于成人。小儿推拿技术是以揉法、推法、捏法等手法作用于小儿特有的腧穴，以治疗儿科疾病的推拿医疗技术。以其腧穴的操作手法不同，功效各异；因操作手法方向、轻重变化而有补泻之分，适用的病证包括腹泻、便秘、疳积、遗尿、发热、咳嗽、夜啼、惊风、麻疹等，也可用于小儿保健。

二、痧疗

痧疗是中医临床特色疗法之一，因其操作简便、疗效显著、价廉无毒副作用，故长期流传于民间。近年来，痧疗在治病防病、美体减肥、消除疲劳等方面应用更加广泛。

痧疗也称揪痧疗法或拧痧疗法，民间称为"揪疙瘩"。痧疗是指应用痧疗器具或手指蘸取润滑介质在人体表面特定部位的皮肤上进行反复刮动或提、捏、揪、扯，使局部皮肤表面出现瘀点、瘀斑，即所谓"出痧"，从而达到治疗和预防疾病目的的一种物理疗法。医生还可以通过收集痧象信息，进行综合诊断，识别病变部位涉及脏腑，病情轻重程度，判断疾病的转归，深窥患者隐藏在脏腑深处的疾患。痧疗采用的工具、操作手法及辨病辨证精确度是决定痧疗效果的关键因素。胡广芹根据经络腧穴学、人体解剖学和人体工程学等原理，发明了痧疗系列工具和醒脑益智痧疗术、醒五窍痧疗术、六腑痧疗术等操作手法，提出了"鍉圆针系统痧疗"，临床操作以标准化、系统化"四个统一"为特色，即实现理论指导统一、工具介质统一、操作手法统一、技能培训统一，显著提高了痧疗的安全性、有效性。

三、罐疗

罐疗，古称"角法"，也称"吸筒疗法""拔火罐"等。罐疗是以罐为工具，利用燃火、抽气等方法排除罐内空气，造成负压，使罐吸附于腧穴或应拔部位的体表，使局部皮肤充血、瘀血，以达到防治疾病目的的方法。

罐疗作为中医传统特色无创外治疗法，历史悠久。其能解决很多西医学解决不了的健康问题，在养生、养老、医疗保健及家庭保健方面应用广泛，并且受到越来越多国家和地区的欢迎，市场需求潜力巨大。

胡广芹在中医理论指导下，根据经络腧穴学、人体解剖学、人体工程学及生物力学等原理，发明设计了数显罐、简易药罐及罐痧数字分析系统，使罐疗操作更加舒适、方便快捷。

四、灸疗

灸，就是烧灼的意思，即将艾绒或其他药物放置在体表腧穴或病痛处，借热力和药物的作用达到治疗疾病和预防保健的目的。艾绒、艾条是最常见的灸疗材料，灯心草、桃枝、斑蝥、白芥子等也可用于灸疗。姜、蒜、盐等可作为灸疗的辅助材料。

灸疗能温通经络、散寒除湿、行气活血、强身健体，特别在虚寒性疾病和防病保健方面应用广泛。灸疗包括直接灸、间接灸、悬灸等。

此外，艾灸还可与针刺结合使用，即温针灸。是在留针过程中，将艾绒搓团捻裹于针柄上（或使用适当长度的艾条固定在针柄上）点燃，通过针体将热力传入穴位以治疗疾病。温针灸具有温通经脉、行气活血的作用，适应证较广，常用于寒盛湿重，经络壅滞之证，如肌肉关节疼痛、便溏腹胀等。

雷火灸是由多种中药配制结合灸具使用的一种灸法，能充分发挥药力峻、火力猛

（温度达 240℃），灸疗面广、渗透力强的特点，有较强的活血化瘀、祛风除湿、消肿止痛、扶正祛邪的作用，常用于失眠、青少年近视、干眼症、过敏性鼻炎、咽炎、盆腔炎、痛经、各种痛症、皮肤病、肥胖症等的治疗。

五、传统运动疗法及气功疗法

1. 太极拳 太极拳历史悠久，是一种身心兼修的健身运动，能强身健体，修心治病，不仅中国人爱好，许多外国人称其为"东方舞蹈""东方文化的瑰宝"。美国《时代》杂志将太极拳称为"全球一亿五千万人练习的完美运动"。太极拳对于健康的益处也越来越多地获得西方医学界的认可。哈佛医学院的一项大型调查报告称打太极拳可以改善慢性心力衰竭患者的生活质量，对于高血压、骨骼疾病、运动能力受损、人的心情都有改善作用。比起其他疗法，太极拳费用不高，拥有广阔的前景。如今，太极拳更是成为一种时尚养生方式。

2. 五禽戏 五禽戏是以肢体运动为主，辅以呼吸吐纳与意念配合，模仿五种禽兽——虎、鹿、熊、猿、鸟的动作而编创成的气功功法。五禽戏历史悠久，以外动内静、动中求静、动静相兼、刚柔并济为要，起到导引气血、强身健体、祛病延年的功效。

3. 六字诀 是一种吐纳法，通过呬、呵、呼、嘘、吹、嘻六个字的不同发音口型，唇齿喉舌的用力不同，以牵动不同的脏腑经络气血的运行。六字诀的锻炼应注意发音、口型、动作及经络走向 4 个方面。

4. 易筋经 相传源自于南北朝时期的佛家功法。"易"是变易、改变的意思，"筋"指筋骨、肌肉，"经"为方法。"易筋经"就是通过锻炼来强筋健骨、祛病延年的方法。该功法重视姿势、呼吸与意念的协调锻炼，并按人体十二经脉与任督二脉之运行进行练习，尤其重视对心性的修养。

5. 八段锦 是由古代导引术总结发展而成的一种传统养生术。八段锦在流传过程中，经过不断修改至清光绪初期逐渐定型为七言诀："两手托天理三焦，左右开弓似射雕；调理脾胃须单举，五劳七伤往后瞧；摇头摆尾去心火，两手攀足固肾腰；攒拳怒目增气力，背后七颠百病消。"

6. 站桩功 是传统的站式练功法，虽属武术气功的代表功法，但历代各家各派在进行身体素质、体能体质等基本功训练时，多首选此功法。

7. 回春功 是传承道家的一套养生祛病功法，以"炼形生精，还精补脑"为宗旨，以清静无为、道法自然为原则，在练功过程中强调松、静、圆、柔等特点，是一种动静双修，精、气、神、形并练的全身性柔韧型功法。该功法既可以起到保健养生作用，又可防治疾病。

六、中药外治法

1. 中药贴敷　在中医脏腑经络理论的指导下，用相应的中草药制剂敷贴于皮肤、孔窍、腧穴及病变局部等，以治疗疾病和防病强身的方法。本法除能治疗疾病以外，尚有独特的预防作用，如对慢性支气管炎、支气管哮喘、过敏性鼻炎等呼吸道疾病，可采用冬病夏治之法。根据辨证选穴及药物的作用，敷贴可有多种治疗作用，同时可防病保健。常用的贴敷剂型有散剂、糊剂、膏剂、饼剂、酊剂、丸剂。酒调贴敷药，可行气通络、消肿止痛；水调贴敷药，专取药物性能；油调贴敷药，可润肤生肌。配方常用具有温通经络、温肺化痰、散寒祛湿、通行气血、补养阳气、增强体质等作用的药物，如姜、葱、韭、蒜、元胡、甘遂、细辛、斑蝥、白芥子、威灵仙、毛茛叶、吴茱萸、桑枝、石菖蒲、木鳖、山甲、蓖麻、皂角等。

中药贴敷首先应辨证选穴，根据所选穴位采取适当体位，以便完成敷贴过程，如背部腧穴多采用俯卧位或俯伏位。选取穴位后，用温水将局部洗净，或用酒精棉球擦净，也可在穴位上涂以助渗剂，或将助渗剂与药物调和后备用。

2. 中药熏蒸　是借用中药热力及药理作用熏蒸患处的一种外治技术。本法以中药蒸汽或烟雾为载体，辅于温度、湿度、力度的作用，以起到疏通腠理、祛风除湿、清热解毒、杀虫止痒等作用。本法临床广泛应用于风湿免疫性疾病及骨伤科、妇科、皮肤科、五官等各科疾病的治疗。

（1）烟气熏法：选取药物，或研粗末，置于火盆或火桶中；或用纸片，将药末摊于纸上并卷成香烟状，点燃熄灭后而产生的烟气，对准某一特定部位进行反复熏疗，以达到治疗作用。

（2）蒸汽熏法：取用特殊容器，将所用药物置于容器中加清水煎煮后，即对准患处或治疗部位，边煮边熏；然后取出药液，倒入盆内，再趁热熏蒸。

（3）现代"汽雾透皮"技术：应用现代电子技术产生汽雾的透皮设备，可进行全身、四肢及局部的汽雾给药，具有操作简便、保证药物的浓度和温度的稳定等优点。

3. 中药泡洗　利用洗液的温热之力及药物本身的功效，浸洗全身或局部皮肤，可促进血液淋巴循环，起到活血、消肿、止痛、祛瘀生新、杀虫消毒等作用。本法不仅适用于痈、疮、肿毒、癣、痔、烫伤、外伤、骨伤等局部疾病，也可用于发热、失眠、便秘、中风、关节炎、肾病、高血压病、糖尿病等全身性疾患。根据具体需求，中药泡洗可分为全身泡洗和局部泡洗。

（1）全身泡洗：是用较多的中草药煎汤制成水剂，然后将其注入浴缸、浴桶或专门的器械中，待药液降温后泡澡，以治疗疾病的方法。本法泡洗范围大、浸泡时间长（1次浸泡可达30～40分钟，具体时间需根据身体状况而定），对感冒、风湿、丹毒、湿疹、疥疮等内科、皮肤科疾病能起到较好的治疗和辅助治疗作用。

（2）局部泡洗：是指用药液浸洗身体或身体的某一部位（多为患部），以达到治疗局部或全身疾患的目的。这种方法泡洗时间长，药液直接浸于患部体表，可使药液中的有效成分有足够的时间进入体内，以便发挥治疗作用，是临床最常用、疗效最确切、治疗范围最广的技术之一。

4. 中药热熨　是将中药加热后，热熨患处，借助药性及温度等物理作用，使气血流通，达到治疗目的的一种方法。本法通过药性和温度作用，使腠理开阖、气血通调，散热（或散寒）止痛，祛风除湿，主要用于各种软组织损伤、疼痛及各种关节炎的治疗。热熨必须在伤后2天后方可使用，情况严重者至少在5天后方可使用。本法可分为干热熨法和湿热熨法。

（1）干热熨法：是用热水袋热敷的方法。将60～70℃的热水灌满热水袋容量的2/3，排出气体，旋紧袋口（注意不要漏水）。将热水袋装入布套或用布包好敷于患部，一般每次热敷20～30分钟，每日3～4次。如无热水袋，亦可用金属水壶（注意用毛巾包好），或用炒热的食盐（或米或沙子）装入布袋来代替。

（2）湿热熨法：根据病情辨证选药，置于布袋内，放入锅中加热煮沸或蒸20多分钟。把两块小毛巾或纱布趁热浸在药液内，轮流取出并拧半干，用手腕掌侧测试温度是否适当，必须不烫时才能敷于患部，并在上面盖以棉垫，以免热气散失。大约每5分钟更换1次，总计20～30分钟，每日可敷3～4次。亦可将药袋从锅中取出，滤水片刻，然后将药袋放在治疗部位。

第九章　亚健康与常见慢病的中医健康管理

────────────── 第一节　亚　健　康 ──────────────

【基础知识】

（一）亚健康的临床表现及分类

西医学描述亚健康状态涉及的范围主要有以下几方面：①身心上不适应的感觉所反映出来的种种症状，如疲劳、虚弱、情绪改变等，其状况在相当时期内难以明确。②与年龄不相适应的组织结构或生理功能减退所致的各种虚弱表现。③微生态失衡状态。④某些疾病的病前生理病理学改变。

1. 亚健康的临床表现　躯体方面可表现为疲乏无力、肌肉及关节酸痛、头昏头痛、心悸胸闷、睡眠紊乱、食欲不振、脘腹不适、便溏便秘、性功能减退、怕冷怕热、易于感冒、眼部干涩等；心理方面可表现为情绪低落、心烦意乱、焦躁不安、急躁易怒、恐惧胆怯、记忆力下降、注意力不能集中、精力不足、反应迟钝等；社会交往方面可表现为不能较好地承担相应的社会角色，工作、学习困难，不能正常处理好人际关系、家庭关系，难以进行正常的社会交往等。

2. 亚健康的分类　根据亚健康状态的临床表现，可以将其分为以下几类：①躯体亚健康：以疲劳，或睡眠紊乱，或疼痛等躯体症状表现为主。②心理亚健康：以抑郁寡欢，或焦躁不安、急躁易怒，或恐惧胆怯，或短期记忆力下降、注意力不能集中等精神心理症状表现为主。③社会交往亚健康：以人际交往频率减低，或人际关系紧张等社会适应能力下降表现为主。

上述3条中的任何1条持续发作3个月以上，并且经系统检查排除可能导致上述表现的疾病者，可判断身体处于躯体亚健康、心理亚健康、社会交往亚健康状态。临床上，3 种亚健康表现常常相兼出现。

躯体亚健康虽然从各项指标上未达到疾病的诊断标准，但是有与之相关的各种不适状态。此时无论正气虚与不虚，均应考虑有邪气客于机体的情况。邪气留于机体，影响脏腑功能，损伤气血津液，即使未显现完全的疾病状态，至少是疾病相关状态。可从中医角度用四诊八纲来认识人体此时的状态，察色按脉，区分阴阳，给出证候的定位定性诊断，断定其邪气的种类、性质和作用的部位，从而用于指导中医药干预。

中医学认为，亚健康多为心因疾病，即多为情志所伤。而情志与肝的关系密切，持续的情绪焦虑、压抑必先影响肝的功能，导致肝气郁滞，疏泄失职，五脏气机失常而变证纷出，如焦躁不安、急躁易怒或恐惧胆怯等。如果劳神过度，精血暗耗，心神失养，则会出现失眠、多梦、健忘、心神不宁、精神不振等症状；若思虑过度，损伤脾胃，脾失健运，则会出现不思饮食、倦怠、营养不良等症状。所以，情志失调，心理压力过大，超过机体的调节能力，就会导致气机逆乱、阴阳失衡、气血不和，引起脏腑功能失调，产生各种各样的临床亚健康症状。

从中医学的认识来说，虽然亚健康状态表现多种多样，但总不外乎虚证、实证和虚实夹杂证。实证患者常从痰或痰火论治。同时痰火的产生多由肝胆、脾胃气机不畅引起，故痰火是标，而肝胆、脾胃气机郁滞为本。虚证多为气虚所致，在体质分类中，最基本的是气虚质，因为人身体有病首先是气受损伤致气虚。气虚失于气化，则气不化津而产生痰湿；气虚失于推动，则血行不畅而成瘀；气虚失于温养，则寒从中生而见阳虚之象。

综上可知，对于亚健康状态，中医学的认识论相对西医学来说更具优势。中医学从整体观念和辨证论治出发，对亚健康的病理机制的认识内容丰富、完整、系统，不仅扩大了诊察疾病的视野，克服了许多有症状而无疾病的困惑，使中医药得以充分发挥治疗作用，又使中医学对许多疾病与未病的症状有了更加深入具体的认识，使组方用药更有针对性，大大提高了治疗效果，对干预亚健康更具优势。

（二）亚健康的中医常见证候

亚健康状态可以通过中医辨证的方法进行辨识。在《亚健康中医临床指南》中，对目前亚健康状态辨证分型进行了整理归纳，总结为以下 8 种类型，用以指导中医临床辨证和调摄。

1. 肝气郁结　肝气郁结是由于肝的疏泄功能异常，气机郁滞所表现的证候。其主要临床表现为胸胁满闷，经常叹气，全身窜痛不适，时发时止，情绪低落和（或）急躁易怒，咽喉部异物感，月经不调，痛经，舌苔薄白，脉弦。常治以疏肝解郁。

2. 肝郁脾虚　肝郁脾虚是指肝郁乘脾，脾失健运所表现的证候。临床常见胸胁满闷，经常叹气，全身窜痛不适，时发时止，情绪低落和（或）急躁易怒，咽喉部异物感，周身倦怠，神疲乏力，食欲不振，脘腹胀满，便溏不爽，或大便秘结，舌淡红或黯，苔白或腻，脉弦细或弦缓。常治以疏肝健脾。

3. 心脾两虚　心脾两虚是指心血虚证与脾气虚证同时出现的证候，是亚健康状态最常见的类型。临床常见心悸胸闷，气短乏力，自汗，头晕头昏，失眠多梦，食欲不振，脘腹胀满，便溏，舌淡苔白，脉细或弱。常治以补脾养心，补气养血。

4. 肝肾阴虚　肝肾阴虚是指肝肾两脏阴液亏虚，虚热内扰所表现的证候。临床表现为腰膝酸软，疲乏无力，眩晕耳鸣，失眠多梦，烘热汗出，潮热盗汗，月经不调，遗精早泄，舌红少苔或有裂纹，脉细数。常治以补血养阴。

5. 肺脾气虚　肺脾气虚是指由于脾肺两脏气虚，其基本功能减退所表现的证候。临床症状主要有胸闷气短，疲乏无力，自汗畏风，易于感冒，食欲不振，腹胀便溏，舌淡，苔白，脉细或弱。常治以补气健脾。

6. 脾虚湿阻　脾虚湿阻是指脾气虚弱，脾失健运，湿浊内阻所表现的证候。临床常见神疲乏力，四肢困重，困倦多寐，食欲不振，腹胀便溏，面色萎黄或白，舌淡苔白腻，脉沉细或缓。常治以健脾祛湿。

7. 肝郁化火　肝郁化火是指肝气郁滞，气郁化火而肝经火盛，气火上逆的证候。临床常见头胀头痛，眩晕耳鸣，胸胁胀满，口苦咽干，失眠多梦，急躁易怒，舌红苔黄，脉弦数。常治以疏肝清热祛火。

8. 痰热内扰　痰热内扰是指痰火内盛，扰乱心神，以神志症状为主的证候。临床常见心悸心烦，焦虑不安，失眠多梦，便秘，舌红苔黄腻，脉滑数。常治以化痰清热。

亚健康在当今经济发达、竞争激烈的社会里普遍存在，据报道，亚健康的人数一直呈逐年增长的趋势。亚健康状态人群因为身体没有明显的痛苦，往往不会去体检，然而一旦出现症状，可能已经非常严重，不可逆转。这些情况下，亚健康状态可能就是出现疾病的前期信号。因此，定期开展中医及亚健康体检是自我保健的主要环节。针对不同年龄、性别进行终身健康检查，以早期发现亚健康状态和处于临床前期的疾病，发现存在的主要问题或健康危险因素，及早采取预防措施。

（三）中医体质与亚健康状态

亚健康状态是内外环境从平衡到失衡变化过程中的一个阶段，这个阶段是机体的阴阳气血偏离平衡，而偏离的程度和方向与每一个人的体质类型密切相关。不同体质类型的人，体内阴阳气血盛衰不同，对致病因素的反应及发病的阈值也各不相同。因此，在受到某种致病因素的刺激后，是否形成亚健康状态，形成后能否发病，或是能够自行向愈，很大程度上取决于体质类型。

中医体质学认为，体质强弱及心理素质等机体反应性与亚健康的发生有明显关系。心理、生理及社会环境的影响是亚健康状态的发生原因之一，也是中医体质的主要研究内容。中医体质学的形、气、神三者相互依存、相互影响，这种形神合一、心身统一的医学观及人体观，对于正确认识亚健康状态这一心理、生理、社会三方面因素导致的疾病，具有独特的优势。

目前，学术界多以王琦教授提出的中医九种基本体质类型为公认的分类标准。其中，除平和质一种为最佳外，其他如气虚质、阳虚质、阴虚质、痰湿质、湿热质、气郁质、血瘀质、特禀质8种均属"偏颇"体质。越来越多的研究表明，偏颇体质可能是影响亚健康状态的基础因素，对亚健康的发生、发展具有重要影响。通过目前大样本的亚健康中医体质分类分析及流行病学调查发现，地域、职业、性别、年龄等因素都影响着体质的分布，而各种偏颇体质都因各自的体质特点易发生阴阳气血偏离平衡，从而发展成亚健康状态的"危险体质"。有学者对亚健康人群进行亚健康分型与中医体质类型之间的相关性研究，发现亚健康状态三分型（躯体亚健康、心理亚健康、社会交往亚健康）与中医9种体质之间存在较强的相关性，其中躯体亚健康与阳虚质、阴虚质对应，心理亚健康与气虚质、气郁质、瘀血质对应，社会交往亚健康与湿热质、平和质对应。目前对于亚健康状态，西医学尚缺乏特殊的治疗手段，但从中医学对亚健康状态属阴阳气血偏离平衡的理解，通过体质辨识，掌握阴阳偏颇状态，制定个性化的干预方案，通过对偏颇体质的干预，不仅可以调整亚健康状态，还可以防止其向某一种疾病的转化，阻止亚健康的发展和疾病的发生。这也充分体现了中医"治未病"的思想。

【健康管理】

（一）中医干预亚健康的原则与方法

1. 中医干预亚健康的原则　作为历史悠久的文明古国，几千年的中医文化为我们留下了许多宝贵经验，为亚健康的干预提供了丰富的资源。亚健康干预涉及的健康教育、心理干预、行为干预等在我国刚刚起步，如何把古代的文明遗产与现代的亚健康综合干预思想结合起来，需要不断的探索和研究。

（1）积极开展健康教育，提高全民健康意识。

（2）改变不良生活方式，筑牢五大健康基石：合理膳食、适量运动、心理平衡、充足睡眠、戒烟限酒。

（3）适时缓解紧张压力，有效消除心身疲劳。

（4）以中医理论为指导进行辨证调摄：在中医理论的指导下，根据处于亚健康状态者的体质状况及具体不适表现特征与轻重，予以相应的干预措施，如中药、针灸、推拿按摩、营养素补充剂、保健食品、药膳及传统健身等。

2. 中医干预亚健康的方法

（1）情志调摄：精神情志的改变，对人体的功能活动、病理变化有直接的影响。若情志失常，则气机紊乱，气血失调，容易加重病理性体质而诱发亚健康的产生。

重视情志调节，保持良好的心理适应能力，在亚健康预防中具有不可替代的作用。承认压力的客观存在，做好抗压力的心理准备，提高承受压力的能力，培养良好性格，保持健康心态和情绪稳定，处理好人际关系，做好自我心理调节，也是预防亚健康的重要环节。医学界已发现，很多疾病的发生与精神因素有着密切的关系，如胃炎、消化性溃疡、冠心病、中风、肿瘤等。反之，若精神愉快，心情舒畅，则气机调畅，气血平和，有利于人体健康。因此，要预防亚健康及疾病的发生，必须调摄情志，做到保持精神乐观愉快，心情舒畅，尽量减少不良的精神刺激和过度的情志变动。

（2）起居调摄

1）戒烟限酒：烟草中的组成成分及其烟雾中含有多种有害物质，人体吸入烟雾后对呼吸道、心血管、胃肠道、肝、肾等器官组织均有不同程度的损害，其中最直接影响的是呼吸系统，同时吸烟也是缺血性心血管疾病的主要危险因素。因此，亚健康者应坚决而彻底戒烟，常用的方法有使用戒烟糖、戒烟茶、戒烟贴剂和针灸等。在开始戒烟的时候，可能会出现一些不适应的感觉，如精神不振、烦躁、食欲不佳、周身酸痛、唾液增加等，在这个过程中一定要坚定自己的信念，经过一段时间的调整，所有不适的感觉会逐渐消失，随之而来的是情绪好转，心情舒畅，身体逐渐向健康的方向发展。

过量饮酒，对人的胃肠、心、肝、肾等都会有不良的影响，酒精还会在不知不觉中损害脑细胞、微血管，使人感觉迟钝、注意力不集中、情绪变化无常，影响人的思维和注意力，是导致亚健康状态的一个重要因素。但偶尔饮酒或长期少量饮酒，对健康影响不大，甚至可以起到活血作用，有益健康。据研究，饮酒主要是通过提高血浆中高密度脂蛋白来减少冠心病的发生，同时还与酒精有抑制血小板的聚积作用有关。由于每个人对酒精的耐受度差异很大，故应根据具体情况适当限制酒的饮用量，以免造成身体伤害。

2）优质睡眠：睡眠是消除疲劳、恢复体力的主要形式，又是调节各种生理功能的重要环节。睡眠对亚健康人群的主要好处不仅是消除疲劳，提高免疫力，同时可以保护大脑，恢复精力。但随着社会压力的增加，睡一个好觉成为很多人的奢望，不妨尝试做到以下几点，亚健康的不适症状可能会消失：①定时上床，按时起床，形成固定的睡眠节奏，即人们常说的生物钟。②保证适量的睡眠时间，以醒后疲劳感消失，周身舒适，头脑清醒，精力充沛，能胜任一天的工作和学习为度。③起卧规律，要与四季对应，若条件允许可于 23：00 ～ 1：00 熟睡，中午 11：00 ～ 13：00 小寐，更利于阴阳的调和。④睡姿以"右侧曲卧"为佳，既可避免心脏受压，又可增加肝的血流量，全身肌肉也能较好地放松。⑤睡前泡脚，对大脑有良好的刺激，消除疲劳，帮助入睡，若选用与体质相合的药物则效果更佳。⑥睡前刷牙，不仅可以清洁口腔，保护牙齿，而且对安稳入睡也有好处。⑦睡时切忌蒙头，会使人呼吸不畅，并会吸入被褥中的浊气，有碍健康。⑧睡前不宜剧烈运动、吃得过饱或食用刺激性、兴奋性食物，如浓茶、咖啡、巧克力等。

（3）饮食调摄：良好的饮食习惯及均衡的营养是预防疾病、远离亚健康的首要因素。饮食的合理调摄是亚健康干预中的重要环节。饮食调理得当，不仅可以保持人的正常功能，提高机体的抗病能力，还可以治疗某些疾病；相反，若饮食不足或调理不当，就可诱发某些疾病。糖尿病、冠心病、脑卒中、肥胖症、血脂异常和癌症等疾病的病因大都与不科学的饮食习惯密切相关。

饮食调摄中要注意以下几个方面。

1）饮食有节：即进食要定量、定时。定量是指进食量要适中。进食定量，饥饱适中，恰到好处，则脾胃可以承受，消化、吸收功能运转正常，人体可及时得到营养供应，可以保证各种生理活动。反之，过饥或过饱，都对人体健康不利，久而久之，就会对心理和生理产生不同程度的影响。定时是指进食应有较为固定的时间。有规律地定时进食，可以保证饮食物在机体内有条不紊地被消化、吸收，并输布到全身。如果食无定时，或零食不离口，或忍饥不食，打乱胃肠消化的正常规律，都会使脾胃失调，消化能力减弱，食欲逐渐减退，有损健康。我国传统的进食习惯是一日三餐。若能经常按时进餐，养成良好的饮食习惯，则消化功能健旺，对身体大有好处。另外，一日之中，机体阴阳有盛衰之变，白天阳气盛，活动量大，故食量可稍多；夜幕阳衰阴盛，即待寝息，以少食为宜。因此，有"早餐好，午餐饱，晚餐少"的说法，值得借鉴。

2）全面均衡：中华饮食文化自古就注重全面的营养观，每种食物所含营养成分各不相同，只有做到各类食物合理搭配，才能构成平衡饮食，满足各种生理功能的基本要求。《内经》中就主张谷物、水果、蔬菜、肉类的合理搭配，与现代营养学所倡导的饮食金字塔十分接近。中国营养学会根据国情，提出食物多样，谷类为主，多吃蔬菜、水果和薯类，常吃奶类、豆类或其制品的建议，值得推行。

我们提倡平衡膳食，广泛食用多种食物，每天的食品应包括以下 5 大类：① 谷物及薯类，如米、面、杂粮、马铃薯等，主要提供糖类、蛋白质、食物纤维素及 B 族维生素。②动物性食物，如肉、禽、鱼、奶、蛋等，主要提供蛋白质、脂肪、矿物质、A 族和 B 族维生素。③豆类，如大豆及其制品，主要提供蛋白质、脂肪、食物纤维素、矿物质和 B 族维生素。④蔬菜水果类，如胡萝卜、南瓜、番茄等，主要提供食物纤维素、矿物质、维生素和胡萝卜素。⑤纯热能食物，如动植物油、各种食用糖和酒类，主要提供能量、维生素 E 和必需脂肪酸。这 5 大类食物均应根据个人生理需要、饮食习惯、经济收入和当地物产等适量摄取。在同一类食物中尽可能多选一些不同品种进行调配。

3）注重卫生：自古以来，人们对环境、饮食卫生一向很重视，生活中要做到讲卫生，防止水源、食物和环境的污染。腐败变质的食物不宜食用，食之有害。现代科学让我们了解到，食用发霉的花生、玉米、大豆、薯类等，会因所含的黄曲霉素引发癌症；而腌制的咸鱼、咸肉、火腿等所含的亚硝酸盐同样不利于人体的健康，最好同时多食用一些富含天然维生素的食物，远离各类添加剂。

4）因人而异：饮食的调摄也需要因人、因时、因地而宜，尤其要辨别个体的虚实寒热，脏腑盛衰，"虚则补之，实则泄之，寒者热之，热者寒之"。这不仅是疾病治疗的基本原则，也是指导饮食调摄的基本原则。

（4）运动调摄：生命在于运动，运动是人类生命活动过程中的一种重要形式，可促进气血流畅，使人体筋骨强劲，肌肉发达结实，脏腑功能健旺，体质增强；同时还能调节人的精神情志活动，促进身心健康，是调节亚健康状态的科学方法。

根据年龄与体质状况选择适当的户外活动，重视体质锻炼，是古代预防疾病的积极方法之一。华佗根据"流水不腐，户枢不蠹"的理论，曾经创造了五禽戏，通过模仿 5 种动物的生动姿态来锻炼身体，促进体格的强健，防止病邪的侵害。五禽戏与现代的广播操、太极拳、慢跑、散步及各种体育锻炼，如乒乓球、羽毛球、网球等目的是一致的。

在选择运动形式及运动量时，应因地、因人而异。可根据以往是否运动及运动量的大小，再根据心肺的承受能力来决定运动强度。总原则是运动量由小逐渐加大，运动后身体微微小汗或无汗，自觉轻松舒适，没有疲劳感为度。锻炼应循序渐进、持之以恒。运动次数每周 3 次以上，每次持续 30 分钟以上。

适当的运动可使人放松心情，消除紧张情绪；同时，运动可促进人体各个组织器官机能达到良好状态，提高机体免疫力和对环境的适应能力，有利于身心健康。亚健康者进行锻炼可以调节和改善内分泌功能，提高脂质过氧化酶的活性，使躯体各器官、系统的功能活动更加协调；还可以抑制脂肪细胞的积累，减少脂肪细胞的体积，激活脂肪进入三羧酸循环，促进其氧化分解，降低体内胆固醇的含量，起到改善和预防动脉硬化的作用，改善心脏功能，使机体恢复健康。

根据运动的形式可把运动项目分为3类：①耐力项目：包括快走、跑步、骑自行车、游泳、登山，打乒乓球、篮球、网球、羽毛球及爬楼梯等。耐力项目一般属于周期性、节律性的运动，对提高心脏耐力和改善心血管的功能有良好的作用。②力量项目：包括各种持器械体操和抗阻力训练，如沙袋、实心球、哑铃、拉力器等。目的是消除局部脂肪和增强肌肉力量。③放松项目：包括体操、太极拳、八段锦、易筋经、秧歌等。通过这些活动，可以使人体的精神、气血、脏腑、筋骨得到濡养和锻炼，达到"阴平阳秘"的平衡状态，起到有病治病、无病健身的作用。

（二）食疗药膳

1.平和质

（1）沙参老鸭汤

[材料]老鸭1只，沙参50g，葱、姜适量，料酒适量。

[制作]老鸭剁块，飞水；沙参洗净、浸泡。油锅加葱、姜爆炒出香味后加入料酒、水烧开，然后倒入砂锅内；将浸泡好的沙参以净布包起，同老鸭一同放入砂锅内，以小火微煲，直至酥软，加入盐调味即可食之。

[功效]沙参味微苦，性寒无毒，可益气养阴生津；鸭又名凫，味甘，性"大寒无毒"，主治"气虚寒热水肿"。本药膳具有益气养阴、补中安脏、清火解热之效。

（2）五行粥

[材料]黑糯米、红豆、白芝麻、绿豆、玉米各等量。

[制作]上述食材同泡一夜后，如常法煮粥。做早餐食用。

[功效]长期服用有补益之功。

（3）沙参山药粥

[材料]沙参、山药、莲子、葡萄干各20g，粳米50g，糖适量。

[制作]先将山药切成小片，与莲子、沙参一起泡透后，再加入其他材料，然后放入砂锅加水煮沸，再用小火熬成粥，即可食用。

[功效]益气养阴，健脾养胃，清心安神。

2. 气虚质

（1）黄芪山药粥

[材料] 黄芪、山药、麦冬、白术各 20g，粳米 50g，糖适量。

[制作] 先将山药切成小片，与黄芪、麦冬、白术一起泡透后，再加入其他材料，然后放入砂锅内加水煮沸，再用小火熬成粥，即可食用。

[功效] 益气养阴，健脾养胃，清心安神。

（2）参芪老鸭汤

[材料] 老鸭 1 只，黄芪 30g，沙参 50g，葱、姜适量，料酒适量。

[制作] 老鸭剁块、飞水；沙参、黄芪洗净、浸泡。油锅加入葱、姜爆炒出香味，然后加入料酒、水烧沸，倒入砂锅；将浸泡好的沙参、黄芪入净布包起，同老鸭一同放进砂锅，以小火微煲，直至酥软，加入盐调味即可食之。

[功效] 益气养阴，补中安脏，清火解热。

（3）人参鸡汤

[材料] 散养鸡 1 只（约 2 斤），糯米 50g，人参 3g，黄芪 10g，甘草 6g，枸杞 10g，红枣 3 枚，鲜栗子仁 15g，白果 10g，红皮洋葱 25g，细葱、生姜、盐、胡椒粉各适量。

[制作] 先将糯米提前一夜浸泡；红枣去核、栗子仁剖半、生姜切片，鸡洗净后，把糯米和栗子仁、红枣放入鸡肚内，用细葱捆好将鸡放入砂锅内，加适量清水用中火煮开后，放入人参、黄芪、甘草、枸杞、生姜、洋葱继续用中火炖 1 小时。最后放入盐、胡椒粉调味即可食用。需特别注意的是，在煮之前一定要一次加够足量的水，最忌中途加冷水。一般 8 碗水煮至 3 碗水左右。

[功效] 补脾益肺，补气养血。

3. 阳虚质

（1）附子羊肉汤

[材料] 制附子 25g，羊肉 1000g，胡椒、葱、生姜、盐等适量。

[制作] 羊肉洗净、切块，焯去血水，与附片加水同煮，然后加入胡椒、葱、生姜、盐等，煮至肉烂熟即可。分次食用。

[功效] 温肾助阳。

（2）黄芪羊肚汤

[材料] 羊肚 1 个，黄芪 25g，黑豆 50g，羊肉汤、胡椒粉、盐适量。

[制作] 将羊肚内的黑皮洗去，切丝；黄芪切片；将羊肚、黄芪、黑豆放入锅内，加羊肉汤适量，煮至羊肚熟烂，加盐、胡椒粉调味即可。

［**功效**］补气升阳，补虚健胃。

（3）当归生姜羊肉汤

［**材料**］当归 20g，生姜 30g，羊肉 500g，黄酒、盐适量。

［**制作**］当归洗净，用清水浸软，切片备用；生姜洗净，切片备用；羊肉剔去筋膜，放入开水锅中略烫，除去血水后捞出，切片备用。当归、生姜、羊肉放入砂锅中，加入清水、黄酒，旺火烧沸后撇去浮沫，再改用小火炖至羊肉熟烂，加盐调味即可食用。

［**功效**］温中养血，散寒暖肾。

4. 阴虚质

（1）莲子百合煲瘦肉

［**材料**］莲子 20g，百合 20g，猪瘦肉 100g，盐适量。

［**制作**］用莲子、百合、猪瘦肉，加水适量同煲，肉熟烂后用盐调味食用，每日 1 次。

［**功效**］清心润肺，滋阴安神。适用于阴虚质见干咳、失眠、心烦、心悸等症者食用。

（2）蜂蜜蒸百合

［**材料**］百合 120g，蜂蜜 30g。

［**制作**］将百合、蜂蜜拌均匀，蒸至熟软。时含数片，咽津，嚼食。

［**功效**］补肺，润燥，清热。适用于肺热烦闷或燥热咳嗽、咽喉干痛等症。

（3）菊花肝膏

［**材料**］猪肝 500g，清汤 1000g，鸡蛋 3 个，鲜菊花 10g，料酒、盐、胡椒粉、淀粉适量。

［**制作**］将猪肝用刀背砸成泥状，加入适量清汤及鸡蛋清、料酒，搅匀上笼蒸。在蒸的过程中掀盖撒上鲜菊花。等肝膏熟后，将其余清汤加盐、胡椒粉、淀粉烧沸调好，淋入肝膏即成。

［**功效**］滋补肝肾。

5. 痰湿质

（1）化痰祛湿消暑汤

［**材料**］白扁豆、赤小豆、生熟薏米、佛手、石菖蒲、莲子各等分。

［**制作**］将上述材料加入锅内，加开水 10 碗慢火煲约 2 小时，即可食用。

［**功效**］清热化痰，祛暑利湿。

（2）珍珠薏仁丸子

［**材料**］瘦猪肉 200g，薏苡仁 150g，盐、味精、蛋清、淀粉、白糖、油适量。

［制作］将猪肉剁成馅，做成直径 2cm 大小的丸子备用。将薏苡仁洗净，备用的丸子裹上生薏米，放在笼屉或蒸锅内蒸 10 ～ 15 分钟，然后取出丸子，以调味品勾芡后即可食用。

［功效］健脾化湿，降脂轻身，适用于脾虚湿盛，食少腹泻、四肢无力、头重如裹者。

（3）猪肉淡菜煨萝卜

［材料］猪腿肉 500g，淡菜 100g，白萝卜 1000g，植物油、黄酒、盐适量。

［制作］淡菜干品用温水浸泡半小时，发胀后洗去杂质，泡在原浸液中备用；猪肉切块；萝卜切成转刀块。起油锅，放植物油 1 匙，大火烧热油后，先将猪肉倒入，翻炒 3 分钟，加黄酒一匙，炒至断生，盛入砂锅内，将淡菜连同浸液，一起倒入砂锅内，再加水适量，用小火煨 1 小时，然后放入萝卜，如水不足，可适量增加，再煨半小时，至萝卜熟透，用盐调味即可。

［功效］化痰利湿。

6. 湿热质

（1）双花饮

［材料］金银花 15g，菊花 15g，山楂 25g。

［制作］将金银花、菊花、山楂择选洗净，放入洁净锅内，注入清水适量，用文火烧沸约半小时，去渣取汁代茶饮。

［功效］金银花、菊花同用能解暑热、清头目，配山楂消饮食，通血脉又增加酸味，用于伤暑身热、烦渴、眩晕、火毒目赤、咽痛、疮疖等症。

（2）薏仁清化茶

［材料］薏苡仁 30g，赤小豆 30g，淡竹叶 15g，马齿苋 15g，冰糖适量。

［制作］赤小豆和薏苡仁洗净后，放入锅中用清水浸泡 4 小时以上。泡好后加入淡竹叶和马齿苋同煮，先大火煮至水烧开，然后转小火。在煮好前 20 分钟放入少许冰糖继续熬煮至冰糖融化即可关火。

［功效］清热解毒，祛湿化浊。

7. 血瘀质

（1）首乌黑豆红枣粥

［材料］制首乌 20g，黑豆 30g，红枣 30g，粳米 100g，冰糖适量。

［制作］制首乌、黑豆、红枣和粳米分别洗净，沥去水分备用。锅中加适量清水，放入制首乌、黑豆、红枣和粳米，武火煮沸后改文火熬煮成粥，最后加适量冰糖略煮即可。

[**功效**]健脾活血，利水消肿，补益肝肾，养心宁神。

（2）海蜇拌二菜

[**材料**]海蜇200g，紫菜15g，芹菜50g，盐、味精适量。

[**制作**]海蜇洗净切丝；紫菜撕碎；芹菜切丝用开水焯过，再以凉开水浸渍，沥去水分。将3种食材一起拌匀，加调料调味即可。

[**功效**]清热凉血，化瘀散结。

（2）当归三七乌鸡汤

[**材料**]乌鸡1只，当归15g，三七5g，生姜片适量，盐适量。

[**制作**]把当归和三七放进清水中浸泡清洗，然后把乌鸡装进一个合适的容器内，再把洗好的当归、三七片、生姜片一起码放在乌鸡上，加适量的盐，再倒入一些清水，注意清水一定要淹过乌鸡，然后盖上盖，用火烧开。然后上锅隔水蒸，约3小时，待鸡肉烂熟之后，即可食用。

[**功效**]补血活血，调经止痛，润肠通便。

8. 气郁质

（1）合欢金针解郁汤

[**材料**]合欢皮（花）15g，茯苓12g，郁金10g，浮小麦30g，百合15g，黄花菜30g，红枣6个，猪瘦肉150g，生姜2片，盐适量。

[**制作**]将各药洗净，稍浸泡；红枣去核；黄花菜洗净浸泡，挤干水分；猪瘦肉洗净，不必刀切。以上食材一起与生姜放进瓦煲内，加入清水2500mL（10碗量），武火煲沸后，改为文火煲约2小时，调入适量盐即可。

[**功效**]解郁忘忧，宁心安神。

（2）菊花鸡肝汤

[**材料**]鸡肝100g，菊花10g，茉莉花24朵，银耳15g，料酒、姜汁、盐适量。

[**制作**]鸡肝洗净切薄片；菊花、茉莉花温水洗净；银耳洗净撕成小片，清水浸泡备用。水烧沸，先入料酒、姜汁、盐，随即下入鸡肝及银耳，煮沸，打去浮沫，待鸡肝熟后调味；再入菊花、茉莉花稍沸即可。

[**功效**]疏肝清热，健脾宁心。

（3）解郁理气鱼汤

[**材料**]八月札30g，砂仁1.5g，黄花菜30g，鳊鱼1尾（约500g），葱、姜、盐各适量。

[**制作**]八月札、砂仁煎煮30分钟后去渣取汁；鳊鱼去鳞及内脏。将黄花菜及鱼下锅并倒入药汁，加适量水，少许葱、姜、盐等佐料共煮，待熟后吃鱼喝汤。

［**功效**］疏肝理气，健脾和胃，解郁宁神。

9. 特禀质

（1）红枣山药粥

［**材料**］红枣 30g，粳米 100g，山药 250g，白糖适量。

［**制作**］红枣放入温水中泡软，洗净后去核切成丁备用；山药去皮洗净后切成丁，和红枣丁放入一起，加适量白糖拌匀，腌制 30 分钟备用；粳米洗净，倒入锅中，加适量清水，武火煮沸后改文火熬煮成粥；将腌好的红枣丁和山药丁倒入锅中，继续煮 10 分钟即可。

［**功效**］补血益气，可提高自身免疫力，有效预防感冒等疾病。

（2）菟丝细辛粥

［**材料**］细辛 5g，菟丝子 15g，粳米 100g。

［**制作**］菟丝子洗净后捣碎备用；锅中加适量清水，放入菟丝子和细辛，武火煮沸后改文火煎煮成药汁，去渣留汁备用；粳米洗净，倒入煎好的药汁，熬煮成粥即可。

［**功效**］温肺化饮，祛风通窍，滋补肝肾，尤其适合肾虚型的过敏性鼻炎患者食用。

（三）腧穴按摩

1. 平和质

（1）关元穴

［**位置**］前正中线上，脐中下方 3 寸。

［**作用**］补肾固元穴，是元气的发源地，强壮保健的要穴。适用于阳痿、遗精、尿频等泌尿生殖系病证；月经不调、痛经等妇科病证；中风脱证、虚劳冷惫、羸瘦无力等元气虚损病证；泄泻、腹痛、痢疾、脱肛等肠腑病证。

［**操作方法**］双手交叉重叠置于关元穴上，稍用力，快速、小幅度地上下推动，至局部有酸胀感为度。

（2）足三里

［**位置**］在小腿外侧，外膝眼下 3 寸，胫骨前嵴 1 横指处。简便取穴：把手掌按在同侧膝盖上，手心正对膝盖骨，四肢略分开，第四指指尖下便是足三里穴。

［**作用**］全能穴，对慢性胃肠炎、慢性腹泻、胃寒，高血压、冠心病、肺心病、脑出血、动脉硬化等心脑血管疾病有很好的预防作用；亦是虚劳诸证的必选穴。

［**操作方法**］食指尖点压按摩，或拇指或中指按压轻揉，至局部酸胀感为度。

2. 气虚质

（1）肺俞穴

[位置] 位于背部，第 3 胸椎棘突下，旁开 1.5 寸，对称于脊柱，左右各一穴。

[作用] 具有调补肺气、补虚清热的功效，对于与呼吸系统有关的疾病，如哮喘、咳嗽、呕吐等，可起到宽胸理气、降逆止咳的功效。

[操作方法] 用掌根部按揉，至局部酸胀感为度。对于连续性咳嗽，同时按摩天突穴（胸骨上窝凹陷处），用掌根按揉左右肺俞穴各 36 次，为 1 遍；再用拇指指腹向后按压天突穴 36 次，为 1 遍，按揉至局部酸胀感为度。

（2）气海穴

[位置] 在前正中线，脐下 1.5 寸。

[作用] 补气要穴，具有温阳益气、化湿理气的作用，对于湿邪引起的气机不畅而所致的腹痛、泄泻、便秘等肠腑病证，中风脱证、羸瘦无力等气虚病证，有良好的疗效。

[操作方法] 以右掌心紧贴气海穴，顺时针方向按摩 100～200 次；再以左掌心，逆时针按摩 100～200 次，按摩至有热感为度。

（3）脾俞穴

[位置] 在背部，第 11 胸椎棘突下，旁开 1.5 寸，对称于脊柱，左右各一穴。

[作用] 重要的补气穴位之一，对于腹胀、腹泻、呕吐、便血等胃肠病证和背痛有良好的疗效。

[操作方法] 用掌根部按揉，至局部酸胀感为度，或可采用艾灸或者拔罐等方法。

3. 阳虚质

（1）涌泉穴

[位置] 在足底，足掌的前 1/3，弯曲脚趾时的凹陷处，左右各一穴。

[作用] 具有补益肾气、滋养五脏六腑的作用，对于头痛、头晕，咯血、咽喉肿痛，小便不利、便秘，足心热，奔豚气，昏厥、中暑、癫痫、小儿惊风等急症及神志病都有较好的效果。

[操作方法] 晚上洗脚后，双手搓热，以手心的劳宫穴（在手掌心，握拳屈指时中指尖处）对准涌泉穴，右手搓左脚，左手搓右脚，反复揉搓，至局部有热感为度，可起到交通心肾、引火归源的作用。

（2）关元穴

[位置] 前正中线，脐中下方 3 寸。

[作用] 见和平质。

[**操作方法**] 见和平质。

（3）命门穴

[**位置**] 位于腰部，后正中线上，第 2 腰椎棘突下凹陷中。

[**作用**] 具有行气血、调阴阳的作用，可用于腰骶疼痛、下肢痿痹及遗尿、尿频等泌尿生殖系疾病。

[**操作方法**] 两腿分开，与肩同宽，左右手半握空拳，放于腰际，然后一拳击打神阙（即肚脐处），同时一拳击打命门，交替进行，共打 36 下，早晚各 1 次，力度以感觉适宜为度。

4. 阴虚质

（1）三阴交

[**位置**] 位于小腿内侧，内踝尖上 3 寸，胫骨内侧缘后方。左右各一穴。

[**作用**] 具有滋补肝肺脾阴、降火的作用，适用于遗尿、尿闭、水肿、小便不利；脾胃虚弱所致肠鸣、腹胀、足痿、脚气、肌肉疼痛；皮肤病如湿疹、荨麻疹；失眠；头痛头晕、两胁下痛等病证。

[**操作方法**] 拇指或中指按压，每次按压 5 分钟，每日 2 次，左右交替按揉，按压时应有酸胀、发热的感觉。本穴因有催产作用，孕妇忌揉。

（2）太溪穴

[**位置**] 在足内侧，内踝后方，内踝尖与跟腱之间的中点凹陷处。左右各一穴。

[**作用**] 具有滋补肾阴、降火生津的作用，适用于头痛、咽喉肿痛、齿痛、耳聋等肾虚性五官病证；腰脊痛及下肢厥冷、内踝肿痛；气喘、胸痛、咯血等肺部疾患；失眠、健忘等肾精不足证。

[**操作方法**] 拇指或中指按压，每次按压 5 分钟，左右交替按揉，按压时应有酸胀、发热的感觉。

（3）照海穴

[**位置**] 位于足内侧，内踝尖下方凹陷处。左右各一穴。

[**作用**] 具有滋补肾阴、降火生津的作用，对于咽干痛、目赤肿痛等五官热性病证，小便不利等泌尿系统疾病，下肢痿痹等病证有良好的缓解作用。

[**操作方法**] 拇指或中指按压，每次按压 10 分钟，每日 2 次，左右交替按揉，按压时应有酸胀、发热的感觉。

注意事项：在按摩时，要闭口不能说话，感到嘴里有津液出现，一定要咽到肚子里去，这是古人所说的吞津法。

5. 痰湿质

（1）丰隆穴

[位置]位于小腿前外侧，外踝尖上8寸，距胫骨前缘两横指。左右各一穴。

[作用]化痰湿、清神志，适用于痰湿诱发的胸腹痛、呕吐、便秘、眩晕、烦心、面浮肿、四肢肿等。

[操作方法]拇指或中指按压，每次按压5分钟，每日2次，左右交替按揉，按压时以有酸、麻、胀的感觉为度。

（2）地机穴

[位置]位于小腿内侧，在胫骨内侧髁后下方3寸处。左右各一穴。

[作用]健脾渗湿，调经止带。适用于腹痛、腹泻等脾胃病证；小便不利、水肿等脾不运化水湿证。

[操作方法]拇指或中指按压，每次按压5分钟，每日2次，左右交替按揉，按压时以有酸、麻、胀的感觉为度。

（3）天枢穴

[位置]位于腹部，在肚脐两侧2寸处。左右各一穴。

[作用]疏调肠腑，理气行滞，适用于腹痛、腹胀、便秘、腹泻、痢疾等胃肠病证。

[操作方法]双手交叉重叠置于天枢穴上，稍用力，快速、小幅度地上下推动，至局部有酸胀感为度。

6. 湿热质

（1）阴陵泉

[位置]位于小腿内侧，在胫骨内侧髁下方凹陷处。左右各一穴。

[作用]健脾理气，通经活络，适用于腹胀、腹泻、水肿、黄疸等脾不运化水湿证。

[操作方法]拇指或中指按压，每次按压5分钟，每日2次，左右交替按揉，按压时以有酸、麻、胀的感觉为度。

（2）阳陵泉

[位置]位于小腿外侧，腓骨小头前下方凹陷处。左右各一穴。

[作用]清利肝胆，清热止痛，适用于黄疸、口苦、呃逆、胁肋疼痛等肝胆疾病；下肢痿痹、膝髌肿痛等下肢、膝关节疾患；肩痛等病证。

[操作方法]拇指或中指按压，两侧同时操作，每次按压5分钟，按压以有酸、麻、胀感为度。

（3）支沟穴

[位置]位于前臂背侧，腕背横纹上3寸，尺骨与桡骨之间。左右各一穴。

[**作用**]清热理气，降逆通便，适用于耳聋、耳鸣，胁肋痛，便秘，瘰疬等病证。

[**操作方法**]拇指按压，每次按压5分钟，每日2次，左右交替按揉，按压时以酸、麻、胀感为度。

足三里、丰隆、天枢穴等均具有健脾利湿、化痰的功效，经常按揉这些穴位可以健脾化痰，去除有形和无形之痰，达到改善痰湿体质的效果。

7. 血瘀质

（1）膈俞穴

[**位置**]位于背部，第7胸椎棘突下，旁开1.5寸。左右各一穴。简便取穴：背过手，摸到肩胛骨和脊椎骨之间的凹陷，就是膈俞穴。

[**作用**]补血养血，活血化瘀，适用于呕吐、呃逆、气喘、吐血等上逆之证；贫血，瘾疹、皮肤瘙痒，潮热、盗汗等病证。

[**操作方法**]拇指或中指按压，每次按压5分钟，每日2次，左右交替按揉，按压时以有酸、麻、胀的感觉为度。

（2）血海穴

[**位置**]位于大腿内侧，屈膝，在髌骨底内侧缘上2寸，股四头肌内侧头的隆起处。简便取穴：患者屈膝，另一人以左手掌按于患者右膝髌骨上缘，二至五指自然伸直，拇指约呈45度倾斜，拇指尖下即是血海穴。左右各一穴。

[**作用**]健脾化湿，调经统血，适用于瘾疹、湿疹、丹毒等血热性皮肤病。

[**操作方法**]拇指或中指按压，每次按压5分钟，每日2次，左右交替按揉，按压时以有酸、麻、胀的感觉为度。

（3）委中穴

[**位置**]位于膝关节后方，腘横纹中点，左右各一穴。

[**作用**]活血化瘀，行气止痛，常按揉可以通畅腰背气血，对于腰背痛、下肢痿痹等腰及下肢病证；腹痛、急性吐泻，遗尿、小便不利，丹毒等病症有良好的效果。

[**操作方法**]按揉委中穴时，力度以稍感酸痛为宜，一压一松为1次，一般可连续按压20次左右。

8. 气郁质

（1）太冲穴

[**位置**]位于足背侧，当第1跖骨间隙的后方凹陷处（第一、二趾跖骨连接部位）。以手指沿踇趾、次趾夹缝向上移压，压至能感觉到动脉应手，即是此穴。

[**作用**]燥湿生风，适用于头痛、眩晕、疝气、月经不调、癃闭、遗尿、小儿惊风、癫狂、痫证、胁痛、腹胀、黄疸、呕逆、咽痛嗌干、目赤肿痛、膝股内侧痛、足跗肿、

下肢痿痹。

[**操作方法**]用左手拇指指腹揉捻右太冲穴，有酸胀感为宜，1分钟后再换右手拇指指腹揉捻左太冲穴1分钟。

（2）肝俞穴

[**位置**]位于背部，在第9胸椎棘突下，旁开1.5寸。左右各一穴。

[**作用**]疏肝理气，行气止痛。

[**操作方法**]大指或中指按压，两侧同时操作，每次按压5分钟，按压时应有酸胀、发热的感觉。

（3）悬钟穴

[**位置**]小腿外侧，外踝尖上3寸，腓骨前缘，左右各一穴。

[**作用**]疏肝解郁，活血通络，对于髓海不足引起的半身不遂、颈项强痛、胁肋疼痛，痴呆、中风等病证有良好的疗效。经常敲打悬钟穴有降压的功效。

[**操作方法**]食指尖点压按摩，或拇指或中指按压轻揉，至局部酸胀感为度。

9. 特禀质

（1）章门穴

[**位置**]位于侧腹部，第11肋游离端的下方。左右各一穴。

[**作用**]疏肝解郁，息风止痉。

[**操作方法**]用手掌鱼际处揉按穴位，并有胀痛的感觉，左右两侧穴位每次揉按1～3分钟，也可以两侧穴位同时按揉。

（2）迎香穴

[**位置**]位于面部，在鼻翼外缘中点旁开0.5寸，鼻唇沟中。左右各一穴。

[**作用**]宣通鼻窍，理气止痛，适用于鼻塞、口歪、口噤、胆道蛔虫症等病证。

[**操作方法**]用食指指尖点压按摩，以左右方向刺激，每次1分钟。

（3）风门穴

[**位置**]位于背部，在第2胸椎棘突下，旁开1.5寸。左右各一穴。

[**作用**]运化膀胱经气血，适用于伤风、咳嗽、发热头痛、项强、胸背痛等病证。

[**操作方法**]食指尖点压按摩，或拇指或中指按压轻揉，至局部酸胀感为度。

（四）灸疗

操作方法：将艾条的一端点燃后，对准所选穴位熏烤，距离皮肤2～3cm，感觉皮肤温热但不灼热。每次灸10～30分钟，至局部皮肤产生红晕为度，隔日灸1次。

1. 平和质

（1）中脘穴

[位置] 前正中线，脐中上4寸。

[作用] 具有健脾益胃、培补后天的作用，对于胃痛、腹胀、呃逆、吞酸、泄泻、黄疸等脾胃病，癫狂，失眠等均有疗效。

（2）三阴交

[位置] 小腿内侧，内踝尖上3寸，胫骨内侧缘后方。左右各一穴。

[作用] 具有滋补肝肺脾阴、降火的作用，适用于遗尿、尿闭、水肿、小便不利；脾胃虚弱，肠鸣，腹胀，足痿，脚气，肌肉疼痛；皮肤病，湿疹，荨麻疹；失眠；头痛头晕，两胁下痛等。

2. 气虚质

（1）百会穴

[位置] 位于头顶，两耳尖连线与正中线交点处。

[作用] 百会穴是各经脉气聚之处，起着调节机体阴阳平衡的重要作用。对于眩晕、头痛等肝阳上亢证，中风、癫狂、健忘、不寐、痴呆等心脑病证，脱肛、泄泻等中气下陷诸证，有明显的作用效果。

（2）气海穴

[位置] 在前正中线，脐下1.5寸。

[作用] 补气要穴，具有温阳益气、化湿理气的作用。对于湿邪引起的气机不畅而导致的腹痛、泄泻、便秘等肠腑病证，中风脱证、羸瘦无力等气虚病证，有良好的疗效。

3. 阳虚质

（1）命门穴

[位置] 位于腰部，后正中线上，第2腰椎棘突下凹陷中。

[作用] 具有行气血、调阴阳的作用。可用于腰骶疼痛、下肢痿痹，遗尿、尿频等泌尿生殖系疾病。

（2）涌泉穴

[位置] 在足底，足掌的前1/3，弯曲脚趾时的凹陷处，左右各一穴。

[作用] 具有补益肾气、滋养五脏六腑的作用。对于头痛、头晕，咯血、咽喉肿痛，小便不利、便秘，足心热，奔豚气，以及昏厥、中暑、癫痫、小儿惊风等急症及神志病都有较好的疗效。

4. 阴虚质　阴虚体质不宜艾灸，可采用穴位按摩等其他干预方式。

5. 痰湿质

（1）丰隆穴

[位置]位于小腿前外侧，外踝尖上 8 寸，距胫骨前缘两横指。左右各一穴。

[作用]化痰湿、清神志。适于痰湿诱发的胸腹痛、呕吐、便秘、眩晕、烦心、面浮肿、四肢肿等。

（2）天枢穴

[位置]位于腹部，在肚脐两侧 2 寸处。左右各一穴。

[作用]疏调肠腑，理气行滞，适用于腹痛、腹胀、便秘、腹泻、痢疾等胃肠病证。

6. 湿热质　湿热体质不宜艾灸，可采用穴位按摩等其他干预方式。

7. 血瘀质

（1）膈俞穴

[位置]位于背部，第 7 胸椎棘突下，旁开 1.5 寸。左右各一穴。简便取穴：背过手，摸到肩胛骨和脊椎骨之间的凹陷，就是膈俞穴。

[作用]补血养血，活血化瘀，适用于呕吐、呃逆、气喘、吐血等上逆之证；贫血，瘾疹、皮肤瘙痒，潮热、盗汗等病证。

（2）委中穴

[位置]位于膝关节后方，腘横纹中点，左右各一穴。

[作用]活血化瘀，行气止痛。对于腰背痛、下肢痿痹等腰及下肢病证，腹痛、急性吐泻，遗尿、小便不利，丹毒等病证，有良好的效果。

8. 气郁质

（1）太冲

[位置]位于足背侧，当第 1 跖骨间隙的后方凹陷处（第一、二趾跖骨连接部位）。以手指沿踇趾、次趾夹缝向上移压，压至能感觉到动脉应手，即是此穴。

[作用]燥湿生风，适用于头痛，眩晕，疝气，月经不调，癃闭，遗尿，痫证，胁痛，腹胀，黄疸，呕逆，咽痛嗌干，目赤肿痛，膝股内侧痛，足跗肿，下肢痿痹等。

（2）后溪穴

[位置]位于手掌尺侧，第 5 掌指关节后的远侧掌横纹头赤白肉际处。

[作用]通督脉泻心火，壮阳气调颈椎，适用于头项强痛、腰背痛、手指及肘臂挛痛等痛症；耳聋、目赤，癫狂痫等病证。

9. 特禀质

（1）章门穴

[位置]位于侧腹部，第 11 肋游离端的下方。左右各一穴。

[作用] 疏肝解郁，息风止痉。

（2）大陵穴

[位置] 位于手腕上，在腕掌横纹的中点处，当掌长肌腱与桡侧腕屈肌腱之间，左右各一穴。

[作用] 舒筋活络，祛风止痹。

（五）中药足浴

1. 平和质

（1）黄芪党参方

[组成] 黄芪 30g，党参 20g，白酒 30mL。

[功效] 补益脾肺，强壮精神，缓解疲劳。

[用法] 将前 2 味药同入锅中，加水适量，煎煮 30 分钟，去渣取汁，兑入白酒，倒入足浴器中，先熏蒸再足浴，每晚 1 次。10 天为一疗程。

（2）枸杞叶菊花方

[组成] 枸杞叶 60g，白菊花 30g，荠菜 50g。

[功效] 滋阴平肝，泻火明目，主治眼睛疲劳干涩。

[用法] 将以上药物同入锅中，加水适量，煎煮 30 分钟，去渣取汁，倒入足浴器中，先熏蒸再足浴，每晚 1 次。15 天为一疗程。

2. 气虚质

（1）四君子方

[组成] 党参 30g，白术 20g，茯苓 20g，甘草 10g。

[功效] 补脾肺气，增强抵抗力。

[用法] 将以上药物同入锅中，加水适量，煎煮 2 次，每次 30 分钟，合并滤液，倒入足浴器中，先熏蒸再足浴，每晚 1 次。15 天为一疗程。

（2）黄芪刺五加方

[组成] 黄芪、贯众各 30g，刺五加 40g，川芎 20g。

[功效] 补气活血，增强抵抗力。

[用法] 将以上药物同入锅中，加水适量，煎煮 2 次，每次 30 分钟，合并滤液，倒入足浴器中，先熏蒸再足浴，每晚 1 次。15 天为一疗程。

3. 阳虚质

（1）附子干姜方

[组成] 附子 60g，干姜 100g，山药 50g。

［**功效**］温补脾肾，御寒回阳，主治畏寒怕冷、手脚发凉。

［**用法**］将以上药物同入锅中，加水适量，煎煮30分钟，去渣取汁，倒入足浴器中，先熏蒸再足浴，每晚1次。15天为一疗程。

（2）淫羊藿川椒方

［**组成**］淫羊藿50g，川椒30g，生姜40g。

［**功效**］温补脾肾，御寒回阳，主治畏寒怕冷、手脚发凉。

［**用法**］将以上药物同入锅中，加水适量，煎煮30分钟，去渣取汁，倒入足浴器中，先熏蒸再足浴，每晚1次。15天为一疗程。

4. 阴虚质

（1）熟地天冬方

［**组成**］熟地50g，天冬40g，桑椹子30g，石菖蒲15g。

［**功效**］滋补肝肾，养阴聪耳，主治耳鸣听力减退。

［**用法**］将以上药物同入锅中，加水适量，煎煮30分钟，去渣取汁，倒入足浴器中，先熏蒸再足浴，每晚1次。15天为一疗程。

（2）石斛首乌方

［**组成**］石斛30g，制首乌60g，谷精草40g。

［**功效**］滋阴平肝，泻火明目，主治视力下降、眼睛疲劳干涩。

［**用法**］将以上药物同入锅中，加水适量，煎煮30分钟，去渣取汁，倒入足浴器中，先熏蒸再足浴，每晚1次。15天为一疗程。

5. 痰湿质

（1）橘皮荷叶方

［**组成**］橘皮60g，鲜荷叶1张，麦芽、谷芽各30g。

［**功效**］消食和胃，促进食欲，用于过食高糖、高脂食物等所致亚健康状态。

［**用法**］将以上药物同入锅中，加水适量，煎煮30分钟，去渣取汁，倒入足浴器中，先熏蒸再足浴，每晚1次。7天为一疗程。

（2）青陈皮山楂方

［**组成**］青皮20g，陈皮30g，焦山楂50g，薄荷10g。

［**功效**］消食和胃，促进食欲，用于过食高糖、高脂食物等所致亚健康状态。

［**用法**］将以上药物同入锅中，加水适量，煎煮30分钟，去渣取汁，倒入足浴器中，先熏蒸再足浴，每晚1次。7天为一疗程。

6. 湿热质

（1）蒲公英大黄方

[组成]蒲公英 20g，生大黄 20g，茵陈 20g。

[功效]清热利湿，主治肝胆病、胃肠消化系统疾病、视力模糊、失眠。

[用法]将以上药物同入锅中，加水适量，煎煮 30 分钟，去渣取汁，倒入足浴器中，先熏蒸再足浴，每晚 1 次。7 天为一疗程。

（2）黄连茵陈方

[组成]黄连 10g，茵陈 20g，藿香 10g，连翘 10g，石菖蒲 10g。

[功效]清热利湿，主治肝胆病、胃肠消化系统疾病、视力模糊、失眠。

[用法]将以上药物同入锅中，加水适量，煎煮 30 分钟，去渣取汁，倒入足浴器中，先熏蒸再足浴，每晚 1 次。7 天为一疗程。

7. 血瘀质

（1）银杏叶丹参方

[组成]银杏叶 100g，槐花 40g，菊花 30g，丹参 20g。

[功效]平肝活血，软化血管，降血脂，用于防治中老年人心脑血管疾病。

[用法]将以上药物同入药罐中，清水浸泡 30 分钟，加水 2000mL 煎汤，煮沸 20 分钟后去渣取汁，将汁倒入足浴器中，先熏蒸再足浴，每晚 1 次。20 天为一疗程。

（2）当归牛膝方

[组成]当归 50g，牛膝 20g，干姜 20g，桂枝 10g，桑枝 10g。

[功效]活血散瘀，温经通络，补肾壮骨，温中回阳，祛风散寒，消肿止痛，主治颈肩酸软、腰椎间盘突出症、坐骨神经痛、双下肢麻木、膝及足跟骨刺。

[用法]将以上药物同入药罐中，清水浸泡 30 分钟，加水 2000mL 煎汤，煮沸 20 分钟后去渣取汁，将汁倒入足浴器中，先熏蒸再足浴，每晚 1 次。20 天为一疗程。

8. 气郁质

（1）金橘叶郁金方

[组成]金橘叶 100g，郁金 30g，元胡、川芎各 15g。

[功效]疏肝解郁，理气通络，主治情绪忧郁、胸胁胀痛。

[用法]将以上药物同入锅中，加水适量，煎煮 2 次，每次 30 分钟，合并滤液，倒入足浴器中，先熏蒸再足浴，每晚 1 次。10 天为一疗程。

（2）柴胡青皮方

[组成]柴胡 50g，青皮 60g，枳壳 15g。

[功效]疏肝解郁，理气通络，主治情绪忧郁、胸胁胀痛。

[**用法**]将以上药物同入锅中，加水适量，煎煮 2 次，每次 30 分钟，合并滤液，倒入足浴器中，先熏蒸再足浴，每晚 1 次。15 天为一疗程。

9. 特禀质

（1）黄芪枸杞方

[**组成**]黄芪 30g，枸杞 20g，女贞子 20g。

[**功效**]健脾补肾，增强抵抗力。

[**用法**]将以上药物同入锅中，加水适量，煎煮 2 次，每次 30 分钟，合并滤液，倒入足浴器中，先熏蒸再足浴，每晚 1 次。15 天为一疗程。

（2）太子参麦冬方

[**组成**]太子参 30g，麦冬 20g，生地 20g。

[**功效**]益气养阴，增强抵抗力，防治抵抗力下降。

[**用法**]将以上药物同入锅中，加水适量，煎煮 2 次，每次 30 分钟，合并滤液，倒入足浴器中，先熏蒸再足浴，每晚 1 次。15 天为一疗程。

（六）功法锻炼

1. 睡眠障碍——睡前瑜伽

（1）猫与牛式：双膝跪地，双臂张开与肩同宽，手心朝向地板，双膝打开与髋同宽，背部伸展平。闭上眼睛，呼气，含胸拱背，下巴寻找锁骨，眼睛看向肚脐，背部尽量向上，呈弧形；下巴垂向胸部；吸气，抬头，挺胸，臀部向上，腹部收紧下沉。

（2）伸腿式：坐在地板上，双腿向前伸出，膝盖放松，脊柱伸直；吸气，然后呼气，从臀部开始向前伸，双臂伸出，触向脚趾，使脊柱和臀部放松；吸气到最开始的位置。做 26 次。

（3）呼吸疗法：坐在椅子上或双腿交叉坐在地板上，脊柱挺直，用拇指按住右鼻孔，通过左鼻孔呼吸 1～2 分钟进行放松。

2. 长期便秘

（1）上伸腿式：这种姿势可增强背部的力量，放松两髋，刺激、旺盛消化过程，消除便秘。

第一步：仰卧，手臂沿着耳朵伸直，做一两次呼吸后慢慢抬起双脚，双脚与地面成 45 度，深呼吸停留约 20 秒。

第二步：吐气，将双腿再往上伸直与地面垂直，保持呼吸停留约 40 秒。

第三步：吐气，慢慢将双腿放回地面。

（2）侧角伸展式：可刺激肠胃系统的蠕动动作，帮助消化。

第一步：站立，吸气，双脚打开做基本三角式。

第二步：吐气，右脚朝右方转 90 度，左脚也向右方转 15 ～ 30 度（不要超过 30 度），眼睛直视右方。

第三步：弯曲右膝直到大腿与小腿成 90 度角。

第四步：右手往下放到右腿外侧。

第五步：脸朝上，将左手沿着太阳穴往前伸直，记得让右边腋窝紧贴右膝，并将胸部往上和往后伸展，让胸、髋、手臂形成一条直线，完成动作后保持 30 秒。

3. 视疲劳

（1）眼珠运动法：头向上下左右旋转时，眼珠也跟着一起移动。

（2）眨眼法：头向后仰并不停地眨眼，使血液畅通。眼睛轻微疲劳时，只要做 2 ～ 3 次眨眼运动即可。

（3）热冷敷交替法：一条毛巾浸比洗澡水还要热一点的热水，另一条毛巾浸加了冰块的冷水，先把热毛巾放在眼睛上约 5 分钟，然后再放冷毛巾 5 分钟。

（4）眼睛体操：中指指向眼窝和鼻梁间，手掌盖脸来回摩擦 5 分钟。然后脖子向左右慢慢移动，闭上双眼，握拳轻敲后颈部 10 下。

（5）看远看近法：看远方 3 分钟，再看手掌 1 ～ 2 分钟，然后再看远方。这样看远近交换几次，可以有效消除眼睛疲劳。

4. 情绪忧虑——放松功

准备阶段：安神宁志，轻闭两目几分钟，每次练习前做叩齿、搅海、咽津等诱导功。

呼吸：自然呼吸。

姿势：卧位、坐位、站位皆可。练功过程一般不可变换姿势，不舒适时可稍作纠正。

放松肌肉的方法：轻闭双眼，按三线放松法，将身体分成两侧、前面、后面 3 条线，自上而下依次进行想象并放松。

第一条线：头部两侧→颈部两侧→两肩→两上臂→两肘→两前臂→两腕→两手→十个手指。

第二条线：面部→颈部→胸部→腹部→两大腿前面→两膝→两小腿前面→两足背→十个脚趾。

第三条线：后脑部→后颈→背部→腰部→两大腿后面→两腘窝→两小腿后面→两脚跟→两脚底。

三条线一个循环放松完后，把注意力集中到脐中，意守该处保持安静状态 3 ～ 4

分钟。最后以五指梳头、搓手洗面结束练习，如此放松可反复多次。为加强放松效果，可在想象到每个部位时默念"松"字，并意会该部位的轻松舒适感，也可同时播放轻音乐。

但以上部位并不一定全部记住，以能达到更好的放松为目的。

第二节　高血压

【基础知识】

（一）中医学对高血压的认识

中医典籍中并无高血压病名，时至今日，亦未形成统一病名，但据其以眩晕、头痛为主要临床表现的特点，目前临床上多将其归入"眩晕""头痛"范畴。中医学对于高血压的认识源远流长，主要来自对"眩晕""风眩""肝风""肝阳""头风"的理论认识。

人之禀赋来源于先天，肾为先天之本，藏精、主骨、生髓，脑为髓海，受肾精滋养，而肾之精气强弱秉承于父母。高血压的发病有着明显的家族聚集现象，说明与人体的先天禀赋密切相关。这与现代医学高血压发病机制中的遗传因素不谋而合。肾之不足，有阴虚、阳虚之别，阳虚体质之人，机体阳气亏虚，脏腑功能减退，脾胃运化功能降低或失调，容易导致痰饮湿浊内生，痰湿蕴久不化，则易生热化火，阻于脉络，蒙闭清窍而致血压升高。阴虚体质之人，体内阴液亏虚，精血精液不足，易致阴不制阳，肝阳偏亢，日久则化热生火而上扰清窍，引起血压升高。

风、寒、暑、湿、燥、火为自然界之六气，其太过不及皆可致病，而为六淫。气候变化与血压的关系非常密切。风为阳邪，其性开泄、善行数变、主动，具有升发、向上向外的特点，风邪伤人，常表现为眩晕、震颤等。寒为阴邪，其性凝滞、收引，寒邪侵袭机体，易使气血凝结阻滞，运行不畅，其收引之性易致经脉拘挛，而引起血压升高。暑为阳邪，为夏季火热之气所化，其性炎热、升散，暑热之气上扰清空，亦可引起血压升高。湿为阴邪，其性黏滞、重浊，易阻气机，使气机升降失常，清阳不升，浊阴不降，也为造成血压升高的原因之一。燥邪致病，最易耗伤人体津液，造成阴津亏虚。火邪为阳邪，其性上炎炽热，易迫津外泄，消灼阴液，出现眩晕等。现代医学亦认为，气候的异常变化是诱发血压升高的一个原因。可见，六淫邪气，人体受之，皆可引起血压变化。当然气候变化只是周围环境变化的外在因素，而非血压升高的根本内因。

七情分别为五脏所主，若长期情志过极或不遂，皆可致五脏损伤。正如《素问·阴阳应象大论》所言："怒伤肝，喜伤心，思伤脾，忧伤肺，恐伤肾。"从高血压的发病机制来说，情致所伤以肝为主，长期精神紧张，过度恼怒，可使肝失疏泄条达，或致肝气郁结，郁久化火，肝火上扰清窍；或至肝郁化火，耗损肝阴，阴不敛阳，肝阳偏亢；或致肝气横逆，克伐脾土，脾胃受损，水谷不运，痰湿内生，肝火夹痰夹风上扰清窍，皆可致血压升高。而忧思伤脾，致心脾阴血暗耗，造成阴血亏虚，清空失养，亦可致血虚肝旺之高血压。

嗜食肥甘、恣进烟酒、摄盐过量也是本病的常见病因。长期嗜食肥甘、饮酒无度皆可损伤脾胃，致脾胃运化失健，升降枢机失常，不能化生水谷精微，反生痰湿之邪。湿浊日久化热，痰湿阻塞经络，使清阳不升，浊阴不降，气机升降失常，清窍失养，或致痰热上蒙清窍。而长期吸烟，则易损害肺、心、肝，导致阴气耗伤，肺失治节，百脉不朝，心之气血暗耗；肝失疏泄，致阳亢风动，或化火上炎，从而诱发高血压。此外，摄盐过量也是导致血压升高的重要原因。因盐为咸苦而涩之品，苦入心，咸走血入肾，长期过食咸盐，损害心、肾，殃及血脉，且苦易化燥，耗伤阴血，造成肾阴亏虚，肝失所养，肝阳上亢，引起高血压的发生。

过劳或过逸皆可导致脏腑阴阳失调，气血功能紊乱。劳动过度易伤脾气，聚湿生痰，上扰清窍；房劳损伤肾精，从而导致肝肾阴虚，肝阳上亢，引起血压升高；过逸者，缺乏运动和锻炼，可致人体气血运行不畅，脾胃功能受损，痰瘀湿浊内生，郁而化火，痰火上扰，从而导致血压升高。

年老体虚者，肾精亏损，肝阴不足，致阴不敛阳，肝阳偏亢，虚风内动；或阴虚及阳，肾阳为阳气之根，虚则温煦失职，气化无责，津液失布，致水邪上凌心肺；或肾阳虚损及脾阳，致脾之运化失职，湿痰内生，脾肾同病，清窍失养或被浊邪侵扰，皆可发生高血压。

中医学认为，高血压发生的病机特点主要有风、火、痰、气、虚、瘀六端。

1. 风 风有内风和外风之分，与高血压密切相关的以内风为主。内风的形成与肝肾二脏有关，肝为风木之脏，肾为先天之本。一则阳盛体质之人，阴阳失于平衡，阴亏于下，阳亢于上；二则情志所伤，长期精神紧张，焦虑不安，耗伤肝肾之阴，以致阴虚阳亢，亢而化风，上扰头目；三则中老年人，肾气渐衰，肾阴亏虚，不能濡养肝脏，水不涵木，肝阳上亢而化风。

2. 火 火有虚火、实火之分。实火者，又有肝火和痰火之分。或因情志不遂，肝郁化火，肝火上炎，上达头目；或因嗜食肥甘，生湿成痰，痰阻气机，郁而化火，痰随火动，上蒙心窍；或因禀赋不足、劳倦过度、年老肾衰、久病失养等，导致肾阴不足，虚火上越，出现高血压。

3. 痰　痰有有形之痰与无形之痰的区别，与高血压发病密切相关的多为无形之痰。痰的产生与肺、脾、肾三脏密切相关。或因感受外邪、长期嗜烟，致肺气不足；或因过食肥甘厚味、忧思、劳倦，致损伤脾胃；或因久病、房劳，致肾气不足，而化积成痰，导致高血压的发生。

4. 气　气有气滞、气逆之别。气滞者，或因情志不舒，或因气血不足，而致气机不畅或气滞不行，经脉受阻；气逆者，或因情内伤，或因饮食寒温不适，或因外邪侵犯，或因痰浊壅阻，或因气虚而引发脏腑之气上逆。气郁则血瘀，气逆则血逆，均可引发高血压及其并发症的发生。

5. 虚　虚者，有气虚、血虚、阴虚、阳虚之分。气虚则清阳不升；血虚则不能上奉于脑；阴虚则不能敛阳，致阳亢无制；阳虚则温煦不能，致水饮上凌，从而导致高血压的发生。

6. 瘀　高血压与血瘀有密切关系。高血压病初在经，久病入血，气血瘀阻，或阻于心脏，或阻于脑络，或阻于肾脉。

总之，高血压的发病以先天禀赋、外感六淫、情志失调、饮食不节、劳倦内伤为内因，多为本虚标实之证。虚者，气血阴阳之虚为本；实者，风、痰、瘀、气、火之实为标。病变涉及五脏，但主要与肝、脾、肾密切相关。

（二）西医学对高血压的认识

1. 高血压的概念　高血压是指以体循环动脉血压（收缩压和／或舒张压）增高为主要特征（收缩压≥140mmHg，舒张压≥90mmHg），可伴有心、脑、肾等器官的功能或器质性损害的临床综合征。高血压是最常见的慢性病，也是心脑血管病最主要的危险因素。正常人的血压随内外环境变化在一定范围内波动。

2. 高血压的常见症状　早期高血压患者的临床表现往往不明显，甚至无任何不适症状，仅在体检时才被发现高血压。最早患者的血压升高往往是舒张压升高，并且大部分患者的波动性较大，常受精神和劳累等因素的影响，在适当休息后可恢复到正常范围。

临床上常见症状有头痛、头晕、耳鸣、健忘、失眠、乏力、心悸等一系列神经功能失调表现，且症状的轻重往往和血压的高低不成正比。高血压直接引起的头痛多发生在早晨，位于前额、枕部或颞部，也可有头部沉重或颈项扳紧感。当病情不断发展，则血压增高可趋向于稳定在一定范围，尤其以收缩压增高更为明显。由于全身细小动脉长期反复痉挛，以及脂类物质在管壁沉着引起管壁硬化，可造成心、脑、肾等重要脏器的缺血性病变，出现相应的临床表现。

有极少数患者，可出现突发性高血压，病情发展急剧，短时间内全身细小动脉强烈痉挛，出现血压急剧升高，同时伴有强烈头痛、头晕、恶心、心悸、视力障碍，甚至昏迷、抽搐等，称为高血压危象。

若细小动脉严重持续性痉挛，可引起脑动脉狭窄，脑微小血栓及微小栓塞，脑血液循环障碍，导致脑缺氧、缺血、脑水肿、颅内压升高。临床表现为突然发病，血压急剧升高，伴剧烈头痛、头晕、呕吐、心悸、视力障碍、神志不清、昏迷、抽搐、一时性偏瘫，视网膜血管有出血和渗出物、视神经乳头水肿，两侧瞳孔不等大、不等圆，称为高血压脑病。

3. 高血压的分类　绝大多数高血压患者的病因不明，称之为原发性高血压，占高血压病患者总数的 95% 以上；继发于其他疾病或原因的高血压称为继发性高血压，约占所有高血压患者的 5%，如由内分泌疾病、肾脏疾病、脑部疾患、血管病变、妊娠期等引发的高血压。

4. 高血压的流行病学调查　高血压的患病率和发病率在不同地区、不同人群和不同职业之间存在差异，并随年龄的增加而升高。我国自 20 世纪 50 年代以来进行了 3 次（1959 年、1979 年、1991 年）较大规模的成人高血压普查，高血压患病率分别为 5.11%、7.73% 和 11.88%，在总体上呈明显上升趋势，以每年 300 万人左右的速度递增。国内外许多研究显示，高血压是心脑血管疾病可控的主要危险因素，对其进行干预是目前预防和控制心脑血管疾病的主要策略。

5. 高血压的病因

（1）年龄：高血压的患病率随年龄增长而增加，35 岁以上，年龄每增加 10 岁，患病率增加 10%。

（2）性别：女性在绝经前的患病率低于男性，但在绝经后与男性差别不大，说明女性绝经后随着雌激素水平的下降，血压升高的危险因素增多。

（3）遗传因素：高血压患者多有家族史，其直系亲属的血压水平比同龄非直系亲属的高。双亲均有高血压的子女发生高血压的危险性大，双亲血压都正常的子女，患高血压的概率只有 3%；双亲血压都高于正常的儿女，患高血压的概率为 45%；单卵双生兄弟姐妹的高血压相关系数可达 55%。

（4）地区：不同地区因饮食结构、生活习惯等不同，人群血压水平也不同，我国北方地区人群高血压患病率要高于南方。

（5）高钠、低钾膳食：人体摄入的钠 75% 来自于饮食，人体对钠盐的生理需要量很低，成人摄盐 1 ～ 2g/d 足以满足生理需要，摄入过多的食盐可以导致高血压。有研究表明，膳食钠盐摄入量平均每天增加 2g，收缩压和舒张压分别增高 2mmHg 和

1.2mmHg。而膳食中的钾可以对抗钠的升血压作用。高钠、低钾膳食是导致我国大多数高血压发病的主要危险因素之一。我国大部分地区每天人均盐摄入量在12g以上，某些北方农村地区可高达20g。

（6）超重和肥胖：身体脂肪含量与血压水平呈正相关。BMI（体重/身高的平方）每增加3，4年内发生高血压的风险，男性增加50%，女性增加57%。有研究显示，BMI ≥ 24者发生高血压的风险是体重正常者的3～4倍。身体脂肪的分布与高血压的发生也有关，腹部脂肪聚集越多，血压水平就越高。男性腰围≥ 90cm，女性≥ 85cm，发生高血压的风险是腰围正常者的4倍以上。

（7）吸烟：烟草中的尼古丁等有害物质进入血液后，可引起小动脉持续收缩，时间一久，动脉壁上的平滑肌就会变性，损害血管内膜，使小动脉的血管壁增厚，而引起全身小动脉硬化，致血压升高。吸烟可在短期内使血压急剧升高。吸烟也是心脑血管疾病的危险因素，研究表明，高血压患者戒烟后可大大降低并发心脑血管疾病的危险。

（8）饮酒：虽然少量饮酒后血管扩张，血流加速，精神放松，短时间内血压会有所下降，但只是短暂作用，长期少量饮酒可使血压轻度升高，过量饮酒则使血压明显升高。酒精吸收后会引起动脉硬化，血脂升高，从而加重或导致动脉硬化。男性饮酒超过20～30g/d，女性饮酒超过10～15g/d，即为过量饮酒。有报道显示，如果每天平均饮酒＞3个标准杯（1个标准杯相当于12g酒精），收缩压与舒张压可分别平均升高3.5mmHg和2.1mmHg，且血压上升幅度随着饮酒量增加而增大。

（9）缺乏体力活动：正常血压人群中，久坐和体力活动不足者与活跃的同龄者相比，发生高血压的危险增加20%～50%。

（10）长期精神紧张：长期精神紧张、愤怒、烦恼及环境的恶性刺激（如噪音），都可导致高血压的发生。劳累、睡眠不足、焦虑、恐惧及抑郁等不良心理也可引起高血压。长期从事高度精神紧张工作的人群，高血压患病率明显增加。

6. 高血压的诊断

	收缩压（mmHg）	舒张压（mmHg）
正常血压	＜ 120	和　＜ 80
正常高值血压	120～139	和（或）80～89
高血压		
1级高血压（轻度）	≥ 140	和（或）≥ 90
2级高血压（中度）	160～179	和（或）100～109
3级高血压（重度）	≥ 180	和（或）≥ 110
单纯收缩期高血压	≥ 140	和　＜ 90

【健康管理】

高血压患者建立中医健康体检和体质辨识记录，定期进行随访、调整方案、评估预防保健效果。建立中医高血压健康档案，在居民健康档案中加入高血压健康档案内容，包括基本信息、健康特征（既往史、过敏史、四诊合参情况）、健康问题（健康危险因素）、服务记录（诊疗和预防保健），并不断完善中医临床术语，中医疾病和证候诊断、辨证论治、生活起居、体质调护等要点。随访期间动态监测血压变化，开展中医文化宣传；加强中医药的基层活动，在中小学和基层各类公共活动室推广中医药普及读物，探索把太极拳、五禽戏、八段锦等加入学生课间操、体育项目或社区老年活动内容；激发重点人群对中医预防保健的认同，开展针对性中医健康教育，针对个体不同体质、不同目标人群、不同性质疾病开展中医健康教育，适时开展重大传染病的中医预防保健知识传播。

（一）高血压的常见体质类型

高血压以延缓疾病发展、提高生存质量为目的，应临床治疗与日常调摄相结合，尽量延缓疾病的发展进程，提高生活质量，延长生存时限。

1. 气虚质

[**总体特征**] 元气不足，以疲乏、气短、自汗等气虚表现为主要特征。

[**形体特征**] 肌肉松软不实。

[**常见表现**] 平素语音低弱，气短懒言，容易疲乏，精神不振，易出汗。

[**舌象与脉象**] 舌淡红，舌边有齿痕，脉弱。

[**心理特征**] 性格内向，不喜冒险。

[**发病倾向**] 易患感冒、内脏下垂等病，病后康复缓慢。

[**对外界环境适应能力**] 不耐受风、寒、暑、湿邪。

2. 阴虚质

[**总体特征**] 阴液亏少，以口燥咽干、手足心热等虚热表现为主要特征。

[**形体特征**] 体形偏瘦。

[**常见表现**] 手足心热，口燥咽干，鼻微干，喜冷饮，大便干燥。

[**舌象与脉象**] 舌红少津，脉细数。

[**心理特征**] 性情急躁，外向好动，活泼。

[**发病倾向**] 易患虚劳、失精、不寐等病；感邪易从热化。

[**对外界环境适应能力**] 耐冬不耐夏，不耐受暑、热、燥邪。

3. 痰湿质

[**总体特征**]痰湿凝聚，以形体肥胖、腹部肥满、口黏苔腻等痰湿表现为主要特征。

[**形体特征**]形体肥胖，腹部肥满松软。

[**常见表现**]面部皮肤油脂较多，多汗且黏，胸闷，痰多，口黏腻或甜，喜食肥甘甜黏。

[**舌象与脉象**]舌淡，苔白腻，脉滑。

[**心理特征**]性格偏温和、稳重，多善于忍耐。

[**发病倾向**]易患消渴、中风、胸痹等病。

[**对外界环境适应能力**]对梅雨季节及湿重环境适应能力差。

4. 血瘀质

[**总体特征**]血行不畅，以肤色晦暗、舌质紫暗等血瘀表现为主要特征。

[**形体特征**]胖瘦均见。

[**常见表现**]肤色晦暗，色素沉着，容易出现瘀斑，口唇暗淡。

[**舌象与脉象**]舌暗或有瘀斑，舌下脉络紫暗或增粗，脉涩。

[**心理特征**]易烦，健忘。

[**发病倾向**]易患癥瘕及痛证、血证等。

[**对外界环境适应能力**]不耐受寒邪。

5. 气郁质

[**总体特征**]气机郁滞，以神情抑郁、忧虑脆弱等气郁表现为主要特征。

[**形体特征**]形体瘦者居多。

[**常见表现**]神情抑郁，情感脆弱，烦闷不乐。

[**舌象与脉象**]舌淡红，苔薄白，脉弦。

[**心理特征**]性格内向不稳定，敏感多虑。

[**发病倾向**]易患脏躁、梅核气、百合病及郁证等。

[**对外界环境适应能力**]对精神刺激适应能力较差；不适应阴雨天气。

（二）辨证分型调摄

1. 肝阳上亢

[**生活起居**]居室宜安静。此证属实属热，患者易于便秘，应指导患者养成定时排便的习惯，保持大便通畅，勿低头久蹲，勿努力排便，以防血压骤升，可于饭后 2 小时做腹部按摩帮助脾胃运化。熬夜和疲劳易耗伤阴津，致亢阳更旺，故应避免长期过度劳累，保证充足睡眠。

[**情志调适**] 肝主情志，本证患者本有肝阳上亢的病机，若情绪激动，怒则气上，则亢阳更盛，加重头痛、眩晕等症状，严重者可致脑血管意外等严重并发症。因此，应指导患者控制急躁情绪，移情易性，可通过听轻音乐、看书读报、闭目养神等方法调适情绪。

[**运动娱乐**] 适当的体力活动，有利于高血压患者保持良好的情绪，还能减轻体重，降低血脂，改善胰岛素抵抗，改善症状，控制血压。本证患者可进行适当的活动，如散步、打太极拳等，但勿过劳，勿参加激烈的对抗性运动。

[**饮食宜忌**] 本证属实属热，故应远避辛热，饮食清淡，不可用补，尤其温燥之品可致肝阳化风，加重病情。可根据个人情况，选择菊花、天麻等药物进行食疗。

[**食疗药膳**] 推荐几种食疗方法供参考。

绿豆粥：绿豆50g，白米50g。先煮绿豆，放入少许碱、矾，至熟，再入米煮成粥，入糖食，可常用。

海蜇拌菠菜：菠菜根100g，海蜇皮100g，香油、盐、味精适量。先将海蜇洗净切丝，再用开水烫过，然后将用开水焯过的菠菜根与海蜇加调料同拌，即可食用。每日1次。

海蜇荸荠汤：海蜇头60g（漂洗去咸味），荸荠60g，共煮汤服。每日1次。

2. 肝肾阴虚

[**生活起居**] 环境易安静整洁，起居有常，不可熬夜，保证充足的睡眠及睡眠质量；避免过劳，节制房事，避免用脑过度。

[**情志调适**] 本证患者多属焦虑性格，平时急躁易怒，故应注意精神调养，移情易性，养成冷静、沉着的习惯，闲暇时可通过看书、听轻音乐调整情绪。

[**运动娱乐**] 不适合做剧烈运动，可进行中小强度、间断性的身体锻炼，如打太极拳、练八段锦等，对血压的恢复也有一定好处。

[**饮食宜忌**] 平时要多喝开水，并做到少量频饮；常吃新鲜蔬菜、水果，如藕、百合、香蕉、银耳、山药、芝麻、蜂蜜等柔润食物，以及柠檬、西红柿、梨、苹果等酸性食物，以生津润燥、酸甘化阴；戒烟限酒，尽量避免食用辛辣热性食物，以防助燥伤阴；另外，切勿过量食用凉性果蔬，否则会损及脾胃阳气，成虚实错杂之证，更难治疗。

[**食疗药膳**] 推荐几种食疗方法供参考。

海参粥：海参20g，白米60g，煮粥调味食用。

淡菜皮蛋粥：淡菜30g，皮蛋1个，粳米60g，共煲粥调味服食。

发菜蚝豉粥：发菜3g，蚝豉60g，瘦猪肉50g，粳米60g，煲粥调味服食。

淡菜紫菜汤：淡菜 50g，紫菜 6g，先将淡菜加水煮软煮熟，再加紫菜，稍煮片刻，调味服食。

3. 痰湿壅盛

[生活起居] 本证患者体内湿浊较重，痰湿阻滞清气，表现为嗜睡、易疲乏、少气懒言，饭后湿邪困脾，更容易犯困。应当养成早睡早起的习惯，饭后不躺卧，可做家务或散步。居室最好朝阳，保持干燥，以利于舒展阳气，通达气机。

[情志调适] 本证患者多性格偏温和、内向，善于忍耐。思虑伤脾，脾虚生痰，故此型患者，尤其是脑力工作者，应当避免思虑过度，多与人沟通，培养乐观的性格，以调畅气机。

[运动娱乐] 本证患者多体形肥硕，故应鼓励其适量运动，控制体重，以维持血压的稳定。应循序渐进地坚持长期运动，运动量不在大小，而在于每次运动的时间。依据自身的身体状态和承受强度，老年患者可做一些缓和、容易坚持的运动项目，如散步、快走、太极剑、健身操等；年轻者可做稍剧烈一些的运动，如骑自行车、游泳、跑步、练武术等。

[饮食宜忌] 以清淡为宜，严戒口腹，须知病从口入。尤应忌食肥甘厚味、滋补油腻之品，如肥肉、动物内脏、糕点、糖果等，忌暴饮暴食和进食速度过快。可侧重食用一些具有健脾化痰作用的食物，如粗粮、野菜、时令鲜蔬等。可根据个人情况选择山药、薏苡仁、荷叶等进行食疗。

[食疗药膳] 推荐几种食疗方法供参考。

茯苓茶：茯苓 10g，红茶 3g，用 300mL 开水冲泡后饮用，冲饮至味淡即可。可渗湿利水，健脾和胃。

薏米赤小豆粥：薏苡仁、赤小豆各 30g，一起放入锅中，加适量水煮成粥即可。可健脾，化痰，祛湿。

鲫鱼萝卜汤：炒锅中倒入 15g 油烧热，放进鲫鱼煎至两面呈黄色。倒入清水、葱、姜、萝卜丝及盐、酒，盖锅。水开后用小火煮 10 分钟，取出葱段即可。可健脾利湿，消食化痰。

4. 瘀血阻络

[生活起居] 寒则气滞，寒则血凝。本证患者除衣被保暖以外，居住环境亦应避寒就温。可每天进行热足浴，有利于全身气血运行。

[情志调适] 应培养乐观的情绪，精神愉快则气血和畅，营卫流通，苦闷、忧郁等不良情绪则加重血瘀。

[运动娱乐] 运动可以促进气血运行，故本证患者应坚持体育运动，可根据个人情

况，选择散步、快步走、太极拳等和缓的有氧运动。

[**饮食宜忌**]饮食宜清淡，忌肥甘厚味，忌辛辣刺激。可适当食用一些具有活血化瘀功效的食物，如黑豆、山楂等，也可根据个人情况，选用玫瑰花、红花等进行食疗。

[**食疗药膳**]推荐几种食疗方法供参考。

桃仁莲藕汤：桃仁10g，莲藕250g，将莲藕洗净切成小块，加清水适量共煮汤，调味饮汤食莲藕。

桃仁牛血汤：桃仁10g，新鲜牛血200g（切成块状），与桃仁加清水适量煲汤，食盐少许调味，饮汤食牛血。

醋煲青蟹：青蟹250g，醋50g，煮熟，加糖调味服，每日1次。

5. 阴阳两虚

[**生活起居**]本证患者多体质较弱，且伴有多种疾病，故应适度休息，不宜过度劳累。

[**情志调适**]本型患者有焦躁、抑郁等心理特点，不良情绪对血压的控制及并发症的发生发展易形成负面影响。应向患者及家属说明精神因素与疾病的关系，教会患者学会自我心理疏导，提高心理承受能力，以维持血压的稳定，提高战胜疾病的信心。

[**运动娱乐**]可采取步行、太极拳、放松疗法等，要重视患者运动中和运动后的感觉，防止因运动交感神经兴奋，血压增高而发生脑血管意外。

[**饮食宜忌**]戒烟戒酒，忌食肥甘厚味，宜食富含营养而易消化的食物，如新鲜蔬菜、瘦肉、鸡蛋、虾、鱼等，可根据个体情况，选择人参、黄芪、海参、山药、薏苡仁等进行食疗。

[**食疗药膳**]推荐几种食疗方法供参考。

杜仲炖猪腰：猪腰2个，杜仲30g，一同炖熟调味食用。

桂心粥：白米100g，桂心末7g，先用白米煮粥，粥半熟入桂心末，再文火煲片刻，熟时趁热食用。

韭菜煮蛤蜊肉：韭菜100g，蛤蜊肉150g，加水适量煮熟，调味服食。

（三）饮食调摄原则

1. 减少钠盐的摄入　钠盐可显著升高血压并增加高血压的发病风险，世界卫生组织对高血压患者每日的钠盐推荐剂量为少于5g，故所有高血压患者均应采取各种措施减少钠盐的摄入。同时，减少味精、酱油等含钠盐的调味品用量；少食或者不食含钠盐量较高的各类加工食品，如咸菜、火腿、香肠及各类炒货。

2. 增加钾盐的摄入　多吃含钾的食物有利于降低血压，因为钾盐可对抗钠盐升高血压的作用。补充瓜果中的碳酸氢钾可降低血管阻力，增进动脉扩张而发生降血压效应。每天补给 1.6g 的碳酸氢钾可使收缩压降低 2mmHg，使舒张压降低 1.7mmHg。在 1 杯橙汁或 1 根可食用香蕉中大约含有 400mg 的碳酸氢钾。富含钾的食物主要有蘑菇、紫菜、黄花菜、香菇、木耳、西葫芦、香蕉、甜橙、甜瓜、西瓜、鲜桃、柚子、马铃薯、葡萄等。

3. 饮食要适量　忌一次性进食过量，"饮食自倍，肠胃乃伤"，过量进食可损伤脾胃的运动消化功能，导致痰浊内生，若痰蒙心窍，可诱发胸痹，如发生心绞痛，甚或心肌梗死；若痰浊上蒙，走窜经髓，则可导致中风。

4. 合理膳食，营养均衡　食用油尽量选择植物油，每人 < 25g/d；少吃或不吃肥肉和动物内脏；其他动物性食品也不应超过 50 ～ 100g/d；多吃蔬菜（400 ～ 500g/d）和水果（100g/d）；每人每周可吃蛋类 5 个；适量豆制品或鱼类；奶类每日 250g。

5. 提倡高钙饮食　钙是一种能够降低血压的矿物质，并且可以帮助预防高血压。世界卫生组织建议，每天补钙至少应在 800mg 以上，老年人应在 1000mg 以上。含钙较多的食物有大豆及豆制品、奶制品、鱼、虾、蟹、蛋、木耳、紫菜、油菜等。

6. 适当补镁　服用镁对高血压患者也有极大的帮助。含镁的食物包括豆荚、糙米和其他的谷类、玉米、花生、核桃、菠菜、绿花椰菜、青豆、南瓜、马铃薯、鱼和脱脂牛奶。

7. 增加粗粮、杂粮的摄入量　大部分粗粮不但富含人体所需的氨基酸和蛋白质，还含有钙、磷等矿物质及维生素，且食物纤维素含量高，可促进排便，防止便秘，降低胆固醇，阻止动脉粥样硬化，有益于高血压的防治。

8. 戒烟，限制饮酒　彻底戒烟，避免被动吸烟。少量饮酒对健康有利，大量饮酒则危害健康。如何正确地控制饮酒量，可参考以下标准：白酒 < 50mL/d、葡萄酒 < 100mL/d、啤酒 < 300mL/d（即酒精含量在 15g 以内）。

9. 控制体重　肥胖是高血压病一个很重要的诱因。高血压者体重应控制在 BMI < 24；腰围男性 < 90cm，女性 < 85cm。减少总的食物摄入量，增加足够的运动量。

（四）功法锻炼

可选用降压按摩操，每日早晚各 1 次，每次约 20 分钟。

1. 准备活动

[动作要领]取坐位，双臂自然下垂，身体保持正直，全身放松，两眼轻闭，均匀呼吸。

[动作重点]两眼轻闭，均匀呼吸。

[功用]调和气息，静心养神。

2. 搓手运眼养睛明

[动作要领]将两手掌互相擦热，拳起四指，贴与眼上，持续 1 分钟。以左右食指第二节内侧面轮刮眼眶一圈，从印堂穴开始，到太阳穴为止，下面从内眼角起至外眼角止，先上后下轮刮一圈，反复 20 次。并用大拇指按揉太阳穴的位置，力度适中。

[动作重点]四指并拢，轮刮动作轻柔，按揉力度不宜过大。

[功用]清肝明目，消除疲劳。

3. 十指梳头活经络

[动作要领]两手手指分开成爪形，朝前、后、左、右梳理头部，各 15 次，四指并拢，从前额正中开始，沿发际线经太阳穴，向后推至耳后的风池穴 10 ～ 15 次；呼气时两手放松，向身体两侧用力甩下；如此反复 12 次。

[动作重点]注意力适度集中；双手梳头后用力甩下，放松置于身体两侧，犹如荡秋千状。

[功用]疏通经络。

4. 千斤单点百会穴

[动作要领]首先右手中指点按头顶正中的百会穴 49 下，同时紧缩前后阴；后左手掌在下，右手掌覆左手背上（女子相反），双手劳宫穴重叠对准百会穴，顺时针半悬空轻摩百会 9 或 21 圈，换手逆时针轻摩百会 9 或 21 圈；最后用右手指掌轻拍百会穴 108 下。

[动作重点]周身放松，点按力度不宜过大，有微麻的感觉即可。

[功用]调畅气机，疏通血脉。

5. 耳前项后健脑肾

[动作要领]将手掌正面竖着盖贴在耳部，分别向耳的正后方及正前方揉擦 49 次，用力适中至耳部发热为宜。抬起右手，拇指在前，手指，食指、中指、无名指、小指在后，由上到下、由轻到重在颈部拿捏 3 ～ 5 遍。然后抬起另一只手，用同样方法做 1 遍。用左手拿捏右侧颈肩部 3 ～ 5 遍，再用右手拿捏左侧颈肩部 3 ～ 5 遍。双手拇指揉风池穴，半分钟后感觉到酸胀感为止。

[动作重点]揉擦力度适中，拿捏动作轻柔。

[功用]聪耳消鸣，健益肾气。

6. 上肢四穴调气血

[动作要领]前臂屈曲 90 度，置于腹前，掌心向里，另一手大拇指置于曲池穴，前后拨动，左右交替，各 16 次，力度适中，以穴位部酸胀为度。掌心倾斜 45 度，大拇

指按在内关穴前后拨动，左右交替，各 16 次；拇、食指相对按揉合谷、劳宫穴，配合呼吸，持续 1 ~ 3 分钟。

［动作重点］指揉应均匀用力，穴位处微有酸胀感。

［功用］调补心肾，清心泻火。

7.足心拇指常点揉

［动作要领］以一手握足趾使足背屈，另一手拇指置涌泉穴，旋转指揉 1 ~ 3 分钟，左右交替，至足心发热，有酸胀感。

［动作重点］指揉应均匀用力，可配合点按。

［功用］通关开窍，镇静安神。

8.足跟内外向上循

［动作要领］将小腿抬起盘放于另一腿上，四指屈曲，置于足跟部循小腿内侧（足少阴肾经）及小腿外侧（足阳明胃经）自下向上做螺旋状摩擦，来回反复 5 次。重点按揉太溪、昆仑、足三里、丰隆穴等，以产生酸麻胀感为佳。

［动作重点］注意要以螺旋方式摩擦，擦后应觉所过皮肤处有微热感。

［功用］通补肾经，调理气血。

9.肝胆两经时压敲

［动作要领］敲足厥阴肝经：由曲泉穴沿小腿内侧向下经三阴交、中封等穴，敲至太冲穴处。敲足少阳胆经：由阳陵泉处沿小腿外侧经外丘，敲至悬钟穴处。最后沿着足厥阴肝经、足少阳胆经的循行路线，由上而下地用手掌柔和地按摩 5 次以上。

［动作重点］敲经脉时双拳微握，力度不宜过重。

［功用］提升气血，调畅气机。

（五）腧穴按摩

［取穴］合谷、太冲、期门、血海等。

［操作方法］取卧位或坐位，在全身放松的情况下采用指揉法，即用拇指或中指指腹按压穴位，做轻柔缓和的环旋活动，以感到酸胀为度，每个穴位按揉 2 ~ 3 分钟，每天操作 1 ~ 2 次。

（六）耳穴按压

耳穴是全身信息的一个反映点和控制点，治疗通过刺激耳部特定反射区，传到中枢，通过对神经、体液等多种因素的调节，达到调控血压的目的。

［主穴］降压沟、交感、神门、皮质下、心、肝、肾。

[配穴]根据头痛部位配穴：额、枕、颞。阴虚火旺、痰火扰心加枕、小肠；心血瘀阻加肝；心肾阳虚加肾。

[操作方法]用棉签消毒所选穴位及周围皮肤，晾干后将王不留行籽或磁珠贴于胶布中间，用镊子置于所选穴位之上，用指腹按压在选择穴区找敏感点，按压后得气（酸麻重胀感）即可。每天按压 2～3 次，每次 3～5 分钟。

（七）痧疗

[操作方法]①采用鍉圆针痧疗器自印堂穴刮至上星穴，手法轻柔，以皮肤潮红为度。②以百会为中心呈放射状向前后左右刮拭全头部，经过头部各经腧穴和头部额区、顶区、颞区、枕区；并进行百会、四神聪、风池、风府等穴位的点按。头部刮拭不需使用痧疗介质，不必出痧。操作时宜双手配合，辅助手扶持患者头部，操作手进行刮拭，以保持头颈部稳定和安全。若刮拭局部有痛、酸、胀、麻等感觉，是正常现象。③自上而下刮拭桥弓。刮拭桥弓时，不可两侧同时刮拭，应先刮拭一侧，再刮拭另一侧，手法轻柔，轻微出痧为度。④刮颈肩部胆经风池、肩井至肩峰端及背部膀胱经第 1 侧线，刮拭背部督脉，从大椎刮至长强方向，要求出痧，点按刺激肝俞、肾俞。⑤点按刺激阴陵泉、太溪、太冲、悬钟、昆仑、行间。

（八）中药足浴

[基础方]怀牛膝、川芎、天麻、钩藤、夏枯草。

[辨证加减]肝阳上亢加草决明、牡丹皮等；肝肾阴虚加枸杞、生地、菊花等；痰湿壅盛加苍术、茯苓、泽泻等；瘀血阻络加丹参、红花、桃仁等。

[操作方法]将药加水煮沸，连渣带水倒入盆中，每晚临睡前泡脚，水量以完全浸没双足为准，先熏后洗，待水温下降后再加热水，直到头部微微汗出，或周身微汗出为止，时间大约 30 分钟，足浴后再交替按摩双足底部各 5～10 分钟。

第三节　糖　尿　病

【基础知识】

（一）中医学对糖尿病的认识

早在《内经》中就有对糖尿病不同名称的记载，如"消渴""消瘅""消中""鬲消""肺消"等；对消渴病的论述，散见于约 14 篇经文当中，对消渴病的名称、概念、病因病理、临床表现、治则、预后及调摄方法等都分别做了论述。在病因方面，认为过食肥甘、情志失调、五脏柔弱等因素，与本病的发生有密切关系。尤为可贵的是，古人已对本病的预后有所认识，已有根据脉象判断病情的记载。《内经》对本病的认识，是后代理论发展的渊源，至今对本病的研究仍具有一定的临床意义。

（二）西医学对糖尿病的认识

1. 糖尿病的概念　糖尿病是多病因的代谢性疾病，特点是慢性高血糖，伴随因胰岛素分泌、作用或二者均有缺陷所致的糖、脂肪、蛋白质代谢紊乱的综合征，常引发心、脑、眼、肾、神经系统及全身血管病变的广泛的慢性并发症，还可并发酮症酸中毒、乳酸性酸中毒、高渗性非酮症昏迷、低血糖等严重的急性并发症。目前，从病因角度将糖尿病分为 1 型糖尿病、2 型糖尿病、其他类型糖尿病和妊娠糖尿病 4 型。其中，2 型糖尿病是最常见的糖尿病类型，但因其早期常缺乏症状，大多数患者发病多年后尚未能确诊。

2. 糖尿病的常见症状

（1）多食：是糖尿病患者的典型临床表现。糖尿病患者的葡萄糖利用率降低是主要原因。由于患者体内的降血糖激素——胰岛素绝对或相对不足引起一系列糖代谢紊乱，导致肝脏、肌肉及脂肪等组织内葡萄糖利用减少，虽然血糖处于高水平状态，但动静脉血中葡萄糖的浓度差很小，从而刺激摄食中枢兴奋，引起饥饿多食。另外，患者糖的利用率较差，大量从尿中排出，导致全身营养需求相对增加，通过反馈机制使这个信息传到下丘脑，也是食欲亢进的一个因素。还有部分糖尿病患者同时伴有高血糖素、儿茶酚胺、糖皮质激素分泌增高，同样造成食欲亢进。

多食是 1 型糖尿病患者常见的症状，部分患者食量每餐可高达 500～1000g，且善饥，每天进食可达 5 餐以上。此时的患者查空腹血糖可以获得确诊。值得重视的是，随着病情的进展，多食表现会越来越明显，一旦转为少食，常是病情严重及出现合并症或伴随症的标志。

（2）多饮：是糖尿病患者的典型临床表现。因胰岛素绝对或相对不足，血糖不能有效地被利用，从而形成高血糖、高尿糖和渗透压升高，使肾小管回吸收水分减少，尿量增多，同时发生细胞内缺水而引起烦渴、多饮。

（3）多尿：是糖尿病患者的典型临床表现。高血糖状态使肾脏肾曲小管葡萄糖溶质浓度增高，形成高渗性利尿，造成尿量增多。重症患者 24 小时总尿量可达 4～6L。但多尿未必都是真性糖尿病，还有许多疾病出现多尿症状，如尿崩症等。通过血糖的测定完全可以鉴别。

（4）消瘦：消瘦也是糖尿病患者的典型临床表现。糖尿病患者由于胰岛素相对或绝对不足而不能充分利用葡萄糖，导致体内动用脂肪和蛋白质，通过糖异生来补充能量及热量。另外，严重的糖尿病患者最终出现食欲及食量下降，摄取的营养物质减少，从而加重消瘦症状，尤其在1型糖尿病患者中消瘦症状会更加明显。

3. 糖尿病的分类　糖尿病根据发病的机理不同被分成4种类型，其中发病最多的是1型和2型糖尿病。

（1）1型糖尿病：以往通常被称为胰岛素依赖型糖尿病，是一种自身免疫性疾病，约占糖尿病患者总数的10%，但多见于儿童和青少年。1型糖尿病患者多起病急，"三多一少"症状比较明显，容易发生酮症，有些患者首次就诊时就表现为酮症酸中毒。其血糖水平波动较大，空腹血浆胰岛素水平很低。这一类型糖尿病患者一般需要依赖胰岛素治疗或对外源性胰岛素绝对依赖，必须用外源性胰岛素治疗，否则将会反复出现酮症酸中毒，甚至导致死亡。随着病情的发展，胰岛 β 细胞功能进行性破坏，最终患者必须要依赖外源性胰岛素控制血糖水平和抑制酮体生成。

（2）2型糖尿病：以往通常被称为非胰岛素依赖型糖尿病，或成年发病型糖尿病，约占糖尿病患者总数的90%，多发于40岁以上的成年人或老年人，有明显的家族遗传性。2型糖尿病患者多数起病比较缓慢，体型较肥胖，病情较轻，有口干、口渴等症状，也有不少人甚至无症状，较少出现酮症。在临床上，"三多"症状可以不明显，往往在体检时或因其他疾病就诊时被发现。多数患者在饮食控制及口服降糖药治疗后可稳定控制血糖。但有一些患者，尤其是糖尿病病史较长，超过20年者，以及形体消瘦的老年糖尿病患者，会出现胰岛素水平的低下，需要用外源性胰岛素控制血糖。

此外，还有少数患者患的是妊娠糖尿病或其他类型糖尿病。

4. 糖尿病的流行病学调查　从地域分布看，我国糖尿病患病率基本上呈"北高南低、东高西低"的分布特征。一项20～70岁年龄居民糖尿病流行病学专项调查结果表明，年龄越高，患病率越高，60岁以上人群的患病率最高，达到11%以上，50～60岁人群患病率达到6.8%。这是由于人们的物质生活水平急剧提高，而文化、保健等又不能相应提高，导致糖尿病患病率越来越高，特别是有糖尿病家族史者，DM和IGT患病率（7.74%和6.47%）显著高于无糖尿病家族史者（3.21%和4.42%）。另外，糖尿病以老年人为主要患者群，我国人口平均年龄由最初的40岁增至目前的70岁，提前进入了老年社会，60岁以上人群已经占到总人口的10%左右，这是我国糖尿病总患病率不断增高的重要因素。

5. 糖尿病的病因　1型或2型糖尿病均存在明显的遗传异质性。糖尿病存在家族发病倾向，1/4 ～ 1/2 患者有糖尿病家族史。临床上至少有 60 种以上的遗传综合征可伴有糖尿病。Ⅰ型糖尿病有多个 DNA 位点参与发病，其中以 HLA 抗原基因中 DQ 位点多态性关系最为密切。

在 2 型糖尿病已发现多种明确的基因突变，如胰岛素基因、胰岛素受体基因、葡萄糖激酶基因、线粒体基因等。

1 型糖尿病患者存在免疫系统异常，在某些病毒如柯萨奇病毒、风疹病毒、腮腺炎病毒等感染后导致自身免疫反应，破坏胰岛素 β 细胞。

进食过多、体力活动减少导致的肥胖是 2 型糖尿病最主要的环境因素，使具有 2 型糖尿病遗传易感性的个体容易发病。

6. 糖尿病的诊断　血糖是诊断糖尿病的主要依据。判断正常或异常的分界点主要是依据血糖水平对人类健康的危害程度制定的，其中微血管病变是主要依据。随着血糖水平对人类健康影响的研究及认识的深化，糖尿病诊断标准中的血糖水平分割点将会不断被修正。从血糖水平分割点修正的轨迹来看，人类越来越意识到，高血糖对健康的危害程度比过去认为的更严重，并且在更早的时间就发生了。所以，血糖水平分割点每 1 次被修订的值比以前都低一些，即更严格一些。以下引用的是 1999 年 10 月出版的世界卫生组织（WHO）专家咨询报告中的世界最新糖尿病诊断标准，并且结合2013 版的《中国 2 型糖尿病防治指南》。

（1）正常人血糖标准：空腹血糖 4.4 ～ 6.1mmol/L，餐后血糖 4.4 ～ 8mmol/L。

（2）糖尿病诊断标准：以下 3 条符合其中 1 条即可确诊。

①糖尿病症状 + 任意时间血糖 ≥ 11.1mmol/L[200mg/dL]。

②空腹血糖水平 ≥ 7mmol/L[126mg/dL]，经非同日重复 1 次得到证实。

③糖耐量试验中，2h 血糖水平 ≥ 11.1mmol/L[200mg/dL]，重复 1 次得到证实；或同时空腹血糖达到标准。

【健康管理】

建立糖尿病患者的健康档案，内容包括基本信息、健康特征（既往史、过敏史、四诊合参情况）、健康问题（健康危险因素）、服务记录（诊疗和预防保健），并不断完善中医临床术语，中医疾病和证候诊断、辨证论治、舌诊与脉诊、针灸穴位、发病节气、体质调护等要点。进行动态监测随访。随访期间印发中医药宣传资料，并利用固定宣传栏、门诊资料架及咨询、义诊、讲座等活动契机下发，提高中医健康教育资料的普及率、入户率。

（一）糖尿病的常见体质类型

糖尿病的体质学说是一个新课题，而研究不同体质的糖尿病患者的饮食治疗，也将带来中西医结合领域新的突破。糖尿病的病机是本虚标实，阴虚为本，燥热为标。本虚以气虚、阴虚为主，标实以湿热、血瘀为主。从中医体质角度来讲，糖尿病常见的体质类型主要有气虚质、阴虚质、湿热质、血瘀质 4 种。

1. 气虚质

[**总体特征**]元气不足，以疲乏、气短、自汗等气虚表现为主要特征。

[**形体特征**]肌肉松软不实。

[**常见表现**]平素语音低弱，气短懒言，容易疲乏，精神不振，易出汗。

[**舌象与脉象**]舌淡红，舌边有齿痕，脉弱。

[**心理特征**]性格内向，不喜冒险。

[**发病倾向**]易患感冒、内脏下垂等病；病后康复缓慢。

[**对外界环境适应能力**]不耐受风、寒、暑、湿邪。

2. 阴虚质

[**总体特征**]阴液亏少，以口燥咽干、手足心热等虚热表现为主要特征。

[**形体特征**]体形偏瘦。

[**常见表现**]手足心热，口燥咽干，鼻微干，喜冷饮，大便干燥。

[**舌象与脉象**]舌红少津，脉细数。

[**心理特征**]性情急躁，外向好动，活泼。

[**发病倾向**]易患虚劳、失精、不寐等病；感邪易从热化。

[**对外界环境适应能力**]耐冬不耐夏；不耐受暑、热、燥邪。

3. 湿热质

[**总体特征**]湿热内蕴，以面垢油光、口苦、苔黄腻等表现为主要特征。

[**形体特征**]形体中等或偏瘦。

[**常见表现**]面垢油光，口苦、口中异味，身重困倦，大便黏滞不畅，小便短黄，男性易阴囊潮湿，女性易带下发黄。

[**舌象与脉象**]舌质偏红，苔黄腻，脉滑数。

[**心理特征**]性格多变，易烦恼。

[**发病倾向**]易患皮肤湿疹、疮疖、口疮、黄疸等病。

[**对外界环境适应能力**]对夏末秋初湿热气候、湿重或气温偏高环境较难适应。

4. 血瘀质

[**总体特征**] 血行不畅，以肤色晦暗、舌质紫暗等血瘀表现为主要特征。

[**形体特征**] 胖瘦均见。

[**常见表现**] 肤色晦黯，色素沉着，容易出现瘀斑，口唇黯淡。

[**舌象与脉象**] 舌黯或有瘀斑，舌下脉络紫黯或增粗，脉涩。

[**心理特征**] 易烦，健忘。

[**发病倾向**] 易患癥瘕及痛证、血证等。

[**对外界环境适应能力**] 不耐受寒邪。

（二）生活调摄

1. 睡眠 睡眠是一种保护性抑制，是人体恢复健康、养精蓄锐的重要方式。糖尿病患者一定要保证每日有充足的睡眠休息时间，按时作息，有规律地安排每日的生活起居。

2. 避免劳累 中医学认为，糖尿病多为虚损性疾病，患者体质下降。因此，日常生活、工作中千万要注意避免劳累，避免熬夜。

3. 指导用药 合理用药是控制血糖的有效方法。应指导患者严格按照医嘱使用降糖药，注意药物不良反应、配伍禁忌及作用机制。降糖药的用药时间对血糖控制有重要意义，如磺脲类药物宜在饭前 30 分钟服用，双胍类药物应于进餐时或进餐后服用，胰岛素注射应在餐前皮下注射。同时，要注意用药期间有无低血糖反应。

4. 监测血糖 监测血糖有助于糖尿病患者对病情的认知，了解血糖控制及治疗效果，及时发现低血糖，同时还可以为饮食搭配、运动量调节及治疗方案调整提供科学依据。

（三）饮食调摄原则

气虚质糖尿病患者在饮食调摄上，要注意多吃益气健脾的食物，如山药、薯类、鸡肉、豆类、参类、泥鳅、香菇、大枣、桂圆、蜂蜜等；少食具有耗气作用的食物。

阴阳是对立制约的，偏于阴虚者，由于阴不制阳而阳气易亢。肾阴是一身阴气的根本，阴虚质者应该多食一些滋补肾阴的食物，以滋阴潜阳为法。常选择的食物如芝麻、糯米、绿豆、乌贼、龟、鳖、海参、鲍鱼、枸杞、雪蛤、螃蟹、牛奶、牡蛎、蛤蜊、海蜇、鸭肉、猪皮、豆腐、甘蔗、桃子、银耳、蔬菜、水果等。这些食品性味多甘寒性凉，皆有滋补机体阴气的功效；也可适当配合补阴药膳有针对性地调养。阴虚火旺之人，应少吃辛辣之物。

湿热体质者择食以清淡为原则，多吃新鲜蔬果及甘寒、甘平、有助于清热化湿的食物，忌食肥甘、厚味、辛辣及大热大补的药物及食物，并要少甜少酒、少辣少油，避免进食酸性食物。食疗药膳以清热祛湿为原则。

（四）功法锻炼

松静功又名放松功，是古代用于修身养性的一种静坐功法，对老年糖尿病患者尤为适宜。该功法共分为6个步骤。

1. 第一步：准备工作：应尽可能选择在安静、空气新鲜之处。室内练功要通风换气，但不要迎着风向，以防感冒；宽衣松带，解除束缚，无论哪种姿势，都须将纽扣、衣带、鞋带或瘦小的衣服等预先解开，使身体舒适，血液循环畅通；安定情绪，精神愉快。练功前需休息20分钟左右，安定心神。若情绪不稳，心情急躁，则杂念纷纭，不易入静，且呼吸不畅；若精神不振，练功则易昏沉入睡，影响疗效。

2. 第二步：摆姿势：姿势端正，易于入静。不论采用哪种姿势，一定要端正，合乎自然。

（1）坐势：应用宽凳子或椅子，高度以使练功者的膝关节弯曲90度为宜。头颈和上身坐直，胸部略向前稍俯，不挺胸，臀部向后微凸出，但背不弯不曲。若是盘膝坐，两手相握或两手重叠向上，贴于小腹前或小腿上，姿势端正后，两目微闭，注视鼻尖，口齿微闭。

（2）卧式：仰卧床上，枕头高低以舒适为度。两手放在身体两侧，肘臂放松，手指微屈，放于大腿两侧；或两手交叉相握，轻放小腹上，两腿自然平伸，两脚自然分开，两目微闭，口齿轻闭。

（3）站式：身体自然站立，两膝微屈，两脚平行分开同肩宽。臀稍向下坐，劲合于腰髋部。上身保持端正，腰脊放松，肩肘稍向下沉，但不用力。虚腋、曲肘、两臂自然下垂，稍作外撑，掌心向下，五指分开，微作弯曲，意如轻按水上之浮球。

3. 第三步：放松法：放松法是一切功的基本功，主要是消除一切紧张，达到全身肌肉、内脏、血管、神经放松，强调自然舒适，气闭丹田。姿势可采用坐势、站势、卧势等，要求自头上向脚下放松，头部放松，虚灵顶劲（头轻轻顶起之意）；两肩放松，垂肩坠肘；胸部放松内含，腹部放松回收；腰部放松挺直，全身无紧张不适之处，精神放松。

4. 第四步：呼吸法：松静功的呼吸法，采用顺呼吸法，吸气时默念"静"字，呼气时默念"松"字，放松得越好，入静就越快，做到呼吸自然柔和，使气沉丹田（脐下1.5寸），即练功家所说的"息息归根"。呼吸是练气功主要环节之一，没有呼吸的锻炼，便没有疗效。每次呼吸 20 ～ 30 分钟即可，否则练习过多，时间过长，易引起偏差。

5. **第五步：静坐法**：练完呼吸法之后，接着练静坐法。开始时，杂念较多，思想难于集中，用意守丹田，让杂念自来自消，如仍有杂念，可用听呼吸的方法排除。听，不是听鼻子呼吸的声音，而是将听觉的注意力集中于一呼一吸的下落，至于呼吸的快慢、粗细、深浅都不要去管它，听至杂念完全消失，就是入静了。至于入静的程度因人因病而异，千万不要勉强追求，凡愈想快入静，反而越静不下来，特别在练功初期，不要要求过高，有些人虽未达到理想的静，但实际上也收到一定疗效。

6. **第六步：收功法**：练完功后，不要急于起来，要以肚脐为中心，用一只手掌心按在肚脐上，另一只手的掌心贴在这只手的手背上，两手同时以肚脐为中心，由内向外，由小圈到大圈缓缓划圈，左转 30 圈，稍停，再由外向内，由大圈到小圈，右转 30 圈，到肚脐处停止收功，然后活动活动身体，也可配合太极拳、八段锦、慢跑等，则收效更大。

（五）腧穴按摩

[**取穴**]肺俞、脾俞、胃俞、肾俞、胃脘下俞等。

[**操作方法**]患者取卧位或坐位，在全身放松的前提下，用拇指、食指或中指末节指腹按压于穴位处，带动皮下组织做环形揉动。手法由轻到重逐渐用力，以患者感到酸麻沉胀为宜。每穴按揉 3 ～ 5 分钟，注意操作时手法应均匀柔和持久，勿用暴力。

（六）耳穴按压

[**主穴**]糖尿病点、胰、胆、耳中、内分泌、丘脑、脑垂体、三焦、消化系统皮质下。

[**配穴**]口渴，加取渴点、口；易饿，加取饥点；多尿，加取膀胱、尿道；皮肤瘙痒，加取过敏区、相应部位点刺放血；四肢麻木，加取枕小神经点、耳大神经点、相应部位。

[**操作方法**]主穴每次取 3 ～ 4 穴，配穴取 1 ～ 2 穴。将王不留行籽或磁珠 1 粒，置于 0.7cm×0.7cm 小方胶布上。在选定耳穴上寻得敏感点后，即贴敷其上，用食、拇指捻压至酸沉麻木或疼痛为得气，此后每日自行按压 3 次，以有上述感觉为宜。每次贴一侧耳，两耳交替。每周贴敷 2 次，10 次为 1 个疗程。疗程间隔 5 ～ 7 天。

（七）痧疗

[**取穴**]肺俞、脾俞、肾俞、膏肓、足三里、三阴交、涌泉等。

[**操作方法**] ①用鍉圆针瘀疗器自后背肺俞、脾俞、肾俞沿着双侧膀胱经进行疏经通络理筋。②其他穴位，则采用局部点按、刮拭各 10 ～ 30 次。上述操作以局部皮肤感觉温热、酸胀舒适感为度。

（八）中药足浴

每晚临睡前坚持用热温水泡脚，对防治糖尿病足有非常重要的意义。糖尿病足是糖尿病患者在病程中晚期因末梢神经病变、下肢动脉供血不足及细菌感染等多种因素引起的足部疼痛、皮肤溃疡甚至肢端坏疽等病变，一旦并发糖尿病足非常痛苦，也难以治疗，而经常进行足浴治疗能使足部温度升高，促进局部毛细血管扩张，减少酸性代谢产物在足部的积累，加速血液循环，消除疲劳，同时对四肢末梢神经系统产生一种良性温和的刺激，有利于防治肢端末梢神经病变。

[**基础方**] 生地、麦冬、石斛、玄参。

[**辨证加减**] 肺燥津伤加太子参、天花粉、桑叶等；胃热炽盛加太子参、芦根、牛膝等；脾胃湿热加苍术、白术、茯苓等；气阴两虚加太子参、知母、葛根等。

[**操作方法**] 将药加水煮沸，连渣带水倒入盆中，每晚临睡前泡脚，水量以完全浸没双足为准，先熏后洗，待水温下降后再加热水，直到头部微微汗出，或周身微汗出为止，时间大约 30 分钟，足浴后再交替按摩双足底部各 5 ～ 10 分钟。

第四节　慢性胃炎

【基础知识】

（一）中医学对慢性胃炎的认识

慢性胃炎属中医学"胃脘痛""胃痞"范畴。清代医家继承了前人对本病病因病机与"气"密切相关的思想，更对本病的辨证治疗有了更进一步的拓展。叶天士在《临床证指南医案·胃脘痛》中对本病的辨证论治颇有独到之处，他认为"初病在经，久痛入络，以经主气，络主血，则知其治气活血之当然……辛香理气，辛柔和血之法，实为对待必然之理"；"夫通则不痛，痛字须究气血阴阳，便是看诊要旨矣"；"胃痛久而屡发，必有凝痰聚瘀"。提出了本病初起病在气分，与气滞关系密切，久病则入血分，治疗上要辨明在气分还是血分而有理气活血之所偏重的观点，先倡"久痛入络"之说。另外，对本病不同证型的治疗有不少医家提出了自己独特的见解。

本病发生的常见原因有寒邪客胃、饮食伤胃、肝气犯胃、脾胃虚弱等几个方面。

1.寒邪客胃 外感寒邪,内客于胃,寒主收引,致胃气不和而痛。《素问·举痛论篇》说:"寒邪客于肠胃之间,膜原之下,血不得散,小络引急,故痛。"

2.饮食伤胃 饮食不节,或过饥过饱,致胃失和降。《素问·痹论》指出:"饮食自倍,肠胃乃伤。"《医学正传·胃脘痛》亦认为:"致病之由,多有纵恣口腹,喜好辛酸,恣饮热酒煎煿,复餐寒凉生冷,朝伤暮损,日积月深……故胃脘疼痛。"

3.肝气犯胃 肝为刚脏,性喜条达而主疏泄,若忧思恼怒,则气郁而伤肝,肝木失于疏泄,横逆犯胃,致气机阻滞,因而发生疼痛。《沈氏尊生书·胃痛》说:"胃痛,邪干胃脘病也……唯肝气相乘为尤甚,以木性暴,且正克也。"

4.脾胃虚弱 脾胃为仓廪之官,主受纳和运化水谷,若饥饱失常,或劳倦过度,或久病脾胃受伤等,均能引起脾阳不足,中焦虚寒,或胃阴受损,失其濡养而发生疼痛。此外,亦有过服寒凉药物而导致脾胃虚寒而痛者,故《证治汇补·心痛选方》说:"服寒药过多,致脾胃虚弱,胃脘作痛。"

(二)西医学对慢性胃炎的认识

1.慢性胃炎的常见症状 慢性胃炎缺乏特异性症状,而且症状的轻重与胃黏膜的病理变化也不一致。有的患者症状明显但胃黏膜却无明显炎症,有的患者症状较轻但胃镜检查显示胃黏膜有明显的炎症、糜烂甚至出血,也有一部分患者可无症状。

临床上本病常见症状有腹痛、嗳气、腹胀、食欲不振、恶心呕吐、呕血及黑便、便秘与腹泻、肠功能紊乱等胃肠道功能失调表现。

(1)腹痛:由于胃黏膜的慢性炎症改变,易受其他因素(饮酒、吸烟、刺激性食物等)的刺激及胃动力的改变而引起不同程度的上腹痛。慢性胃炎的腹痛多不规律,一般为弥漫性上腹灼痛、隐痛或钝痛,少数病例可呈剧痛或上腹绞痛。慢性浅表性胃炎多在餐后出现或加剧,而慢性萎缩性胃炎与饮食多无关。个别病例可出现明显上腹绞痛并向背部放射,甚至可误诊为心绞痛或心肌梗死。多数患者上述症状较为多见。少数患者可因情绪波动、气候改变、饮食不当而引起明显的反复上腹痛,进餐后疼痛加剧或可引起呕吐及便意、腹泻等胃肠激惹症状。

(2)嗳气:胃黏膜炎症可反射性地引起唾液腺分泌大量的唾液。由于泡沫状唾液不断被吞入胃内,以及胃酸的缺乏,胃内发酵产气等使胃内气体积存,结果患者常嗳出大量气体。此种现象在慢性浅表性胃炎多见,而慢性萎缩性胃炎少见。每当嗳气时,喉部往往产生烧灼感。

(3)腹胀:腹胀发生于食物滞留,排空延迟,消化不良,尤其进食不易消化食物及易发酵产气食物（如豆类、牛奶制品及高蛋白食物）较为明显。

（4）食欲不振：慢性胃炎多有食欲不振或食欲时好时坏。在发作期多有消化不良和食欲不振。由于胃黏膜炎症或萎缩，胃腺体减少，造成分泌障碍。胃体胃炎多有胃酸减少，胃窦炎有部分胃酸减少。由于胃酸减少或缺乏引起胃蛋白酶的减少、失去活力或功能障碍，则可引起蛋白质消化不良。加上神经体液调节障碍、胃动力学等一系列因素改变，而致食欲不振。

（5）恶心呕吐：炎性胃黏膜在受到理化因素、生物因素的刺激及胃肠道过度膨胀或胃动力学障碍，加之收缩高峰波频度增加或胃电节律起搏点异位，胃逆蠕动发生等，常可引起恶心、呕吐。呕吐是一种具有保护意义的防御反射，可使胃内的有害物质排出。但呕吐对人体也有不利的一面，长期剧烈呕吐会影响进食和正常消化活动，并使大量消化液丢失，严重时可造成体内水、电解质和酸、碱的紊乱。

（6）呕血及黑便：一般认为萎缩性胃炎较浅表性胃炎更易出血，这可能因为原发的胃黏膜慢性炎症而致黏膜屏障破坏，一旦遇到轻微刺激，如胃酸、胆汁反流、饮酒、药物或应激因素等便可引起胃黏膜溃烂及浅溃疡而出血。胃窦胃炎胃酸分泌尚保留，故胃体胃炎更易出血。

（7）便秘与腹泻：大约一半的萎缩性胃炎有腹泻，可能由于胃酸缺乏，食物在胃内未经充分消化。此外，胃酸分泌减少时胰腺的外分泌也受影响，故慢性萎缩性胃炎常可引起胃源性腹泻。多数浅表性胃炎大便较干燥，甚至有便秘。少数大便呈深褐色而带泡沫状，以糊状便为主，并有恶臭。

（8）肠功能紊乱：胃窦胃炎易出现肠功能紊乱的表现，如腹胀、腹痛、排气等。由于迷走神经反射常引起"胃结肠反射敏感"，出现肠绞痛，常易误诊为结肠炎、胆囊炎及其他急腹症。

2. 慢性胃炎的分类　慢性胃炎的分类方法很多，我国主要采纳国际上新悉尼系统的分类方法。根据病理组织学改变和病变在胃的分布部位，结合可能的病因，将慢性胃炎分为慢性浅表性（又称非萎缩性）胃炎、慢性萎缩性胃炎和特殊类型胃炎3大类。其中慢性浅表性胃炎和慢性萎缩性胃炎占慢性胃炎的绝大多数，特殊类型的慢性胃炎种类很多，由不同病因所致，但临床上较少见。因此，通常我们所说的慢性胃炎，主要是指慢性浅表性胃炎和慢性萎缩性胃炎。

（1）慢性浅表性胃炎：慢性浅表性胃炎是指不伴有胃黏膜萎缩性改变、胃黏膜层见以淋巴细胞和浆细胞为主的炎症细胞浸润的慢性胃炎。慢性浅表性胃炎是慢性胃炎中最多见的一种类型，在胃镜检查中占全部慢性胃炎的50%～85%。本病的发病年龄多为31～50岁，男性多于女性。

大多数慢性浅表性胃炎患者无明显的自觉症状，部分患者常有上腹部胀闷、嗳气、反酸、食欲减退，或无规律上腹隐痛，食后加重等表现。慢性浅表性胃炎的致病因素至今尚未完全明了，通常认为与吸烟、饮酒，药物、食物的刺激，胆汁及十二指肠液反流，幽门螺杆菌感染，长期处于精神紧张、焦虑或抑郁状态，以及病毒感染及毒素侵袭因素有关。慢性浅表性胃炎经治疗多能痊愈，若失于治疗，病情发展，致使固有腺体炎症破坏而减少，可转化为萎缩性胃炎。

（2）慢性萎缩性胃炎：慢性萎缩性胃炎是指胃黏膜已发生萎缩性改变的慢性胃炎，常伴有肠腺化生。慢性萎缩性胃炎也是慢性胃炎中较常见的一种类型，好发年龄在40岁以后，高峰年龄为60岁左右。慢性萎缩性胃炎的致病因素至今也未完全阐明，通常认为吸烟、饮酒，药物、食物的刺激，慢性浅表性胃炎的持续发展，遗传因素，缺铁性贫血，免疫因素，胆汁及十二指肠液反流，幽门螺杆菌感染，长期处于精神紧张、焦虑或抑郁状态等，均为致病因素，并且常是诸多因素共同作用的结果。患慢性萎缩性胃炎10年以上者有3%～5%可发展为胃癌，发病率是没有胃炎者的20倍。因此，长期有慢性胃炎的高龄患者应定期复查，密切注意其发展。

（3）特殊类型胃炎：特殊类型胃炎如化学性、放射性、淋巴细胞性、肉芽肿性、嗜酸细胞性及其他感染性疾病等所致之胃炎。

3. 慢性胃炎的流行病学调查　据世界卫生组织统计，胃病在人群中发病率高达80%。中国肠胃病患者有1.2亿，慢性胃炎发病率为30%。常发人群有：①长期加班者：很多白领者有胃病，其原因是长期加班熬夜、晚餐不定时，导致胃部负荷大而引发疾病。②饮食无度者：暴饮暴食、不吃早餐、嗜好辛辣生冷等食物，消化道黏膜就会受伤。③不爱运动者：长期缺乏运动，胃肠蠕动、消化液分泌相应减少，就会出现食欲不振、消化不良、胃部饱胀等症状。④中老年人：随着年龄增大，人的消化功能器官渐渐衰退，胃肠蠕动和消化液分泌不足，导致胃内饱胀等不适。

4. 慢性胃炎的病因

（1）生物因素：幽门螺杆菌（Hp）感染是慢性胃炎的主要病因，90%以上的慢性胃炎有Hp感染。Hp为革兰阴性微需氧菌，寄居于胃上皮细胞表面，在胃小凹上部胃上皮表面和黏液层中最易找到，亦可侵入细胞间隙中。其致病机制与以下因素有关：①Hp产生多种酶，如尿素酶及其代谢产物氨、过氧化氢酶、蛋白溶解酶、磷脂酶A等，对黏膜有破坏作用。②Hp分泌的细胞毒素，如含有细胞毒素相关基因和空泡毒素基因的菌株，可导致胃黏膜细胞的空泡样变性及坏死。③Hp抗体可造成自身免疫损伤。

（2）免疫因素：是部分慢性胃炎的病因，以胃体胃炎表现为主。患者血清中能检测到壁细胞抗体（PCA），伴有恶性贫血者还能检出内因子抗体（IFA）。壁细胞抗原和PCA形成的免疫复合体在补体参与下，破坏壁细胞。IFA与内因子结合后阻断维生素B_{12}与内因子结合，导致恶性贫血。

（3）物理因素：长期饮浓茶、烈酒、咖啡及吃过热、过冷、过于粗糙的食物，可导致胃黏膜的反复损伤。

（4）化学因素：长期大量服用非甾体类消炎药如阿司匹林、吲哚美辛等，可抑制胃黏膜前列腺素的合成，破坏黏膜屏障；烟草中的尼古丁不仅可影响胃黏膜的血液循环，还可导致幽门括约肌功能紊乱，造成胆汁反流；各种原因的胆汁反流均可破坏黏膜屏障，造成胃黏膜慢性炎症改变。

（5）其他：慢性胃炎的萎缩性病变发生率随年龄而增加，胃黏膜营养因子（如胃泌素、表皮生成因子等）缺乏，或胃黏膜感觉神经终器对这些因子不敏感，可引起胃黏膜萎缩。心力衰竭、肝硬化合并门脉高压、营养不良都可引起慢性胃炎。糖尿病、甲状腺病、慢性肾上腺皮质功能减退和干燥综合征患者同时伴有萎缩性胃炎者亦较多见。

5. 慢性胃炎的诊断

（1）临床表现：慢性胃炎缺乏特异性的临床表现，多数表现为胃肠道的消化不良症状，如上腹部饱胀、无规律的隐痛、嗳气、胃灼热感、食欲减退、进食后上腹部不适加重等；少数患者可伴有乏力及体重减轻等全身症状；伴有胃黏膜糜烂时，大便潜血可呈阳性，呕血和黑便较为少见。部分患者可无症状。

患者大多无明显体征，有时可有上腹部轻度压痛或按之不适感，少数患者伴有消瘦、贫血。

（2）理化检查：浅表性胃炎胃镜所见：①充血性红斑：呈斑片状、斑点状或条状，斑点状充血黏膜与正常黏膜相同出现最为常见，如麻疹患儿的皮肤，内镜描述为红白相间。②黏膜水肿：黏膜肿胀，柔软而湿润，光度增强，黏膜皱襞增厚，胃小凹结构明显，水肿黏膜较正常苍白。③附着性黏液：附着性黏液由破坏的黏膜组织炎性渗出物和黏液组成，附着在黏膜上不易剥脱、脱落后黏膜表面常发红或有糜烂。④糜烂和出血：黏膜外的出血如渗血常伴有糜烂，黏膜内的出血可分为陈旧出血和新鲜出血，出血是炎症较重的表现。

萎缩性胃炎胃镜所见：①黏膜颜色改变：多呈灰、灰白或灰黄色，同一部位深浅可不一致，境界常不清，范围或大或小，萎缩范围内也可能残留红色小斑。②黏膜下血管显露：轻者为暗红色的细小血管网，重者可见蓝色的树枝状的大血管。③黏膜皱襞细小或消失。④增生或肠腺化生：黏膜粗糙或呈颗粒状或结节状改变，黏膜下血管显露特征可被掩盖。

（3）病理组织学诊断：诊断要包括部位特征和形态学变化程度，有病因可见的要报告病因，病理要报告每块活检的组织学变化情况，结合内镜所见及活检取材部位做出诊断（此处不详细介绍）。

（4）Hp 检测：用于检测 Hp 的方法有多种，临床常用的方法有 5 种：①快速尿素酶法。②组织切片染色。③细菌培养。④尿素呼吸试验（^{13}C 或 ^{14}C- 尿素呼气试验）。⑤血清抗体测定。其他还有一些方法，尚未被临床广泛应用。前三种方法均须通过胃镜取胃黏膜活检进行检测，属有创性检查；后两种方法属无创性检查。前四种方法检测阳性提示有 Hp 的现症感染，常用于诊断有无 Hp 现症感染及治疗后疗效评价；而血清抗体测定阳性提示既有可能是现症感染，也有可能是既往曾经感染，多用于流行病学的研究，调查在 Hp 人群中的感染率，而不宜用于诊断有无 Hp 现症感染及治疗后疗效评价。

（5）诊断要点：①病史、体检评估胃炎对人体的影响程度：消化不良症状的有无、严重程度；找出可能的病因或诱因：药物、酒精、胃十二指肠反流。②内镜镜下分类：慢性胃炎分为浅表性胃炎（又称非萎缩性胃炎）和萎缩性胃炎。如同时存在平坦糜烂、隆起糜烂或胆汁反流，则诊断为浅表性或萎缩性胃炎伴糜烂或伴胆汁反流。③病变分布及范围：胃窦、胃体、全胃。④诊断依据：浅表性胃炎：红斑（点、片、条状），黏膜粗糙不平，出血点或斑；萎缩性胃炎：黏膜呈颗粒状，黏膜血管显露，色泽灰暗，皱襞细小。⑤活检取材：此处不详细介绍。

【健康管理】

慢性胃炎患者建立个体化的中医健康档案及具有中医特色的、动态、全程的健康状态信息库。档案包括基本信息、健康特征（既往史、过敏史、四诊合参情况）、健康问题（健康危险因素）、服务记录（诊疗和预防保健），并不断完善中医临床术语、中医疾病和证候诊断、辨证论治、舌诊与脉诊、针灸穴位、发病节气、体质调护等要点。动态随访逐步实现"健康调查—健康体检—健康评估—健康管理"的个体化健康管理服务。运用中医基本理论，通过有组织、有计划的健康教育活动，普及居民的中医基本知识及养生保健方法与技术。

（一）慢性胃炎的常见体质类型

1. 气郁质

[**总体特征**]气机郁滞，以神情抑郁、忧虑脆弱等气郁表现为主要特征。

[**形体特征**]形体瘦者为多。

［常见表现］神情抑郁，情感脆弱，烦闷不乐。

［舌象与脉象］舌淡红，苔薄白，脉弦。

［心理特征］性格内向不稳定、敏感多虑。

［发病倾向］易患脏躁、梅核气、郁证等。

［对外界环境适应能力］对精神刺激适应能力较差；不适应阴雨天气。

2. 气虚质

［总体特征］元气不足，以疲乏、气短、自汗等气虚表现为主要特征。

［形体特征］肌肉松软不实。

［常见表现］平素语音低弱，气短懒言，容易疲乏，精神不振，易出汗。

［舌象与脉象］舌淡红，舌边有齿痕，脉弱。

［心理特征］性格内向，不喜冒险。

［发病倾向］易患感冒、内脏下垂等病；病后康复缓慢。

［对外界环境适应能力］不耐受风、寒、暑、湿邪。

3. 湿热质

［总体特征］湿热内蕴，以面垢油光、口苦、苔黄腻等湿热表现为主要特征。

［形体特征］形体中等或偏瘦。

［常见表现］面垢油光，易生痤疮，口苦口干，身重困倦，大便黏滞不畅或燥结，小便短黄，男性易阴囊潮湿，女性易带下增多。

［舌象与脉象］舌质偏红，脉滑数。

［心理特征］容易心烦急躁。

［发病倾向］易患疮疖、黄疸、热淋等病。

［对外界环境适应能力］对夏末秋初湿热气候、湿重或气温偏高环境较难适应。

4. 阴虚质

［总体特征］阴液亏少，以口燥咽干、手足心热等虚热表现为主要特征。

［形体特征］体形偏瘦。

［常见表现］手足心热，口燥咽干，鼻微干，喜冷饮，大便干燥。

［舌象与脉象］舌红少津，脉细数。

［心理特征］性情急躁，外向好动，活泼。

［发病倾向］易患虚劳、失精、不寐等病；感邪易从热化。

［对外界环境适应能力］耐冬不耐夏；不耐受暑、热、燥邪。

5. 阳虚质

［总体特征］阳气不足，以畏寒怕冷、手足不温等虚寒表现为主要特征。

［**形体特征**］肌肉松软不实。

［**常见表现**］平素畏冷，手足不温，喜热饮食，精神不振。

［**舌象与脉象**］舌淡胖嫩，脉沉迟。

［**心理特征**］性格多沉静、内向。

［**发病倾向**］易患痰饮、肿胀、泄泻等病；感邪易从寒化。

［**对外界环境适应能力**］耐夏不耐冬；易感风、寒、湿邪。

（二）生活调摄

1. 生活起居有规律　良好的生活规律是慢性胃炎生活调摄的重要基础。生活无规律、起居不定时或过于劳累也是胃病发作的原因之一。不良生活习惯日积月累，势必诱发或加重病情。良好的生活规律一是指起居有常，二是指良好的生活习惯。长期混乱的节奏，可导致胃酸分泌与调节功能紊乱，这是胃病久治不愈或时常复发的重要原因。

慢性胃炎者可以根据自己的工作性质、生活习惯制定属于自己的作息时间表，尽量做到工作、休息、饮食、活动有一定规律。

2. 注意休息，保证足够的睡眠　睡眠是消除疲劳、恢复体力的主要形式，人在睡眠过程中可以继续分解、排泄体内积蓄的代谢产物，同时又能使体内获得充分的能源物质，从而消除全身疲劳。睡眠不足则胃的分泌和运动功能失调，消化能力下降，食欲减退。因此，良好的睡眠有利于胃病的康复。

（三）饮食调摄原则

1. 气郁体质者以气机不畅为特征，气郁在先、郁滞为本，故疏通气机、调畅情绪为总体调摄原则。气郁质慢性胃炎患者在膳食调养方面，可以多吃些具有理气解郁、调理脾胃、和胃止痛功能的食物，如荞麦、豆豉、刀豆、萝卜、佛手、香橼、茴香、橙、柑橘、柚子、金橘、玫瑰花、茉莉花等。当然，气郁质慢性胃炎患者应忌辛辣刺激、收敛酸涩、肥甘厚腻、冰冻寒凉之品。

2. 气虚体质者的养生关键在于补气。凡气虚之人宜食具有补气作用的食物，要选性平味甘或甘温之物，忌吃破气耗气之物。气虚质慢性胃炎患者在膳食调养上，要注意多吃益气健脾的食物，如山药、豆类、参类、香菇、大枣、桂圆等。膳食调养时，可适当加入补气中药材，常用的有人参、太子参、西洋参、党参、黄芪、白术等。凡气虚之人，忌吃破气耗气、生冷寒凉的食物，以及油腻厚味、辛辣刺激之品。

3. 湿热体质者择食以清淡为原则。湿热质慢性胃炎患者应多吃新鲜蔬果及甘寒凉润的食物，如冬瓜、甘蓝、茼蒿、芹菜、番茄、大白菜、苦瓜、黄瓜、甘蔗、梨等；多摄取有助于清热化湿的食物，如薏苡仁、茯苓、玉米、绿豆、白扁豆等。凡湿热质者忌食肥甘、厚味、辛辣及大热大补的药物及食物，并应少甜少酒，少辣少油，避免进食酸性食物。食疗药膳以清热祛湿为原则。

4.阴虚体质者关键在于补阴。阴液充足，可以抑制机能亢奋和"虚热"。用滋补肾阴食物，以滋阴潜阳为法，宜清淡，选择甘润生津之品，可多吃些芝麻、糯米、绿豆、鸭肉、豆腐、甘蔗、桃子、银耳、蔬菜、水果等。这些食品性味多甘寒性凉，皆有滋补机体阴气的功效，也可适当配合补阴药膳有针对性地调养。阴虚体质者应忌食干燥粗硬、辛辣油腻、烟酒浓茶之物。

5.阳虚体质者关键在于温阳补气，补阳抑阴。宜多食用些温热性食物，可食用平性食物，少吃寒凉性食物。阳虚质慢性胃炎患者应多食用一些具有甘辛温热补益之品，以温补脾肾阳气为主，可配合辛温发散的食品，从而补充身体的热量与阳气。适宜的食品有韭菜、辣椒、葱、生姜、蒜、茴香、胡椒、薤白、海参、虾、草鱼、羊肉、鹿肉、狗肉、桂圆肉等。

（四）功法锻炼

八段锦的"八"字，不是单指段、节和八个动作，而是表示其功法有多种要素，相互制约，相互联系，循环运转。八段锦的功法动作旨在柔和缓慢，圆活连贯；松紧结合，动静相兼；神与形合，气寓其中。

习练要领：松静自然，准确灵活，练养相兼，循序渐进。

1.预备势

[步骤]

动作一：两脚并步站立；两臂自然垂于体侧；身体中正，目视前方。

动作二：随着松腰沉髋，身体重心移至右腿；左腿向左侧开步，脚尖朝前，约与肩同宽；目视前方。

动作三：两臂内旋，两掌分别向两侧摆起，约与髋同高，掌心向后；目视前方。

动作四：两腿膝关节稍屈；同时，两臂外旋，向前合抱于腹前呈圆弧形，与脐同高，掌心向内，两掌指间距约10cm；目视前方。

[动作要点]①头向上顶，下颌微收，舌抵上腭，双唇轻闭；沉肩坠肘，腋下虚掩；胸部宽舒，腹部松沉；收髋敛臀，上体中正。②呼吸徐缓，气沉丹田，调息6～9次。

[功用]宁静心神，调整呼吸，内安五脏，端正身形。

2. 第三式——调理脾胃须单举

[步骤]

动作一：两腿徐缓挺膝伸直；同时，左掌上托，左臂外旋上穿经前面，随之臂内旋上举至头左上方，肘关节微屈，力达掌根，掌心向上，掌指向右；同时，右掌微上托，随之臂内旋下按至右髋旁，肘关节微屈，力达掌根，掌心向下，掌指向前，动作略停；目视前方。

动作二：松腰沉髋，身体重心缓缓下降；两腿膝关节微屈；同时，左臂屈肘外旋，左掌经面前下落于腹前，掌心向上；右臂外旋，右掌向上捧于腹前，两掌指尖相对，相距约10cm，掌心向上；目视前方。

动作三、四：同动作一、二，左右相反。

本式一左一右为1遍，共做3遍。

[动作要点]力在掌根，上撑下按，舒胸展体，拔长腰脊。

[功用]①通过左右上肢一松一紧的上下对拉，对脾胃、肝胆均有按摩作用；同时可以刺激足阳明胃经、足太阴脾经、足少阴肾经、任脉及背俞穴，起到调理脾胃、疏理经络的作用。②可使脊柱各椎间的小关节及附着肌肉得到拉伸，从而增强脊柱的稳定性与活动度。

（五）腧穴按摩

腧穴按摩通过刺激人体特定的穴位，激发人的经络之气，以达到通经活络、调整人的机能、祛邪扶正的目的。

通用穴位：内关、足三里、中脘、天枢穴等。

（六）耳穴按压

[主穴]胃、十二指肠、脾、交感、内分泌。

[配穴]虚证加用肾（在对耳轮下脚的下缘小肠穴直上方）；气痛加用三焦（外耳道孔下方与对耳屏内侧下1/2连线中点）；停食加用胰胆（肝肾两穴之间）；肝气犯胃加用肝（耳甲艇的后下部）；疼痛加用神门（在三角窝内，对耳轮上、下脚分叉处稍上方）、皮质下（对耳屏内侧面）；腹胀加用胰胆、三焦。

[操作方法]用棉签消毒所选穴位及周围皮肤，晾干后将王不留行籽或磁珠贴于胶布中间，用镊子置于所选穴位之上，用指腹按压在选择穴区找敏感点，按压后得气（酸麻重胀感）即可。每天按压2～3次，每次3～5分钟。

（七）痧疗

[**取穴**]梁门、太乙、中脘、下脘、天枢、关元、足三里、梁丘等。

[**操作方法**]①用鍉圆针痧疗器椭圆端自上而下刮拭胸部正中线，从梁门穴经太乙穴向下刮至天枢穴。②其他穴位，采用局部点按、刮拭各 10 ～ 30 次。上述操作以局部皮肤感觉温热、酸胀舒适感为度。

（八）中药足浴

中药足浴对于慢性胃炎患者来说，是一种很适用的治疗措施。各种慢性胃炎患者，可以根据自己的病情，在结合全身用药的基础之上，采取中药足浴，使全身治疗与局部治疗相结合，以内外合治促使全身气旺血行，血脉流畅，协调脏腑机能，达到营卫调和、心脉通畅的目的，对心血管系统起到很好的调节作用。

[**基本方**]陈皮、枳壳、甘草、佛手。

[**辨证加减**]肝气犯胃加柴胡、芍药、川芎、香附等；肝胃郁热加丹皮、山栀等；瘀血停滞当归、川芎、丹参等；胃阴亏虚加沙参、麦冬，生地等；脾胃虚寒加干姜、砂仁、半夏等。

[**操作方法**]将药加水煮沸，连渣带水倒入盆中，每晚临睡前泡脚，水量以完全浸没双足为准，先熏后洗，待水温下降后再加热水，直到头部微微汗出，或周身微汗出为止，时间大约 30 分钟，足浴后再交替按摩双足底部各 5 ～ 10 分钟。

第五节　冠　心　病

【基础知识】

（一）中医学对冠心病的认识

根据冠心病的临床表现，可归属中医学"胸痹"范畴。对胸痹的记载首见于《灵枢·本脏》："肺小则少饮，不病喘息，肺大则多饮，善病胸痹喉痹逆气。"指出肺脏小者，则少有饮邪罹难，不患喘喝病证；肺脏大者，则多有饮邪停留，易患胸痹、喉痹、逆气的病证。肺主通调水道，大则多饮，肺居胸中，开窍于鼻，以司呼吸，大则善病胸痹、喉痹；肺主气，故病逆气。胸痹的临床表现最早见于《内经》。《灵枢·五邪》云："邪在心，则病心痛。"《素问·藏气法时论》亦云："心病者，胸中痛，胁支满，胁下痛，膺背肩胛间痛，两臂内痛。"《灵枢·厥论》云："真心痛，手足青至节，心痛甚，旦发夕死，夕发旦死。"现认为真心痛为胸痹的重证。胸痹病名，胸为病位，痹言病机。

（二）西医学对冠心病的认识

1. 冠心病的概念　冠心病是一种由冠状动脉器质性（动脉粥样硬化）狭窄，或阻塞，或动力性血管痉挛引起的心肌缺血缺氧（心绞痛）或心肌坏死（心肌梗死）的心脏病，统称冠状动脉性心脏病（简称冠心病），亦称缺血性心脏病。既往冠心病仅指冠状动脉粥样硬化引起的心脏病，现在明确提出冠状动脉功能性改变引起的心肌损害也称冠心病，也就是说，冠心病包括冠状动脉粥样硬化性心脏病（CHD）和冠状动脉性心脏病（CAD）。

2. 冠心病的常见症状　冠心病的表现多种多样，可无明显临床症状，典型者多于劳动或兴奋时，受寒或饱食后突然发作疼痛，疼痛部位位于胸骨上段或中段之后的心前区，亦可波及大部分心前区或上腹部，沿手臂内侧至小指端，并可放射至肩、上肢、颈或背，尤以左肩或上肢由前臂内侧直达小指或无名指较多见。同时可伴有头晕、气促、汗出、寒战、恶心、呕吐及晕厥等症状，严重者可能因为心力衰竭而死亡。

3. 冠心病的分类　根据冠状动脉的部位、范围、血管阻塞程度和心肌供血不足的发展速度、范围和程度的不同，冠心病分为无症状型、心绞痛型、心肌梗死型、缺血性心肌病型、猝死型 5 种临床类型。

（1）**无症状型**：有的冠心病患者有心慌、胸闷、憋气、胸痛等症状，而有些患者没有什么症状，只有体检或因其他疾病就诊时，经心电图检查发现有 ST 段压低、T 波低平或倒置等心肌缺血的心电图改变。虽经过全面检查明确诊断为冠心病，但由于平时并没有什么临床症状，故称为"无症状型冠心病"或"隐匿型冠心病"。

（2）**心绞痛型**：主要以发作性的胸骨后疼痛为表现的冠心病，为一过性心肌供血不足所引发。

（3）**心肌梗死型**：因冠状动脉闭塞所导致的心肌急性缺血坏死，临床表现为剧烈胸痛，则称为"心肌梗死型冠心病"。

（4）**缺血性心肌病型**：该型表现为心脏增大、心力衰竭和心律失常，为长期心肌缺血导致心肌纤维化引起的，故称为"缺血性心肌病型冠心病"。临床表现与原发性扩张型心肌病相似。

（5）**猝死型**：因原发性心脏骤停而猝然死亡，故称为"猝死型冠心病"。多为缺血心肌局部发生电生理紊乱，引起严重的室性心律失常所致。

4.冠心病的流行病学调查 冠心病已经成为当今严重危害人们健康和生活的心血管疾病之一。冠心病的危险因素错综复杂，传统的危险因素如吸烟、高血压、糖尿病、高血脂等已广为人知，但近年来的临床及基础研究发现，约50%的冠心病患者不具备已经确定的传统危险因素，故目前对冠心病发病危险因素的探讨仍然是备受关注的热点问题之一。流行病学研究已证实，与冠心病等心血管疾病相关的危险因素高达200种，在众多的心血管病危险因素中，一些是不能控制或目前尚无有效办法控制的因素，如年龄、性别、种族、家族史、基因及蛋白质结构功能的改变等。这些因素对于高危个体的筛选和识别具有重要意义；而有些因素可以进行有效的干预，对于疾病的控制和预防也具有非常重要的意义，如吸烟、饮酒、饮食习惯、血压和血脂等。

5.冠心病的病因

（1）血脂异常：是冠心病最重要、最常见的危险因素之一。有研究表明，血浆总胆固醇（TC）与冠心病的患病率及死亡率有着密切关系。高胆固醇血症患者较血清胆固醇正常者的冠心病危险因素增加5倍。总胆固醇量减少1%，心血管疾病的危险性可减少2%。甘油三酯水平升高与冠心病危险增加呈正相关，低密度脂蛋白胆固醇水平升高与冠心病发展亦密切相关。低密度脂蛋白升高者冠心病或心肌梗死的危险性比健康人高2～3倍。而低水平的高密度脂蛋白胆固醇被认为是除了高胆固醇血症、高血压和吸烟之外，冠心病的第4个主要危险因素。

（2）高血压：高血压是引起冠心病最常见、最重要的易患因素。舒张期高血压或收缩期高血压都能促进冠状动脉病变的发生。临床资料表明，我国冠心病患者中有60%～70%合并高血压，而高血压病患者中冠心病的患病率较血压正常者高3～4倍。平均动脉压每升高10mmHg，冠心病的危险性增加30%。血压增加时容易造成血管内皮的损害，而形成动脉粥样硬化。此外，患高血压病时，高级神经中枢活动障碍，神经内分泌紊乱，使儿茶酚胺释放过多。而儿茶酚胺的增多可直接损伤动脉血管壁，使冠状动脉痉挛，促使冠状动脉粥样硬化形成。临床资料表明，有效治疗高血压，可减少或延缓冠心病的发病。

（3）糖尿病和糖耐量异常：糖尿病患者冠心病的发病率及死亡率远较无糖尿病者高，且发病早。糖耐量降低和糖尿病患者，发生冠心病的危险性为正常男性的1.5倍，为正常女性的2倍。在20岁以后发病的糖尿病患者中，有半数死于冠心病。糖尿病患者多伴有高脂血症，或伴有血Ⅷ因子增高及血小板活力增强，这会加速动脉粥样硬化血栓形成和动脉堵塞。

（4）超重和肥胖：体重超重和肥胖是能量的摄入超过消耗使体内脂肪蓄积过多所致。如果脂肪主要在腹壁和腹腔内蓄积过多，则称为中心型或向心性肥胖。超重是否是冠心病的独立危险因素还有一定的争议，但超重对冠心病发病的影响至少在一定程度上与其他危险因素有关，包括高血压、血脂异常、糖耐量异常、血凝状态和炎性因子等。然而，肥胖与冠心病发病有明确的因果关系，而且超重和肥胖患者往往同时伴有血压、血脂和糖耐量异常，这大大增加了冠心病的危险。

（5）吸烟：吸烟是冠心病、脑血管病、周围血管病的独立危险因素。而对于已经患有冠心病者，吸烟更可加速病情进展和引起心脏病发作。吸烟还可使冠心病的发生年龄提前，每日吸烟2包以上者患心肌梗死年龄比不吸烟者提前8.7年。被动吸烟也是其危险因素之一。烟草中的尼古丁及一氧化碳对心血管有直接损害，吸烟可使冠心病患者心率加快，血压升高，诱发冠状动脉痉挛及粥样斑块脱落等，从而导致急性心肌梗死。

（6）饮酒：适量饮酒与冠心病发生率呈负相关。少量饮酒可降低冠心病的死亡率，提高血浆高密度脂蛋白胆固醇含量。但大量饮酒可使总胆固醇浓度升高，其冠心病的患病率及死亡率增高。长期大量饮酒可诱发冠心病、心肌缺血，这与冠状动脉痉挛有关。

6. 冠心病的诊断

（1）临床表现：心绞痛是冠心病的主要临床症状，根据心绞痛发作时的部位、性质、诱因、持续时间、缓解方式等特点和伴随症状及体征，便可鉴别心绞痛和心肌梗死。也就是说，典型的症状和体征对冠心病心绞痛和心肌梗死的诊断至关重要。

（2）心电图：心电图是冠心病诊断中最早、最常用和最基本的诊断方法。心电图使用方便，易普及，当患者病情变化时便可及时捕捉其变化情况，并能连续动态观察和进行各种负荷试验，以提高其诊断敏感性。无论是心绞痛或心肌梗死，都有其典型的心电图变化。

（3）冠状动脉造影：可以明确冠状动脉有无狭窄，狭窄的部位、程度、范围等，并可据此指导治疗所应采取的措施。同时，进行左心室造影，可以对心功能进行评价。

（4）超声和血管内超声：心脏超声可以对心脏形态、室壁运动及左心室功能进行检查，是目前最常用的检查手段之一。血管内超声可以明确冠状动脉的管壁形态及狭窄程度。

（5）心肌酶学检查：急性心肌梗死的诊断和鉴别诊断的重要手段之一。临床上根据血清酶的升高和特异性同工酶的升高等肯定性酶学改变，可明确诊断为急性心肌梗死。

7. 冠心病的早期发现　冠心病是中老年人的常见病和多发病，处于这个年龄阶段的人，在日常生活中，如果出现下列情况，要及时就医，尽早发现冠心病：①劳累或精神紧张时出现胸骨后或心前区闷痛，或紧缩样疼痛，并向左肩、左上臂放射，持续3～5分钟，休息后自行缓解者。②体力活动时出现胸闷、心悸、气短，休息时自行缓解者。③出现与运动有关的头痛、牙痛、腿痛等。④饱餐、寒冷或看惊险影片时出现胸痛、心悸者。⑤夜晚睡眠枕头低时，感到胸闷憋气，需要高枕卧位方感舒适者；熟睡或白天平卧时突然胸痛、心悸、呼吸困难，需立即坐起或站立时方能缓解者。⑥用力排便时出现心慌、胸闷、气急或胸痛不适。⑦听到噪声便引起心慌、胸闷者。⑧反复出现脉搏不齐，不明原因心跳过速或过缓者。

【健康管理】

明确诊断冠心病后，为患者建立中医健康体检记录，定期对患者进行随访、调整养生干预方案、评估预防保健效果，建立中医冠心病健康档案。在居民健康档案中加入冠心病健康档案内容，包括基本信息、健康特征（既往史、过敏史、四诊合参情况）、健康问题（健康危险因素）、服务记录（诊疗和预防保健），并不断完善中医临床术语，中医疾病和证候诊断、辨证论治、生活起居、体质调护等要点，进行动态监测随访。在随访阶段为患者开设中医知识讲座，以中医类别医师为骨干，成立健康教育讲师队伍，在各级医疗机构定期向群众普及中医药知识，提升居民的中医防病意识和能力。开展中医健康咨询，充分利用基层健康咨询服务点，积极开展义诊咨询，包括合理营养、冠心病中医防治、中医食疗药膳等，提高居民的中医预防知识知晓率及健康行为形成率。

（一）冠心病的常见体质类型

冠心病胸痹心痛的基本病机为本虚标实，多见于阳虚质、痰湿质、血瘀质及气郁质者。

1. 阳虚质

[**总体特征**]神倦怯寒，四肢欠温或肿胀，

[**形体特征**]白胖，肌肉松软而不壮实。

[**常见表现**]胸闷或心痛较著，气短，心悸怔忡，自汗，动则更甚，腰脊酸痛，喜温热饮食，精神不振，懒言少语，嗜睡乏力，面色㿠白，口唇色淡，齿摇发脱，耳鸣耳聋，小便清长，夜尿频，易汗出，性欲减退甚或阳痿，男性可见遗精，女性可见月经量少、痛经等症，时或大便溏薄，或胃纳不佳，或心动过缓，或行动迟缓。

[**舌象与脉象**]舌淡胖，苔薄白，脉沉细迟。

[**心理特征**]性格多沉静，内向，喜静不喜动。

[**发病倾向**]耐夏不耐冬，易感风、寒、湿邪；易患寒证、痹证，易得胸痹、泄泻、

痹证等。

[对外界环境适应能力] 对精神刺激适应能力较差，不适应寒冷天气。

2. 痰湿质

[总体特征] 体型偏胖，肢体沉重。

[形体特征] 形体肥胖，腹部肥满松软。

[常见表现] 心胸窒闷或如物压，气短喘促，肢体沉重，痰多口黏；若痰浊郁久化热，则见心痛如灼，心烦口干。

[舌象与脉象] 舌质淡，苔腻，脉滑。

[心理特征] 性格偏温和、稳重，多善于忍耐。

[发病倾向] 对梅雨季节及湿重环境适应能力差，易患胸痹、消渴、中风等病。

[对外界环境适应能力] 对精神刺激适应能力较差，不适应阴湿天气。

3. 血瘀质

[总体特征] 心胸阵痛，疼痛如刺。

[形体特征] 胖瘦均见。

[常见表现] 心胸阵痛，如刺如绞，固定不移，入夜为甚，伴有胸闷心悸，面色晦黯。

[舌象与脉象] 舌质紫黯，或有瘀斑。舌下络脉青紫，脉沉涩或结代。

[心理特征] 易烦，健忘。

[发病倾向] 不耐受寒邪，血瘀质易患的疾病有如下 7 个方面：①心脑血管疾病：冠心病、高血压、中风。②呼吸系统疾病：肺栓塞。③内分泌系统疾病：痛风、糖尿病、肥胖症。④周围血管疾病：脉管炎、坏疽。⑤皮肤疾患：皮肤色素沉积、黄褐斑、雀斑。⑥妇科和男科疾病：妇科疾病主要有初潮出现晚、闭经、痛经、月经失调、不孕、少乳、乳腺增生；男科疾病主要有前列腺增生、阳痿、性功能低下。⑦肿瘤：是体内气血津液的凝滞，是血瘀体质最典型、也是最严重的病证之一。

[对外界环境适应能力] 对精神刺激适应能力较差，不适应寒冷天气。

4. 气郁质

[总体特征] 情志不遂时容易诱发或加重，或时常烦躁易怒，易于激动。

[形体特征] 形体瘦者为多。

[常见表现] 心胸满闷不适，隐痛阵发，痛无定处，时欲太息，坐卧不安，或兼有脘腹胀闷，得嗳气或矢气则舒；或乳房小腹胀痛，月经不调，痛经；或喉间异物感；或反酸、嗳气、呃逆；或惊悸怔忡，健忘；或食欲减退，睡眠较差。

[舌象与脉象] 舌淡苔薄或薄腻，脉细弦。

[**心理特征**] 性格内向不稳定，忧郁脆弱，敏感多疑。

[**发病倾向**] 对精神刺激适应能力较差；不耐受阴雨天气。易患胸痹心痛病、郁证、脏躁、不寐、梅核气、惊恐等病证，还常见各类胀痛（如偏头痛、胸痛、肋间神经痛等）、甲状腺疾病、颈部肿块、慢性咽炎、消化系统疾病（各类肝病、慢性胃炎、慢性胆囊炎、慢性结肠炎等）、妇科疾病（月经不调、痛经、子宫肌瘤等）、乳腺增生、更年期综合征，以及有患肿瘤倾向。

[**对外界环境适应能力**] 对精神刺激适应能力较差，不适应阴霾天气。

（二）生活调摄

1. 注意休息，保证睡眠　冠心病患者一定要注意休息，不要过劳，保证充足的睡眠。睡眠不足会导致很多不良后果，如引起交感神经张力增高，导致血压升高，还可引起糖尿病、肥胖，并可引发患心脏病的风险，成年人长期睡眠不足更有可能会出现精神压力大、抑郁和酗酒现象，更有可能患抑郁症。提高睡眠质量可采取下列有效措施：①睡前散步，以略感疲劳为度。②睡前用热水泡脚，边洗边搓，尤其要搓足心涌泉穴。③先睡心，后睡眠，带着愉快心情入睡。④睡前不宜喝咖啡、浓茶等兴奋中枢神经之物，不要投入地看电视节目或情感激烈的小说，而引起大脑难以压抑的兴奋。⑤晚饭宜少食，并吃易消化食物，利于入睡。⑥养成定时就寝的好习惯，老年人不宜晚睡，最好于22点左右上床，此时最易入睡。⑦调适睡姿，老年人不宜长期仰卧而眠，因其舌根及咽喉部软组织松弛，此体位容易堵塞呼吸道而致呼吸困难，机体缺氧。最佳的睡眠体位是右侧卧位。

2. 起床的慢三步　高血压患者晨醒后，不要急于起床，可以赖床5分钟。待心率、血压、呼吸等较为平稳后，再缓慢起床。起床要遵循3个"慢"，即"坐起后停半分钟，双腿垂于床沿半分钟，站起后在床前站立半分钟"。生活实践证明，这种赖床5分钟、慢三步的习惯有利于高血压的治疗和防止心脑血管意外事件。

3. 衣物以"松"为要　冠心病患者衣饰以选择"三松"为要：裤带宜松，最好采用背带式；穿鞋宜松，以宽松舒适为度，多穿布鞋；衣领宜松，尽量不系领带，若要系的话也应尽可能宽松。高领或领带容易刺激颈动脉窦，引起迷走神经兴奋而使血压和心率骤降，造成脑供血不足而出现晕厥。研究表明，高血压病常伴有动脉粥样硬化，故血管腔普遍狭窄，若过分勒紧裤带、鞋带等，会增加相应部位的血液流动阻力，间接引起心脏负荷加大，血压升高。

4. 合理洗浴　冠心病患者应洗温水浴，水温保持在35～40℃。最适宜的降压温度是39℃，入浴可以解除精神压力，此时收缩压可下降20～30mmHg，舒张压可下降

10mmHg。

沐浴时应该注意一些细节：①沐浴间应保持通风，室内不要过于闷热，沐浴中可以打开排风扇，以免沐浴间内充满蒸汽。②为了防止疲劳和摔倒，可以在淋浴间放一个小板凳或椅子，坐着洗。③冬季入浴前后要注意淋浴间内外的温度差，温度相差过大会引起血压突然上升。因此，室内一定要保暖。④沐浴时间不要超过20分钟，高血压、心脏病患者沐浴10分钟即可。⑤从浴盆出来时不要突然站起，否则会出现头晕。这是由于入浴使下降的血压突然上升的缘故，然后再下降，造成暂时性脑缺血。

（三）饮食调摄原则

1.阳虚体质者的食疗以温阳补气、补阳抑阴为原则，宜多食用些温热性食物，可食用平性食物，少吃寒凉性食物。甘辛温热补益之品，以温补脾肾阳气为主，可配合辛温发散的食品，以补充身体的热量与阳气。适宜的食品有韭菜、辣椒、葱、生姜、蒜、茴香、胡椒、薤白、海参、虾、草鱼、黄鳝、鳗鱼、羊肉、鹿肉、麻雀肉、羊乳、狗肉、桂圆肉、胡桃仁、荔枝、冬虫夏草等。

2.痰湿体质者体形大多肥胖，身重容易疲倦，喜食肥甘厚味的食物，并且食量大。应常吃味淡性温平的食品，多吃些蔬菜、水果，尤其是一些具有健脾利湿、化瘀祛痰功效的食物，更应多食。

3.适合血瘀质者食用的食物普遍具有活血化瘀之效。果品类山楂可用于瘀血体质、痰湿质夹瘀者的调养。金橘无活血作用，但疏肝理气效果佳。蔬菜类性温活血的有韭菜、洋葱、大蒜、生姜等，适合瘀血体质冬季或阳虚间夹瘀血体质吃。但是如果吃后出现眼眵增多、眼睛模糊，就说明吃得太多，或不合时宜（晚上或者春夏多吃了）。性凉活血的有生藕、黑木耳、紫皮茄子等，适合瘀血体质或瘀血间夹湿热、阴虚内热体质的人吃。但是，由于血脉毕竟有喜温恶寒的特点，故不宜大量吃，或者需要配温性食物一起吃。菇类具养肝护肝，还能防癌抗癌，也很适合瘀血体质。水产类有螃蟹、海参。螃蟹主要用于消散外伤后遗留瘀血；海参对于血瘀体质形体干枯、皮肤干燥者效果不错。

4.气郁质者以气机不畅为特征，气郁在先、郁滞为本，故疏通气机、调畅情绪为总体调养原则。饮食方面可以多吃些具有理气解郁、调理脾胃功能的食物，如小麦、荞麦、豆豉、刀豆、萝卜、佛手、香橼、茴香、黄花菜、海带、海藻、葱、姜、蒜、九层塔、紫苏、薄荷、橙、柑橘、柚子、金橘、玫瑰花、茉莉花、山楂等。气机郁滞，肝郁不舒，影响及脾，脾失健运；气郁日久，可导致气血失调，故气郁兼有心脾两虚者除了疏肝解郁、调畅气机之外，还应加强饮食调补，健脾养心安神，可多吃些小麦、小米、大枣、百合、莲子、牡蛎肉、龙眼肉。气郁化火，耗伤营血，易生内热，故气郁兼有内热者还可选用一些食性凉平和容易消化而富有营养之品，如麦片、粳米、玉米、白薯、黄豆、冬瓜、丝瓜、芥菜、胡萝卜、莲藕、煮花生、莴苣、生菜、木耳、油菜、大白菜、豆腐、豌豆、柑橙、金针菜、梨、马铃薯、黑芝麻、赤小豆等，不过注意不能太过寒凉。气郁质者可少量饮酒，以活血通络，疏畅气机。

（四）功法锻炼

易筋经源于我国古代导引术，历史悠久。据记载，导引是由原始社会的"巫舞"发展而来，到春秋战国时期已为养生家所必习。目前发现流传至今最早的是易筋经十二势版本，各种动作是连贯的有机整体，动作注重伸筋拔骨，舒展连绵，刚柔相济；呼吸要求自然，动息相融，并以形导气，意随形走，易学易练。

习练要领：精神放松，形意合一；呼吸自然，贯穿始终；刚柔相济，虚实相兼；循序渐进，配合吐纳。

1.预备势　两脚并拢站立，两手自然垂于体侧；下颌微收，百会虚领，唇齿合拢，舌自然平贴于上腭；目视前方。

百会：在头部，当前发际正中直上5寸，或两耳尖连线的中点处。

[动作要点]　全身放松，身体中正，呼吸自然，目光内含，心平气和。

[功用]　宁静心神，调整呼吸，内安五脏，端正身形。

2.出爪亮翅势

动作一：两脚与肩同宽，双臂外旋，摆至侧平举，两掌心向前，环抱至体前，随之两臂内收，两手变柳叶掌（五指伸直，并拢）立于云门穴前，掌心相对，指尖向上；目视前下方。

动作二：展肩扩胸，然后松肩，两臂缓缓前伸，并逐渐转掌心向前，成荷叶掌（五指伸直，张开），指尖向上；瞪目。

动作三：松腕，屈肘，收臂，立柳叶掌于云门穴；目视前下方。

重复动作二、动作三3～7遍。

云门：在胸前壁的外上方，肩胛骨喙突上方，锁骨下窝凹陷处，距前正中线6寸。

[动作要点]　①出掌时身体正直，瞪眼怒目，同时两掌运用内劲前伸，先轻如推窗，后重如排山；收掌时如海水还潮。②注意出掌时为荷叶掌，收掌于云门穴时为柳叶掌。③收掌时自然吸气，推掌时自然呼气。

[功用]　①通过伸臂推掌、屈臂收掌、展肩扩胸的动作导引，可反复启闭手太阴肺经循行于胸部的腧穴，促进自然之清气与人体之真气在胸中交汇融合，起到促进全身

气血运行的作用。②可提高胸背部及上肢肌肉力量。

（五）腧穴按摩

[取穴]神门、内关、通里、心俞、厥阴俞、膻中穴等。

[操作方法]穴位按揉可取卧位或坐位，在全身放松的前提下，用拇指、食指或中指末节指腹按压于穴位处，带动皮下组织做环形揉动，手法由轻到重逐渐用力，以患者感到酸麻沉胀为宜，每穴按揉3～5分钟，注意操作时手法应均匀柔和持久，勿用暴力。

（六）耳穴按压

[主穴]交感、神门、心。

[配穴]心虚胆怯加胆；心阳虚弱加肾上腺、皮质下；阴虚火旺、痰火扰心加枕、小肠；心血瘀阻加肝；心肾阳虚加肾。

[操作方法]用棉签消毒所选穴位及周围皮肤，晾干后将王不留行籽或磁珠贴于胶布中间，用镊子置于所选穴位之上，用指腹按压在选择穴区找敏感点，按压后得气（酸麻重胀感）即可。每天按压2～3次，每次3～5分钟。

（七）痧疗

[取穴]百会、风池、大椎、天突、膻中、鸠尾、肺俞、心俞、肾俞、膏肓、内关、足三里、三阴交。

[操作方法]用锃圆针痧疗器椭圆端自上而下刮拭胸部正中线，从天突穴经膻中穴向下刮至鸠尾穴。用锃圆针痧疗器自后背肺俞、心俞、肾俞沿着双侧膀胱经进行疏经通络理筋。③ 其他穴位，采用局部点按、刮拭各10～30次。上述操作以局部皮肤感觉温热、有酸胀舒适感为度。

（八）中药足浴

[基础方]枳实、全瓜蒌、胆南星、丹参、川芎、红花、郁金。

[辨证加减]气虚血瘀加黄芪、太子参、赤芍、当归尾等；气滞血瘀痰凝加柴胡、川牛膝、枳壳、桔梗等；气阴两虚加人参、麦冬、五味子等；血瘀痰凝、胸阳不振加白芍、桂枝、细辛、甘草等。

[操作方法]将药加水煮沸，连渣带水倒入盆中，每晚临睡前泡脚，水量以完全浸没双足为准，先熏后洗，待水温下降后再加热水，直到头部微微汗出，或周身微汗出为止，时间大约30分钟，足浴后再交替按摩双足底部各5～10分钟。

第六节　甲状腺疾病

【基础知识】

（一）中医学对甲状腺疾病的认识

甲状腺疾病，中医学称为"瘿"，为在颈绕喉而生，状如瘿络或樱核而得名。其特征为颈前结喉两侧漫肿或结块，皮色不变，逐渐增大，病程缠绵。根据古代文献所描述的症状分析，本病与西医学中的地方性甲状腺肿、甲状腺腺瘤、甲状腺功能亢进症、亚急性甲状腺炎、桥本甲状腺炎等病的临床表现极为相似。

甲状腺疾病的发病原因，总的来说，不外乎正气不足，外邪入侵，结聚于经络、脏腑，导致气滞、血瘀、痰凝等病理变化，而逐渐形成瘿病。正如《医宗金鉴》所说："积之成者，正气不足，而后邪气踞之。"说明正气不足是形成瘿病的内在依据。

1. 病因　各种致病原因不同，引起的疾病及其症状也有差异，治疗原则也就不同。因此，深入研究甲状腺疾病的发病因素，对于分析甲状腺疾病的病理变化，指导辨证施治有极其重要的意义。根据临床发病情况并结合历代有关文献，与甲状腺疾病有关的致病因素有以下方面。

（1）*六淫邪毒*：中医学认为，六淫邪毒是常见的致病因素之一。与甲状腺疾病关系密切的六淫邪毒有风、热、湿邪。风为百病之长，因风性上行，故在颈部为患多见；风邪往往又和其他病因结合在一起而发病，如风温、风热等，只是程度不同，温者热之轻，火者热之甚。另外，风湿、风痰也可引起甲状腺疾病，如急性甲状腺炎、亚急性甲状腺炎等，多由感受风温、风热之邪，积热上壅，遂致瘿部气血瘀滞、经络阻隔，肿胀疼痛而成。

（2）*情志内伤*：情志是人体的内在精神活动，是外界客观事物作用于人体的具体反应。人的情志活动与内脏有着密切的关系，因为情志活动必须以五脏精气为物质基础。如果长期的精神刺激或突然受到剧烈的精神创伤，超过了人体生理活动所能调节的范围，可使体内气血、经络、脏腑的功能失调而产生甲状腺疾病。如郁怒伤肝，导致肝失疏泄、气机郁滞、肝气郁结，郁久则生火；又忧思伤脾，致使脾失健运，久则痰湿内蕴；且肝脾两脏在病理上又可相互影响，以致气郁、火郁、湿痰阻于经络，并与气血瘀滞，结聚成块，聚于颈前，发生甲状腺疾病。因此，《太平圣惠方》指出："夫瘿者，由忧患气结所生也。"由于情志为肝所主，故情志内伤引起的外科疾病，其患部大多在肝胆之经循行的区域，颈部正是肝胆之经所过之处。情志内伤不仅可以发生甲状腺疾病，而且在甲状腺发病的整个过程中，患者若有激烈的情绪波动，往往病情加重或恶化，这一点在临床上要引起足够的重视。

（3）饮食失宜：饮食是摄取营养、维持生命活动的重要条件，但饮食失宜则又是导致甲状腺疾病的重要因素之一。如单纯性甲状腺肿常见于离海较远的高原地区，尤其云贵高原和陕西、山西、宁夏等地区的居民。其病因多与水土有关，故《诸病源候论》说："诸山水黑土中，出泉流者，不可久居，常食令人作瘿病，动气增患。"西医学认为本病的成因与甲状腺素原料——碘缺乏有关，或甲状腺素合成中的某一环节发生障碍有关。

（4）房室所伤：主要是指房劳过度或早婚、生育过多，使肾精耗伤、肾气亏损、冲任失调；或小儿先天不足、肾精不充，均能导致身体衰弱，易为外邪所侵而发生甲状腺疾病。

上述各种致病因素，可以单独致病，但往往是几种因素同时致病，而且内伤与外感常常结合在一起。在临床对待甲状腺疾病，要认真分析它的病因，把外因与内因结合起来分析。

2. 病机 以气滞为主，继而痰凝、火郁、血瘀交互为患。

（1）气滞：气为人体生理活动的主要表现，是维持生命活动的重要物质基础。在正常情况下，气与血相辅而行，循环全身，流行不息。"气郁"即气机郁滞，是指人体局部（部分脏腑、组织、经络等）或全身之气运行不畅或停滞不行的病理状态。前人即有"百病皆生于气""百病诸生于郁"之说。《丹溪心法》载："气血冲和，万病不生；一有怫郁，诸病生焉，故人身之病，多生于郁。"如因饮食过偏（长期饮食沙水），或因情志抑郁，皆可影响气的正常运行，造成气的功能失调，形成气滞、气郁的病理现象。长期的气滞、气郁，积之聚而成形，则导致肿块的发生，蕴结于颈部喉结两侧而为气瘿。

（2）痰凝：痰是一种病理产物，在正常人体中是不存在的。如因外邪所侵，或因情志内伤，以及体质虚弱等，多能使气机阻滞，津液积聚为痰。《丹溪心法》说："痰之为物，随气升降，无处不到。"又说："凡人身上、中、下有块者多是痰。"因此，瘿的发生与痰凝有一定的内在联系，如痰凝于结喉两侧为肉瘿。

（3）火郁：若情志郁怒，则肝失疏泄，气机郁滞，日久化火。刘河间云："五志过极则为火也。"《医醇賸义》亦云："遏抑者，为郁火。"《医学入门》进一步明确指出："七情不遂，则肝郁不达，郁久化火生风。"肝气郁久，则郁火内生，可致心肝火盛之气瘿。

（4）血瘀：气为血帅，气行则血行。而血的阻滞凝结，除了因某些病邪引起以外，多由气滞不畅所致。因此，痰气郁火互结，导致血行不畅成瘀，凝滞日久，则成肿块，如发生于颈部的石瘿。

本病病变主脏在肝，涉及心、脾、肾及任脉、督脉。

情志所伤，肝郁不达是导致气滞的病理基础，故瘿肿的主病脏器在肝。若肝郁化火，又可引动心火，而致心肝火旺；肝木乘土，脾运不健，痰浊内生，则痰气互结为患；如素体阴虚，或火郁伤阴，则进而病及于肾。因此，病久每见肝、心、脾、肾等脏证候。

甲状腺疾病的病位在于颈部结喉两侧，颈前乃任脉之所主，任脉起于少腹中极穴之下，沿腹和胸部正中线直上，抵达咽喉，再上到颏部，经过面部进入两目。颈部亦属督脉之分支，盖督脉少腹直上者，贯脐中央，上贯心，入喉。而任、督二脉皆系于肝肾，且肝肾之经脉皆循喉咙，因而情志不畅、肝气郁结是甲状腺疾病的发病原因之一。甲状腺疾病有时伴有月经紊乱、两手震颤、突眼、心悸等，与冲任失调、肝木失荣、肾阴不足有关。这些均说明肝肾通过与任、督二脉的联系，与本病的发病有关。所以，在甲状腺疾病的辨证过程中，结合病位的经脉所属，对指导治疗有一定的意义。

总之，甲状腺疾病的成因是多种因素造成的；发病机理主要在于正气不足，外邪入侵，脏腑功能失调，以致气滞、血瘀、痰凝相互胶结而成。

（二）西医学对甲状腺疾病的认识

1. 甲状腺疾病的概念　甲状腺疾病是指发生于人体甲状腺器官的一切异常，包括甲状腺功能及形态学上的改变。甲状腺位于人体颈部，喉的两侧，形似蝴蝶，成人甲状腺重 15～25g。身体结实的男性，由于颈前肌发达，摸不到正常大小的甲状腺，但许多妇女正常的甲状腺可被触及。

2. 甲状腺疾病的常见症状　甲状腺疾病会导致机体神经系统、循环系统、消化系统、心血管系统等多系统一系列高代谢证候群及高兴奋症状和眼部症状，临床上常表现为心慌、心动过速、怕热、多汗、食欲亢进、消瘦、体重下降、疲乏无力及情绪激动、性情暴躁、失眠、思想不集中、眼球突出、手舌颤抖、甲状腺肿大，女性可有月经失调甚至闭经，男性有阳痿或乳房发育等。

3. 甲状腺疾病的分类　甲状腺疾病种类很多，常见的有甲状腺功能亢进症、甲状腺功能减退症、地方性甲状腺肿、单纯性甲状腺肿、甲状腺腺瘤及甲状腺癌、亚急性甲状腺炎、慢性淋巴细胞性甲状腺炎等。每一种甲状腺疾病都有不同的临床表现。

4. 甲状腺疾病的流行病学调查　单纯性甲状腺肿的病因与饮食中缺碘（如山区）

和在某些情况下（如妊娠期、生长发育期）对碘的需求量增加有关。结节性甲状腺肿是最常见的一种甲状腺疾病，病因不是十分清楚，可能与内分泌紊乱、高碘饮食、环境因素、遗传因素和放射线接触史等有关。甲状腺功能亢进症多见于中青年女性，临床表现主要由循环中甲状腺激素过多引起，其症状为易激动、烦躁失眠、心悸、乏力、怕热、多汗、消瘦、食欲亢进、大便次数增多或腹泻，女性月经稀少；体检大多数患者有程度不等的甲状腺肿大，为弥漫性，质地中等，无压痛；部分患者有突眼症。桥本甲状腺炎多见于女性，好发年龄 30～60 岁，常见症状为全身乏力，大多数患者没有颈部不适，但有少部分患者会有局部压迫感和颈部隐痛；体检甲状腺多为双侧对称性肿大，峡部也同时增大，质地坚韧，表面多光滑或呈结节状，少数患者可伴颈部淋巴结肿大，但质软。甲状腺良性肿瘤以甲状腺腺瘤为主，多发生于青壮年，临床表现多为颈前肿块，生长缓慢，无自觉症状；体检肿块表面光滑，质地软或韧，边界清楚，可随吞咽上下活动；如腺瘤内出血，肿块可迅速增大，伴局部疼痛，这些症状一般可在 1～2 周内消失。甲状腺癌的病因不是十分明确，可能与饮食因素（高碘或缺碘饮食），放射线接触史，雌激素分泌增加，遗传因素，或其他甲状腺良性疾病，如结节性甲状腺肿、甲亢、甲状腺腺瘤特别是慢性淋巴细胞性甲状腺炎演变而来。

5. 甲状腺疾病的病因

（1）碘源性因素：碘是合成甲状腺激素的重要物质，缺碘可引起甲状腺肿、甲状腺功能减退等；而过量摄入碘，可引起碘源性甲亢。

（2）自身免疫因素：毒性弥漫性甲状腺肿，为临床上通称的甲亢，最常见。它主要由自身免疫过程和精神刺激而引起的。在甲减的病因中，慢性淋巴细胞性甲状腺炎，又称桥本甲状腺炎，也是一种自身免疫性疾病，甲状腺因炎性损害，可出现甲状腺功能减退症。

（3）家族遗传因素：家族遗传性酶缺陷可引起甲状腺激素合成障碍，导致甲状腺肿及甲减。

（4）医源性因素：手术、放射性碘、治疗甲亢药物等应用不当，均可引起甲状腺功能减退；而服用甲状腺素过量，可引起药源性甲亢。

（5）其他因素：感染可引起急性甲状腺炎，垂体肿瘤可引起垂体性甲亢，发育不良可引起甲状腺先天异常。

6. 甲状腺疾病的诊断　甲状腺疾病的诊断包括临床病史的采集、甲状腺的形态学检查、甲状腺的实验室检查，并对这些结果进行综合分析。

体格检查是甲状腺疾病诊断的重要基础工作，包括望、触、叩、听四诊诸多方面。

（1）望诊：甲状腺位于气管的前方中部的甲状软骨和胸骨切迹之间，一般情况下甲状腺患病很容易被发现，可有时甲状腺症状很严重而临床表现不明显，这时就需要进行甲状腺的物理检查。

检查甲状腺时，要在明亮的房间，患者要面向光线充足的方向而坐，充分暴露颈部。医生面对患者，背向室内的光线相对而坐，最好事先准备一杯饮用水，让患者含一口水同时做吞咽动作，进行观察。

在观察患者时，医生应当从患者的前方和两侧观察患者的颈部。正常甲状腺外观不突出，女性在青春期甲状腺可略有增大。要注意观察局部肿块的大小、硬度、位置、对称性、移动性；观察有无手术疤痕；有无静脉曲张；观察吞咽动作时，腺体的移动情况；还要特别注意甲状腺局部皮肤的变化，皮肤有无充血；弥漫的甲状腺是否对称，是否有突出的结节存在，结节是单个还是多个，目测的大小如何；以及有无异常位置的甲状腺。

在正面检查的基础上，通常还需要背面检查。患者取坐位，医生站在患者的后面，用双手的指尖检查患者的颈部。开始要先确定环状软骨的位置，因为手指所在的位置就是峡部的上界。医生要从外观观察甲状腺的外形，检查两叶下界的下端，与此同时患者要间断地吞咽口中所含的水，然后更换方法。

对于发现甲状腺肿的患者，应当用尺测量颈围，并认真记录，加以对比。

（2）触诊：触诊甲状腺的方法有很多种，每个人采取的方法随个人的习惯而不同。一般站在患者的身后诊断比较好，站在前面检查可以边触诊边观察。

后面双手触诊：触诊时患者坐位，头部略向前低，使甲状腺前面的肌肉放松。检查者站在患者的后面，双手拇指置于颈后，其余手指并齐轻按在患者的颈部，首先确定环状软骨的位置，环状软骨之下就是甲状腺峡部，峡部在气管的前面连接左右两叶甲状腺。检查左叶时，用右手食指、中指置于环状软骨下气管的右侧，将甲状腺轻推向左侧，随患者吞咽动作用左手食、中、无名三指及时触诊。用指尖初步检查甲状腺的位置、体积、境界、质地、有无触痛等。然后再用同法检查右叶。对于住院患者可以画出甲状腺的轮廓，并进行测量，以便于临床治疗的观察。

触诊时要注意了解甲状腺局部皮肤的温度，局部有没有触痛，甲状腺局部有无波动感，还要注意甲状腺随吞咽活动的范围，甲状腺和结节的质地是否柔软、是否坚硬、结节的个数、静止状态及吞咽活动的范围，以及其他部位包块的形态、大小、质地，和周围组织的关系。

甲状腺大小的分度：我国大多采用3度分度法：①Ⅰ度肿大：甲状腺不超过胸锁乳突肌的内缘，不能看到甲状腺肿大，吞咽时可看出或能触及（相当于本人拇指末节大小）。②Ⅱ度肿大：甲状腺明显肿大，超过胸锁乳突肌的内缘，但没有超过其外缘。

③Ⅲ度肿大：甲状腺肿大超过胸锁乳突肌的外缘，甚至在患者的前方观察时，就可以看见明显肿大的甲状腺，丧失了颈部正常的轮廓。甲状腺肿大的情况因人而异，有的两侧同时肿大，有的只有一侧肿大，有的根本没有肿大。

（3）听诊：颈部的听诊，对于判断甲状腺疾病的严重程度还是有积极意义的。我们可以在腺体听到收缩期和舒张期的各种杂音。但由于颈部血管丰富，在听诊时要注意鉴别杂音来自何处。通常杂音明显时，在甲状腺的上下方均能听到血管杂音；而杂音不明显时，多局限于右叶的上方，所听的杂音部位和触诊时扪到的震颤部位基本一致。由于妊娠期甲状腺有轻度的增大，部分妇女在妊娠期可以听到甲状腺部位的血管杂音，但这种血管杂音相对固定，且不伴有甲状腺疾病的症状。毒性甲状腺肿时，由于滤泡增生，血流丰富，甲状腺的上极可闻到血管杂音；单纯性甲状腺肿时很少闻到血管杂音，但可有心脏杂音。部分年轻人，颈静脉回流入锁骨下静脉时，由于静脉回流角度的关系可以出现生理性，但多位于甲状腺的下极，并多为单纯性收缩期杂音，用手指压迫颈静脉时血管杂音消失。

所有的体格检查不仅要检查甲状腺的外表特性，同时还要注意状腺与周围组织的关系，有无淋巴结的肿大和邻近组织结构的改变情况。声音嘶哑通常是喉返神经受压迫的表现，需要同时配合喉镜检查；气管移位喘鸣音的出现，表明有气管受压的情况，需要了解病史和进行钡餐检查。

【健康管理】

明确诊断甲状腺疾病后，为患者建立中医健康体检记录，定期对患者进行随访、调整养生干预方案、评估预防保健效果，建立中医甲状腺疾病健康档案。在居民健康档案中加入甲状腺健康档案内容，包括基本信息、健康特征（既往史、过敏史、四诊合参情况）、健康问题（健康危险因素）、服务记录（诊疗和预防保健），并不断完善中医临床术语，中医疾病和证候诊断、辨证论治、生活起居、体质调护等要点，进行动态监测随访。在随访阶段为患者开设中医知识讲座，以中医类别医师为骨干，成立健康教育讲师队伍，在各级医疗机构定期向群众普及中医药知识，提高居民的中医防病意识和能力。开展中医健康咨询，充分利用基层健康咨询服务点，积极开展义诊咨询，包括合理营养、甲状腺疾病中医防治、中医食疗药膳等，提高居民的中医预防知识知晓率及健康行为形成率。

（一）甲状腺疾病的常见体质类型

甲状腺疾病常见的体质类型主要有血瘀质、痰湿质、气郁质、阴虚质4种。

1. 血瘀质

[**总体特征**] 血行不畅，以肤色晦黯、舌质紫黯等血瘀表现为主要特征。

[**形体特征**] 胖瘦均见。

[**常见表现**] 肤色晦黯，色素沉着，容易出现瘀斑，口唇黯淡。

[**舌象与脉象**] 舌黯或有瘀斑，舌下脉络紫黯或增粗，脉涩。

[**心理特征**] 易烦，健忘。

[**发病倾向**] 易患甲状腺结节、甲状腺肿、甲状腺肿瘤等。

[**对外界环境适应能力**] 不耐受寒邪。

2. 痰湿质

[**总体特征**] 痰湿凝聚，以形体肥胖、腹部肥满、口黏苔腻等痰湿表现为主要特征。

[**形体特征**] 形体肥胖，腹部肥满松软。

[**常见表现**] 面部皮肤油脂较多，多汗且黏，胸闷，痰多，口黏腻或甜，喜食肥甘甜黏。

[**舌象与脉象**] 苔腻，脉滑。

[**心理特征**] 性格偏温和、稳重，多善于忍耐。

[**发病倾向**] 易患甲状腺肿、甲状腺功能减退症、慢性淋巴细胞性甲状腺炎等。

[**对外界环境适应能力**] 对梅雨季节及湿重环境适应能力差。

3. 气郁质

[**总体特征**] 气机郁滞，以神情抑郁、忧虑脆弱等气郁表现为主要特征。

[**形体特征**] 形体瘦者为多。

[**常见表现**] 神情抑郁，情感脆弱，烦闷不乐。

[**舌象与脉象**] 舌淡红，苔薄白，脉弦。

[**心理特征**] 性格内向不稳定，敏感多虑。

[**发病倾向**] 好发各种甲状腺疾病。

[**对外界环境适应能力**] 对精神刺激适应能力较差；不适应阴雨天气。

4. 阴虚质

[**总体特征**] 阴液亏少，以口燥咽干、手足心热等虚热表现为主要特征。

[**形体特征**] 体形偏瘦。

[**常见表现**] 手足心热，口燥咽干，鼻微干，喜冷饮，大便干燥。

[**舌象与脉象**] 舌红少津，脉细数。

[**心理特征**] 性情急躁，外向好动，活泼。

[**发病倾向**] 易患甲状腺功能亢进症、甲状腺结节、甲状腺肿瘤等。

[对外界环境适应能力]耐冬不耐夏；不耐受暑、热、燥邪。

（二）生活调摄

1.保持心情舒畅，加强锻炼，增强机体抵抗力。瘿病的病因主要是情志内伤和饮食失调及水土失宜，但也与体质因素有密切关系。

2.减少碘盐的摄入。不管是甲亢还是甲减，除了有明确碘缺乏病因，均应该少食用含碘高的食物。

3.避免长时间接触手机、电脑等。如果经常受到放射性物质的影响，很容易导致细胞癌变。生活中主要的辐射性物质包括紫外线、电脑屏幕及受污染的饮用水等，这些物质都有可能影响人体的甲状腺功能。

（三）饮食调摄原则

1.**"三高一忌一适量"**　即高热量、高蛋白、高维生素饮食，忌碘饮食，适量补充钙、磷。

（1）高热量：给予足够的碳水化合物以纠正过度消耗，每日能量供给3000～3500kcal，比正常人增加50%～75%，以满足过量的甲状腺素分泌引起的代谢率增加。

（2）高蛋白：蛋白质1.5g/（kg·d）。

（3）高维生素：因高代谢消耗能量而消耗大量的酶，多种水溶性维生素缺乏，尤其是B族维生素、维生素D是保证钙、磷吸收的主要维生素，同时要补充维生素A和C。

（4）忌碘食物和药物。

（5）适当钙、磷供给：为预防骨质疏松、病理性骨折应适量增加钙、磷的供给。

2.**少食碘**　不管是甲亢还是甲减，除了有明确碘缺乏病因，均应该少食碘。

（1）含碘高的食物：海产品，如海带、紫菜、鲜带鱼、蚶干、干贝、海参、海蜇、海虾、海鱼、发菜、淡菜、苔菜。海带含碘量最高，新鲜海带中达到2000μg/kg以上，干海带则达到240000μg/kg；其次为海鱼及海贝类（900μg/kg左右）。

（2）含碘药物：华素片（西地碘片）、乙胺碘呋酮（胺碘酮）、沃丽汀、含碘止咳药水、含碘治疗支气管扩张制剂、复方碘液、碘化锌、碘含片，各种临床检查中的含碘造影剂、碘酒、碘伏、含碘阴道坐药。

（3）含碘中药：如海藻、昆布、香附、夏枯草、丹参、浙贝、玄参、连翘、川贝、木通、牛蒡子、黄药子、龙骨、牡蛎。

3. 少吃易致甲状腺肿的食物和药物

（1）致甲状腺肿的食物：大豆、萝卜、木薯、卷心菜等，饮水中锰、钙、镁、氟含量增高或钴含量缺乏时可引起甲状腺肿。铜、铁、铝和锂也是致甲状腺肿的物质，其机制可能与抑制甲状腺激素的分泌有关。

（2）致甲状腺肿的药物：硫尿嘧啶、硫氰酸盐、对氨基水杨酸钠、硫胺、保泰松、过氯酸钾。

4. 药食并进

食疗固然有一定的功效，但其作用、功效、针对性远不及药物来得迅速，故一般只能起到辅助治疗的作用，对重病、急病不能单独依靠食物疗法，最好是药食并进。

5. 其他

（1）甲状腺疾病患者大多与情志精神因素有关。应注意怒后勿食，食后勿怒。饱餐后不宜立即卧床。同时要避免饿极而暴食，渴极而大饮。

（2）甲状腺疾病患者，多属阴虚阳亢之体质，故不宜食温热性食物，宜食淡薄滋味之品，不要过食肥甘厚味，以免助热生湿、生痰化热，尤其应忌烟酒、咖啡、浓茶、油腻煎炸、辛辣及刺激性食物和饮料。此外，老年患者饮食宜口味清淡，软硬合适，温热相宜，忌黏硬生冷、不易消化之物。

（3）饮食宜低盐。

（四）功法锻炼

甲状腺疾病可选用"嘘"字功。嘘，发音时口型为两唇微合，有横绷之力，舌尖向前并向内微缩，上下齿有微缝。

1. 预备式：两脚平行与肩同宽，头正项直，百会朝天，内视小腹，轻合嘴唇，舌抵上腭，沉肩坠肘，两臂自然下垂，两腋虚空，肘微屈，含胸拔背，松腰塌胯，两膝微屈，全身放松，头脑清空，站立至呼吸自然平稳。

2. 呼气念"嘘"字，足大趾轻轻点地，随即放开。两手由肝经之急脉穴处起，手背相对向上提，经章门、期门上升入肺经之中府、云门，两臂如鸟张翼向上、向左右展开，手心向上；两眼反视内照，随呼气之势尽力瞪圆。

3. 呼气尽，吸气时，屈臂，两手经面前、胸前下转为拇指尖相对，其余四指指尖向下顺腹前按摩徐徐而下，垂于体侧。

4. 双手重叠，覆于下丹田，稍事休息，再做第二次吐字。如此动作做6次1遍，然后做1次调息，恢复预备式。

（五）腧穴按摩

[取穴] 血海、膈俞、丰隆、阴陵泉等。

[操作方法] 取卧位或坐位，在全身放松的前提下，用拇指、食指或中指末节指腹按压于穴位处，带动皮下组织做环形揉动，手法由轻到重逐渐用力，以患者感到酸麻沉胀为宜。每穴按揉 3～5 分钟，注意操作时手法应均匀柔和持久，勿用暴力。

（六）耳穴按压

[取穴] 神门、肝、脾、颈、甲状腺、内分泌、胃。

[操作方法] 用探棒在穴区内找到敏感点后，用胶布将王不留行籽贴于敏感点上。每日自行揉按 3～4 次，每隔 3～4 天换 1 次，两耳轮流换贴，10 次为 1 个疗程。

（七）痧疗

[取穴] 天突、膻中、鸠尾、肺俞、脾俞、肾俞、膏肓、足三里、三阴交。

[操作方法] ①用锃圆针痧疗器椭圆端自上而下刮拭胸部正中线，从天突穴经膻中穴向下刮至鸠尾穴。②其他穴位，采用局部点按、刮拭各 10～30 次。上述操作以局部皮肤感觉温热、有酸胀舒适感为度。

（八）中药足浴

[基础方] 生地黄、赤芍、柴胡、浙贝母。

[辨证加减] 痰瘀互结加夏枯草、三棱、莪术、牡蛎、昆布等；肝郁化火加香附、青皮、栀子等；气滞血瘀加桃仁、红花、赤芍、丹参等。

[操作方法] 将药加水煮沸，连渣带水倒入盆中，每晚临睡前泡脚，水量以完全浸没双足为准，先熏后洗，待水温下降后再加热水，直到头部微微汗出，或周身微汗出为止，时间大约 30 分钟。足浴后再交替按摩双足底部各 5～10 分钟。饭前、饭后 30 分钟内不宜进行。

第七节　颈 椎 病

【基础知识】

（一）中医学对颈椎病的认识

中医学并无"颈椎病"这一病名，根据其临床症状可归属于中医学"项痹""颈肩痛""颈背痛""项强""痿证"范畴。本病多由风寒湿邪侵袭，三邪杂至，使颈项部筋脉气血凝滞，经络受阻，筋脉不通；或遇急性损伤、慢性劳损，伤及筋脉，血不循经，溢出脉外，气机受阻；或素体虚弱、年老体衰，气血亏虚，筋骨失养，筋弛骨痿，气血不足，运行失司；或素体阳虚水停，加之风邪侵袭，风痰阻滞经络；或情志失调，肝气失于疏泄，以致肝郁气滞而发为本病。

本病的发病多与年龄、职业、劳伤等因素密切相关。这里的劳伤包括过度劳累及跌打损伤。过度劳累损伤人体的气血筋骨。

（二）西医学对颈椎病的认识

1. 颈椎病的概念　颈椎病是指因颈椎间盘退变及其继发改变，对相邻脊髓、血管、神经等组织的刺激，临床表现以颈部疼痛、上肢及手指放射痛伴感觉异常为主。目前对于颈椎病的病因及发病机制的研究还未明确，根据国内外文献资料的总结，将其发病因素归纳为颈椎间盘及附属结构的退变、劳损及外伤等。其中，颈椎间盘的退变是内在因素，而劳损及外伤等均为外因。

2. 颈椎病的常见症状　主要有颈背疼痛、上肢无力、手指发麻、下肢乏力、行走困难、头晕、恶心、呕吐，甚至目糊、吞咽困难等，还可见耳鸣、心动过速、心前区疼痛等症状。

3. 颈椎病的分类　根据颈椎病的病因、范围、程度的不同及影像学内容，大体可分为颈型颈椎病、神经根型颈椎病、脊髓型颈椎病、椎动脉型颈椎病、交感神经型颈椎病、食管压迫型颈椎病 6 种临床类型。

（1）颈型颈椎病：本型实际上是各型颈椎病的早期阶段，大多处于颈椎椎节退行性变开始时，通过窦椎神经反射而引起颈部症状。但如处理不当，易发展成其他更严重的类型。

（2）神经根型颈椎病：本型亦较为多见，因单侧或双侧脊神经根受刺激或受压所致。其表现为与脊神经根分布区相一致的感觉、运动及反射障碍，预后大多较好。

（3）脊髓型颈椎病：本型虽较前两型明显少见，但症状严重，且多以隐性侵袭的形式发展，易误诊为其他疾患而延误治疗时机。因此，其在诸型中处于重要地位。由于其主要压迫或刺激脊髓及伴行血管而出现脊髓神经的感觉、运动、反射与排便功能障碍，故称之为脊髓型颈椎病。

（4）椎动脉型颈椎病：本型较之脊髓型颈椎病略多见，因其中大多系由于椎节不稳所致，易经非手术疗法治愈或好转，故住院治疗及需手术者较少。本型主要引起头痛症状，故又称为上行性颈椎病。

（5）交感神经型颈椎病：由于椎间盘退变和节段性不稳定等因素，对颈椎周围的交感神经末梢造成刺激，产生交感神经功能紊乱。本型症状繁多，多数表现为交感神经兴奋症状，少数为交感神经抑制症状。由于椎动脉表面富含交感神经纤维，当交感神经功能紊乱时常常累及椎动脉，导致椎动脉的舒缩功能异常。因此，本型在出现全身多个系统症状的同时，还常常伴有椎 - 基底动脉系统供血不足的表现。

（6）食管压迫型颈椎病：本型又称吞咽困难型颈椎病，在临床上相对少见。正是因为其少见，因而易被误诊或漏诊，应引起注意。

4. 颈椎病的流行病学调查 颈椎间盘及其附属结构的退变与年龄、性别、吸烟等因素呈正相关。颈椎病的发病年龄范围很广，从 21 岁至 83 岁，发病率超过 64.52%，其中高发人群主要集中在 40 ～ 60 岁的中老年人。针对性别与该病的关系，有研究发现，男性的发病率高于女性。除年龄与性别以外，吸烟也是颈椎病发病的危险因素之一，原因在于吸烟会降低椎 - 基底动脉供血，加速颈椎间盘退变。对于长期伏案工作的人群而言，软组织易形成慢性损伤，继而降低本身的张力和弹性，导致颈椎间盘和相邻小关节失调，从而诱发颈椎病。外伤是颈椎病发病的重要因素之一，10% ～ 35% 的颈椎病患者有外伤史。

5. 颈椎病的病因 从颈椎病的流行病学调查来看，颈椎病的发病主要与年龄、性别、吸烟、伏案工作等因素密切相关。

高发的神经根型颈椎病多由脊柱关节病和颈椎间盘脱出所致，病理表现为颈神经根受压。生理状态下，颈椎的稳定状态需要依赖内源性稳定和外源性稳定的支持。内源性稳定是由椎体、椎间盘及附属韧带所构建而成；外源性稳定由项背部的肌肉活动和调节。颈椎病的病理过程正是由于平衡体系被打破所致，慢性肌肉劳损或不良坐姿等诱因导致软组织充血水肿，进而发展为肌肉持续性痉挛，动力平衡失调，引发颈椎周围骨质的代偿性增生、软组织变性、韧带钙化，最后压迫颈神经根和血管，影响静力平衡。

6. 颈椎病的诊断　由于颈椎病分类较多，这里主要介绍高发的神经根型颈椎病的诊断标准。

（1）有慢性劳损或外伤史，或有颈椎先天性畸形、颈椎退行性病变，长期低头工作者或习惯于长时间看电视、录像者，常呈慢性发病。

（2）颈、肩背疼痛，头痛头晕，颈部板硬，上肢麻木。

（3）颈部活动功能受限，病变颈椎棘突、患侧肩胛骨内上角常有压痛，可摸到条索状硬结，可有上肢肌力减弱和肌肉萎缩，臂丛牵拉试验阳性，压头试验阳性。

（4）颈椎 X 线示椎体增生，钩椎关节增生明显，椎间隙变窄，椎间孔变小。CT 检查可见椎体后赘生物及神经根管变窄。

【健康管理】

为颈椎病患者建立中医健康体检和体质辨识记录，定期对患者进行随访，调整方案，评估预防保健效果，建立中医颈椎病健康档案。在居民健康档案中加入颈椎病疾病健康档案内容，包括基本信息、健康特征（既往史、过敏史、四诊合参情况）、健康问题（健康危险因素）、服务记录（诊疗和预防保健），并不断完善中医临床术语，中医疾病和证候诊断、辨证论治、生活起居、体质调护等要点，进行动态监测随访。通过对中医健康档案的规范填写，为居民建立具有中医特色的、动态的、全程的健康状态信息库，逐步实现"健康调查—健康体检—健康评估—健康管理"的个体化健康管理服务，并运用中医基本理论，通过有组织、有计划的健康教育活动，普及居民的中医基本知识及养生保健方法与技术。

（一）颈椎病的常见体质类型

颈椎病常见的体质类型主要有血瘀质、气虚质、痰湿质、阳虚质、气郁质 5 种。

1. 血瘀质

[总体特征] 头颈、肩背部疼痛，伴上肢麻木、刺痛为主，痛有定处，夜间加重。

[形体特征] 胖瘦均见。

[常见表现] 或有手部大、小鱼际肌萎缩，可伴有面色不华，神疲乏力。

[舌象与脉象] 舌质紫黯，或有瘀点瘀斑，舌下络脉青紫，脉弦涩或细涩。

[心理特征] 易烦，健忘。

[发病倾向] 不耐受寒邪，血瘀质易患的疾病有 6 个方面：①心脑血管疾病：冠心病、高血压、中风。②呼吸系统疾病：肺栓塞。③内分泌系统疾病：痛风、糖尿病、肥胖症。④周围血管疾病：脉管炎、坏疽。⑤皮肤疾患：皮肤色素沉积、黄褐斑、雀斑。⑥妇科及男科疾病：妇科疾病主要包括初潮出现晚、闭经、痛经、月经失调、不

孕、少乳、乳腺增生等；男科疾病主要包括前列腺增生、阳痿、性功能低下。

　　[对外界环境适应能力]对寒冷环境适应能力差。

　　2. 气虚质

　　[**总体特征**]头晕，目眩，神疲乏力。

　　[**形体特征**]肌肉松软不实。

　　[**常见表现**]心悸气短，四肢倦怠。

　　[**舌象与脉象**]舌淡，苔薄白，脉细无力。

　　[**心理特征**]性格内向，不喜冒险。

　　[**发病倾向**]易患感冒、内脏下垂等病；病后康复缓慢。

　　[**对外界环境适应能力**]不耐受风、寒、暑、湿邪。

　　3. 痰湿质

　　[**总体特征**]头项强痛，肩臂不适，麻木不仁，肢体沉重。

　　[**形体特征**]形体肥胖，腹部肥满松软。

　　[**常见表现**]可伴有头晕，心悸胸闷，呕恶，胃纳欠佳。

　　[**舌象与脉象**]舌淡，苔白腻，脉沉滑。

　　[**心理特征**]性格偏温和、稳重，多善于忍耐。

　　[**发病倾向**]易患消渴、中风、胸痹等病。

　　[**对外界环境适应能力**]对梅雨季节及湿重环境适应能力差。

　　4. 阳虚质

　　[**总体特征**]颈项部不适，胃纳欠佳，便溏。

　　[**形体特征**]白胖，肌肉松软而不壮实。

　　[**常见表现**]面色不华，腰酸膝软，肢体酸软无力，步态失稳，甚则跌倒。

　　[**舌象与脉象**]舌淡，苔薄白，脉沉细弱。

　　[**心理特征**]性格多沉静、内向，喜静不喜动。

　　[**发病倾向**]耐夏不耐冬，易感风、寒、湿邪；易患寒证、痹证，易得痰饮、肿胀、泄泻、关节炎、腰腿痛等。

　　[**对外界环境适应能力**]对寒冷环境适应能力差。

　　5. 气郁质

　　[**总体特征**]头晕眼花，情绪不佳。

　　[**形体特征**]形体瘦者为多。

　　[**常见表现**]头昏眼花，眼胀痛，嗳气，吞咽困难，胸胁胀痛，纳呆，呕恶。

　　[**舌象与脉象**]舌淡，苔白，脉弦紧。

[**心理特征**]性格内向不稳定，忧郁脆弱，敏感多疑。

[**发病倾向**]对精神刺激适应能力较差；不耐受阴雨天气。易患郁证、脏躁、不寐、梅核气、惊恐等病证，还常见各类胀痛（如偏头痛、胸痛、肋间神经痛等）、甲状腺疾病、颈部肿块、慢性咽炎、消化系统疾病（各类肝病、慢性胃炎、慢性胆囊炎、慢性结肠炎等）、妇科疾病（月经不调、痛经、子宫肌瘤等）、乳腺增生、更年期综合征，以及有患肿瘤倾向。

[**对外界环境适应能力**]对阴霾环境适应能力差。

（二）生活调摄

1. 工作方面　保持正确坐姿，注意工作时间超过 40 分钟后要起身活动颈部肌肉，使全身肌肉和韧带得到适当休息、放松。

2. 娱乐方面　用电脑、手机的时间不宜过长，应注意定时休息，活动颈部肌肉及全身肌肉。

3. 睡眠方面　改良睡眠姿势，以仰卧位为主，辅以左右侧卧位，不用过高或过低的枕头。建议在仰卧时，枕头的高度以头部压下后与自己的拳头高度相等或略低，以 10 ～ 15cm 为宜，有利于颈椎生理曲度改善和复原。

4. 体育锻炼方面　多做运动，如游泳，打羽毛球、篮球，散步、单双杠拉伸等，每天运动时间不应少于 1 小时。

5. 避免外伤　运动中和生活中应注意避免颈椎受到外伤。

6. 其他　不要长时间在空调房，尽量避免冷饮、凉茶等损伤阳气之品的摄入。运动后不应贪凉。

（三）饮食调摄原则

风寒湿邪痹阻的颈椎病患者宜多食用些温热性食物，可食用平性食物，少吃寒凉性食物。甘辛温热补益之品，以温补脾肾阳气为主，可配合辛温发散的食品，以补充身体的热量与阳气。适宜的食品有韭菜、辣椒、葱、生姜、蒜、茴香、胡椒、薤白、海参、虾、草鱼、黄鳝、鳗鱼、羊肉、鹿肉、麻雀肉、羊乳、狗肉、桂圆肉、胡桃仁、荔枝、冬虫夏草等。

肝肾亏虚者在饮食的调养上，应选用具有理气疏肝、益肾补精，辅以调理脾胃功能的食物，如大麦、荞麦、高粱、刀豆、蘑菇、豆豉、苦瓜、萝卜、洋葱、菊花、玫瑰、杜仲、菟丝子、黑豆、枸杞等。同时，应注意少食收敛酸涩之物，亦不可多食冰冷食品。

适合劳伤血瘀质者食用的食物普遍具有活血化瘀之效。果品类有山楂，可用于瘀血体质、痰湿质夹瘀者的调养。金橘无活血作用，但疏肝理气效果佳。蔬菜类性温活血的有韭菜、洋葱、大蒜、生姜等，适合瘀血体质冬季或阳虚间夹瘀血体质食用。性凉活血的有生藕、黑木耳、紫皮茄子等，适合瘀血体质或瘀血间夹湿热、阴虚内热体质的人食用。但是，由于血脉毕竟有喜温恶寒的特点，故不宜大量吃，或者需要配温性食物一起吃。菇类具有养肝护肝的作用，还能防癌抗癌，也很适合瘀血体质。水产类有螃蟹、海参，螃蟹主要用于消散外伤后遗留瘀血；海参对于血瘀体质形体干枯、皮肤干燥者效果不错。

（四）功法锻炼

1.**"米"字操**　以头为笔，按照顺序反复书写，先写一横，头尽量由左到右画一横，头归正位；再写一竖，头颈尽量向上方拉伸，自上而下画一竖线，头归正位；然后头颈尽量向左上方拉伸成45度，头归正位；同法书写米字右上点，头归正位；头颈尽量向右上方拉伸，向左下方画一撇，头颈归正位；头尽量向左前上方拉伸，向右下方画一捺，恢复头颈正位。每次书写5～10个"米"字，动作宜柔和。锻炼后以感觉头颈肩部舒缓轻快为度。每日1～2次。

2.**前俯后仰松肩颈**　双手向下打开尽量往后延伸，同时头颈部尽量往后延伸，屈膝呈半蹲马步位，双手缓慢从后往前画圆弧线至下腹，同时头颈部从后位缓慢前屈，直至下颏抵至胸骨上部，直立抬头，双手捧气，从下腹部正中线开始直至头顶部，双手打开由上往两侧垂直向下打开，双手回归身体双侧下垂位，重复做9次。动作宜柔和，锻炼后以感觉头颈肩部舒缓轻快为度。每日1～2次。

同时，亦可左右旋转颈部，或用手揉按颈部肌肉，能让颈部紧张的肌肉放松，对颈部有很好的保护作用。每次3～5下，每日1～2次。

（五）腧穴按摩

[**取穴**]大椎、颈椎夹脊、天柱、后溪穴等。

[**操作方法**]取卧位或坐位，在全身放松的前提下，用拇指、食指或中指末节指腹按压于穴位处，带动皮下组织做环形揉动，手法由轻到重逐渐用力，以患者感到酸麻沉胀为宜。每穴按揉3～5分钟，注意操作时手法应均匀柔和持久，勿用暴力。

（六）耳穴按压

[**取穴**]颈椎、肾、肝、内分泌、脾、神门、枕。

[**操作方法**] 用棉签消毒所选穴位及周围皮肤，晾干后将王不留行籽或磁珠贴于胶布中间，用镊子置于所选穴位之上，用指腹按压在选择穴区找敏感点，按压后得气（酸麻重胀感）即可。每天按压 2～3 次，每次 3～5 分钟。

（七）痧疗

[**取穴**] 百会、风池、风府、哑门、天柱、大椎。

[**操作方法**] ①用鍉圆针痧疗器自后颈部天柱、风府、风池沿着双侧膀胱、胆经进行疏经通络理筋。②其他穴位，采取局部点按、刮拭各 10～30 次。上述操作以局部皮肤感觉温热、有酸胀舒适感为度。

（八）中药足浴

[**基础方**] 葛粉、威灵仙、红花、当归、白芍、木瓜。

[**辨证加减**] 寒湿阻络加羌活、防风、姜黄；气滞血瘀加川芎、桃仁、红花等；肝肾亏虚加仙茅、狗脊、熟地等；脾肾虚寒加桂枝、干姜等。

[**操作方法**] 足浴治疗前及治疗中嘱患者饮温水 200～500mL，防止足浴时出汗使体内水分丢失。熏洗时水温以 70℃为宜，10 分钟左右，足浴时以 45～50℃为宜，防止烫伤；治疗中注意保暖，防止受凉。治疗结束后，用清洁干毛巾擦干双足，以免当风受凉。如失眠甚者可选择睡前足浴，因为睡前足浴可迅速消除疲劳，加上药物的作用使人容易入睡。

第八节　过敏性鼻炎

【基础知识】

（一）中医学对过敏性鼻炎的认识

过敏性鼻炎属中医学"鼻鼽"范畴，又称鼽嚏，是以突然和反复发作的鼻痒、喷嚏、流清涕、鼻塞等为特征的一种常见、多发性鼻病。本病不论男女老幼，均可发生，可长年性发作，或为季节性发作，或在气候突变、异气及异物刺激时发作。《内经》中多次论及本病，《素问·气交变大论》也说："岁金不及……民病肩背瞀重，鼽嚏，血便注下……"《素问·金匮真言论》曰："故春善病鼽衄。"

本病多因禀赋不足，体质虚弱，或因久病、饮食、劳欲所伤，导致脏腑虚损，正气不足，腠理疏松，卫表不固，外邪或异气侵袭，犯及鼻窍。寒邪束于皮毛，阳气无从泄越，肺气不得通调，津液停骤，鼻窍壅塞，遂致喷嚏、流清涕。

1. 寒邪入侵　历代医家认为鼻鼽的致病主要原因为正气不足、寒邪入侵所致。宋代《太平圣惠方》曰："肺气通于鼻，其脏若冷，随气乘于鼻，故使津液浊涕，不能自收也"。明代《证治要诀》曰："清涕者，脑冷肺寒所致。"清代《辨证录》曰："人有鼻流清涕，经年不愈，是肺气虚寒，非脑漏也。"

2. 热邪入侵　虽然诸多医家认为"寒邪入侵"是鼻鼽的主要原因，但刘河间则指出："言鼽为肺寒者，误也。"他认为鼽嚏是因火热为患，提出"热极怫郁"，鼽因于肺热，嚏因于心火、胃火。肺主宣发、主肃降，肺经郁热，宣降失职，火热炎于上，致鼻窍壅塞。欲散邪于外，则喷嚏频作不止。人体肺为华盖，居于最上部，最易受到热邪侵犯，肺气通于鼻，邪热之气犯鼻而导致本病的发生，故认为风热是鼻鼽的病因之一。

3. 与经络的相关性　鼻鼽的发病与经络密切相关。人体经脉循行于鼻及经过鼻旁的有 8 条之多，经脉失调会引起鼻鼽诸症。多数医家认为鼻鼽的发生多与手太阴肺经、足阳明胃经有关。

4. 与气候变化的相关性　自然环境的变化是导致鼻鼽的病因之一。《素问·气交变大论》曰："岁金不及，炎火乃行，生气乃用，长气专胜，庶物以茂，燥烁以行，上应荧惑星，民病肩背瞀重，鼽嚏，血便注下。"《素问·至真要大论》曰："少阴之复，燠热内作，烦躁鼽嚏。"亦云："少阴司天，客胜则鼽嚏……"《素问·五常政大论》曰："太阳司天，寒气下临，心气上从……鼽嚏善悲……"李东垣《内外伤辨惑论》曰："元阳本虚弱，更以冬月助其令，故病者吾嚏，鼻流清涕，寒甚出浊涕，嚏不止。"这些都说明了过敏性鼻炎与气候变化的相关性。

5. 体质因素　中医体质学说认为，体质体现了人体正气的盛衰，决定了人体抗病能力的强弱，体虚正弱是发病易感性的决定性因素。《灵枢·经脉》曰："实则鼽窒，头背痛；虚则鼽衄。"东汉华佗《中藏经》曰："肺实则鼻流清涕。"

肺气的充实，有赖于脾气的输布，脾气虚弱，可致肺气不足，肺失宣降，津液停聚，寒湿久凝鼻部而致病；肾主纳气，为气之根，若肾的精气不足，气不归元，肾失摄纳，阳气易于耗散，风邪得以内侵致病，气浮于上可致喷嚏频频；若肾之阳气不足，寒水上泛，则致鼻流清涕不止。因此，本病的表现在肺，肺气虚弱、感受风寒为本病的主要病机，但其病理变化与脾肾有一定的关系。

（二）西医学对过敏性鼻炎的认识

1.过敏性鼻炎的概念　过敏性鼻炎又称变应性鼻炎，是指特应性个体接触变应原后，主要由 IgE 介导的介质（主要是组胺）释放，并有多种免疫活性细胞和细胞因子等参与的鼻黏膜非感染性炎性疾病。其发生的必要条件有 3 个：特异性抗原即引起机体免疫反应的物质；特应性个体即所谓个体差异、过敏体质；特异性抗原与特应性个体二者相遇。

2.过敏性鼻炎的常见症状　本病以阵发性喷嚏频作、大量水样涕、鼻塞为主要特征。

（1）喷嚏：常有阵发性喷嚏连作，少则 3～5 个，多则十几个或数十个，多在晨起、夜晚或接触致敏原后立刻发作。

（2）鼻涕：大量清水样鼻涕，患者每天擤鼻十余次或更多，重者鼻涕常如水自流。

（3）鼻塞：程度轻重不一，发作时鼻塞常很重，缓解时鼻塞可消失。

（4）鼻痒：多数患者有鼻痒。

（5）嗅觉减退：由于鼻黏膜水肿明显，部分患者尚有嗅觉减退。

（6）憋气窒息：鼻腔经常性大量液体堵塞，当人入睡的时候，口部习惯性闭合，会引起人体憋气，严重者可导致窒息。

发作期可伴有眼痒、耳痒、暂时性耳鸣、听力减退、头痛，或伴有其他变态反应性疾病的相应症状（如哮喘、荨麻疹、腹痛，泄泻等）。

3.过敏性鼻炎的分类　过敏性鼻炎因为发病时间的不同，可分为季节性鼻炎、常年性鼻炎及间歇性鼻炎。

（1）季节性鼻炎：花粉所致者最常见，致病花粉的种类因时因地而异，一般在春季和秋季多见。真菌也是另一种重要原因。此类鼻炎发病急、症状重，常有阵发性喷嚏、鼻痒，大量鼻涕和鼻塞，常伴眼结膜炎，有时伴麻疹和哮喘的发作。

（2）常年性鼻炎：所谓常年性，是指每年症状持续在 9 个月以上，多为室内变应原，如尘螨或其粪便所致。尽管症状是常年性的，但患者可在螨繁殖的时节加重；家里的宠物，特别是猫和狗，也是诱发常年性鼻炎的另一重要原因。常年性鼻炎除清晨以外，喷嚏较少，很少合并结膜炎症状。常年性鼻炎也可有季节性加重，很可能是患者同时对室内外变应原过敏。

（3）间歇性鼻炎：偶尔暴露于变应原，如暴露于有尘埃的储物室、书房，或暴露于有动物如猫或狗的地方而突然发病，发病是间歇性的。

4.过敏性鼻炎的流行病学调查　过敏性鼻炎是一个全球性健康问题，可导致许多疾病和劳动力丧失。据世界卫生组织公布的数字显示，全球 60 多亿人中过敏性鼻炎患者约有 5 亿，全球平均患病率在 10%～25%，而且呈上升的趋势。而我国的过敏性鼻炎患者有近 5000 万，我国中心城市过敏性鼻炎的发病率为 8.7%～24.1%，与全球的发病率几乎接近。和许多疾病不同，有过敏性鼻炎症状的患者并不限于某个年龄段的人群，各个年龄段都有。虽然发病率在性别上无显著差异，但女性激素可加重变态反应。

5. 过敏性鼻炎的病因　过敏性鼻炎是一种由基因与环境互相作用而诱发的多因素疾病，主要由吸入性变应原引起，其危险因素可能存在于所有年龄段。

（1）遗传因素：过敏性鼻炎患者具有特应性体质，通常显示出家族聚集性。已有研究发现，某些基因与过敏性鼻炎相关联，如患者家庭多有哮喘、荨麻疹或药物过敏史。以往称此患者为特应性个体，其体内产生 IgE 抗体的能力高于正常人。

（2）变应原暴露：变应原是诱导特异性 IgE 抗体并与之发生反应的抗原。它们多来源于动物、植物、昆虫、真菌或职业性物质。其成分是蛋白质或糖蛋白，极少数是多聚糖。变应原作用于个体主要有 3 种方式：①吸入变应原：室内变应原主要有尘螨、动物皮毛、皮屑或来源于植物的过敏原等；室外变应原包括花粉和真菌等。②食入变应原：常见者如牛奶、大豆、鸡蛋、肉类、鱼虾、坚果及其他海味和某些药物等。③直接接触变应原：如化妆品、肥皂、油漆、酒精及某些外用药液。

吸入性变应原和直接接触变应原是过敏性鼻炎的主要原因。在过敏性鼻炎不伴有其他系统症状时，食物变态反应少见。另一方面，在患者多个器官受累的情况下，食物变态反应常见。

（3）环境因素：①空气污染：室外污染主要来源于机动车和大气污染成分，如臭氧、氮氧化物和 SO_2 等。室内污染主要有甲醛、甲苯等。②感染因素——"卫生假说"：即变应性疾病增加是由于感染性疾病减少的结果。其理论依据是细菌感染或接触细菌的产物而激发 T 辅助 1 型细胞（Th1）的反应，从而产生抑制 Th2 的反应力，达到减少变应性疾病和哮喘的发病率。此外，有报道发现病毒感染也可以产生类似的效应。但这些设想的科学依据和确切的免疫学机理还没有得到完全的证实。

（4）其他：物理因素（如冷热变化、温度不调），内分泌失调或体液酸碱平衡失调等，均可导致过敏性鼻炎的发生，也可由多种因素同时或先后存在。

6. 过敏性鼻炎的诊断

（1）病史：季节性鼻炎有典型的季节发病史，每到花粉播散期即有典型症状发作，花期一过，不治而愈。常年性鼻炎有明显的过敏原接触后症状发作史，如在打扫房间，整理被褥、衣物，嗅到霉味时发作。

（2）发作期有典型的临床症状和体征：临床有喷嚏、清水样涕、鼻塞、鼻痒等症状，出现2项以上（含2项），每天症状持续或累计在1小时以上，可伴有眼痒、结膜充血等眼部症状；体征常见鼻黏膜苍白、水肿、鼻腔水样分泌物。

（3）实验室检查：变应原皮肤试验阳性；血清特异性IgE检测阳性；鼻分泌物涂片：嗜酸性细胞和肥大细胞阳性。必要时可行鼻激发试验。

【健康管理】

（一）过敏性鼻炎的常见体质类型

在9种体质中，特禀质、气虚质、阳虚质和湿热质最易发生过敏性鼻炎。

1. 特禀质

[总体特征]先天失常，以生理缺陷、过敏反应等为主要特征。

[形体特征]无特殊，或有畸形，或有先天生理缺陷。

[常见表现]过敏体质者常见哮喘、风团、咽痒、鼻塞、喷嚏等；遗传性疾病有垂直遗传，先天性、家族性特征；胎传性疾病为母体影响胎儿个体生长发育及相关疾病特征。

[舌象与脉象]舌淡，苔薄白，脉细无力。

[心理特征]因特异情况而不同。

[发病倾向]过敏体质者易药物过敏，或易患如过敏性鼻炎、花粉症、异位性皮肤炎等过敏性疾病；遗传性疾病，如血友病、先天愚型及中医所称的五迟（立迟、行迟、发迟、齿迟和语迟）、五软（头项软、手软、足软、肌肉软、口软）、解颅等；胎传性疾病，如胎寒、胎热、胎惊、胎肥、胎弱及自身免疫性疾病等。

[对外界环境适应能力]适应力差，如过敏体质者对易致过敏季节适应能力差，易引发宿疾。

2. 气虚质

[总体特征]元气不足，以疲乏、气短、自汗等气虚表现为主要特征。

[形体特征]肌肉松软不实。

[常见表现]平素语音低弱，气短懒言，容易疲乏，精神不振，易出汗。

[舌象与脉象]舌淡红，舌边有齿痕，脉弱。

[心理特征]性格内向，不喜冒险。

[发病倾向]易患感冒、内脏下垂等病；病后康复缓慢。

[对外界环境适应能力]不耐受风、寒、暑、湿邪。

气虚主要是元气虚弱，由于元气的功能低下，五脏六腑及各个脏腑之气功能也会随之低下，则整体功能就不能正常发挥，因为人是一个整体，平衡最为关键。气虚体质是一个人长期"气"不足的状态，反映在脏腑功能的方面，主要是肺和脾气虚。

肺气虚的表现：肺主皮毛，故肺气虚的人对内外环境的适应能力差。冬天特别怕冷，夏天特别怕热；冬天容易受寒，夏天容易中暑。肺气虚寒，卫表不固，如风寒乘虚而入，则易发鼻衄，出现喷嚏频频；肺失清肃，气不摄津，津液外溢，则见清涕不止。

脾气虚的表现：吃东西很少，胃口不是很好，吃完以后肚子胀，大便困难不成形。因为脾胃功能弱，故气血生化不足，从而呈现面色发黄、口唇色淡症状。脾主肌肉、主四肢，脾虚的人肌肉松软无力，四肢无力，乳房下垂，臀部下垂，会经常头晕，基础血压偏低。脾气虚弱，化生不足，鼻窍失养，风寒、异气乘虚而袭，发为鼻衄，出现鼻痒、喷嚏频频；脾气虚弱，水湿不运，停聚鼻窍，故鼻塞、清涕连连。

3. 阳虚质

[总体特征] 平素畏寒怕冷，手足不温，腰脊酸痛，喜温热饮食，精神不振，懒言少语，嗜睡乏力，口唇色淡。

[形体特征] 白胖，肌肉松软而不壮实。

[常见表现] 齿摇发脱，耳鸣耳聋，小便清长，夜尿频，易汗出，性欲减退甚或阳痿，男性可见遗精，女性可见月经量少、痛经等症，时或大便溏薄，或气喘乏力，或胃纳不佳，或心动过缓，或行动迟缓。

[舌象与脉象] 舌淡胖，边有齿痕，苔薄白，脉沉细无力。

[心理特征] 性格多沉静、内向，喜静不喜动。

[发病倾向] 易患寒证、痹证，易得痰饮、肿胀、泄泻、关节炎、腰腿痛等病。

[对外界环境适应能力] 耐夏不耐冬，易感风、寒、湿邪。

4. 湿热质

[总体特征] 湿热内蕴，以面垢油光、口苦、苔黄腻等表现为主要特征。

[形体特征] 形体中等或偏瘦。

[常见表现] 面垢油光，口苦、口中异味，身重困倦，大便黏滞不畅，小便短黄，男性易阴囊潮湿，女性易带下发黄。

[舌象与脉象] 舌质偏红，苔黄腻，脉滑数。

[心理特征] 性格多变，易烦恼。

[发病倾向] 易患皮肤湿疹、疮疖、口疮、黄疸等病。

[对外界环境适应能力] 对夏末秋初湿热气候，湿重或气温偏高环境较难适应，如肺经郁热，肃降失职，邪热上犯鼻窍，可发为鼻衄。

（二）生活调摄

1.过敏性鼻炎主要由吸入性变应原引起，故在日常生活中应尽量避免接触过敏原，避免和减少本病的发生。

过敏原是植物花粉或者季节性真菌的过敏性鼻炎患者，应尽量避免在早晨 5～10 点这段时间外出活动，因为此时是空气中花粉扩散的高峰期。家中养花的患者在修剪花草时最好戴上口罩。

尘螨是过敏性鼻炎最常见的变应原之一，通常在床垫、床上用品及地毯上比较多，应及时更换清洗，防止螨虫及其分泌物诱发过敏性鼻炎。对尘螨过敏的患者尽量避免使用绒毛的围巾围脖、被子或绒毛填塞的枕头靠垫，家里尽量不要摆放毛绒玩具，室内不要铺地毯，可以选用木质地板或瓷砖地面。家中大扫除时最好戴上口罩，可以事先在地上撒些水再行打扫，可以减少灰尘的扬起。

对真菌孢子过敏的患者，家里应避免使用柳条编的篮子，还要防止室内有过于潮湿的地方。

蟑螂的排泄物也是过敏性鼻炎常见的变应原之一，应注意居室清洁，定期除虫。

2.适当加强体育锻炼，如慢跑、游泳等，增强抵抗力，减少发病。坚持冷水浴、冷水洗脸也可增强体质，提高人体对寒冷的耐受力。

3.避免过度疲劳、睡眠不足、受凉，因为这些因素能使人体抵抗力下降，造成鼻黏膜调节功能减弱，病毒乘虚而入而发病。

4.忌烟酒。过敏性鼻炎对外界气体的敏感度明显增高，尤其是寒冷及具有刺激性的气体，如直接或间接吸烟，吸入后会使打喷嚏、鼻塞、流涕等症状明显加重，故宜忌烟。另外，饮酒会加重湿热，对于本身湿热较重的过敏性鼻炎患者会加重鼻塞、鼻涕等症状。

5.在秋冬季或感冒流行期间，减少外出，如必须外出建议戴口罩，避免公众集会，尽量少去公共场所，对污染的室内可用白醋熏蒸进行空气消毒。

6.保持室内空气的湿度，或使用空气过滤器，避免让鼻子太干燥。

7.香水、化妆品等会刺激鼻腔黏膜而导致发病，也应尽量避免接触。

（三）饮食调摄原则

1.气虚质患者的饮食调摄

（1）补气养气：气虚质过敏性鼻炎患者的养生关键在于补气。凡气虚之人吃具有补气作用的食物，要选性平味甘或甘温之物。

（2）兼顾五脏之虚：因肺主一身之气，肾藏元气，脾胃为气血生化之源，故脾、胃、肺、肾与气虚质关系最为密切。所以，饮食调养应当重点兼顾到这几个脏腑。比如，常用补脾胃虚证的食物有糯米、粳米、荞麦、栗子、白扁豆、山药、南瓜、猴头菇、大枣、野猪肉、乳鸽、鹌鹑、饴糖等，其中野猪肉、鹌鹑（有动物黄芪之称）可补五脏之虚。

（3）注重气血双补：中医学认为，气为血之帅，血为气之母。因此，在补气的同时加入补血的食材，往往会收到更好的效果。常见气血双补的食物有榛子仁、牛肉、驴肉、黄鳝、章鱼、黄豆、花生、鲶鱼、鳜鱼等。

（4）适当加入补气中药材：加入补气中药材，以增强膳食的补气功能。常用的有人参、太子参、西洋参、党参、黄芪、白术、黄精、紫河车等。

（5）少食破气耗气之品：凡气虚之人，忌吃破气耗气、生冷寒凉的食物，以及油腻厚味、辛辣刺激之品。

2. 阳虚质患者的饮食调摄

（1）饮食宜忌：阳虚质者应多食用一些具有甘辛温热补益之品，以温补脾肾阳气为主，可配合辛温发散的食品，以补充身体的热量与阳气。适宜的食品有韭菜、葱、生姜、蒜、薤白、海参、虾、草鱼、黄鳝、鳗鱼、羊肉、鹿肉、麻雀肉、羊乳、狗肉、桂圆肉、胡桃仁、荔枝、冬虫夏草等（如有过敏则不宜食用）。同时，阳虚质者应少食苦寒之品，忌食生冷、冰冻之品，即使在盛夏也不要多食寒凉之品。

（2）减少食盐的摄入：水液正常代谢，依赖阳气温运气化，如脾阳不足，则运化水湿功能失职；如肾阳不足，则蒸腾气化功能减退，导致水液运行障碍，蓄积体内，泛滥于脏腑与躯体之间，成为水肿、痰饮等证。因此，阳虚质者再过多摄入食盐易水钠潴留，使组织水肿、体重增加、血压增高，从而导致肥胖、肿胀、高血压、小便不利等。

（3）选择适当的烹调方式：阳虚质者吃寒性食物时，应选择焖、蒸、煮、炖的方法，可减少寒凉之性。

3. 湿热质患者的饮食调摄

（1）多吃新鲜蔬果及甘寒、甘平的食物，如冬瓜、甘蓝、茼蒿、芹菜、番茄、大白菜、生菜、空心菜、苋菜、豆芽菜、苦瓜、黄瓜、莜麦菜、西瓜、草莓、甜瓜、柚子、椰子、甘蔗、梨等。

（2）多摄取有助于清热化湿的食物，如薏苡仁、茯苓、玉米、绿豆、红小豆、白扁豆等。

（3）忌食肥甘、厚味、辛辣食物，如狗肉、鹿肉、羊肉、牛肉、鳝鱼、胡椒、辣椒、生姜、花椒等。

（4）忌食大热大补的药物及食物，如银耳、燕窝、雪蛤、阿胶、蜂蜜、麦芽糖、熟地、大枣、黄芪、紫河车、黄精等。

（5）少甜少酒，少辣少油，烟、酒及烤、炸、煎等方式要尽量避免。

（6）避免进食酸性食物：大部分肉类及海鲜类属于酸性，蔬果类多属于碱性。

（四）功法锻炼

古人在养生修炼中发明了许多方法，其中结合呼吸进行"气息"锻炼的方法为效果上佳的保健方法之一。庄子云："吹嘘呼吸，吐故纳新，为寿而已矣。"意即吐出浊气，纳入人体所需之清气，以帮助培蓄人体内部之元气，达到养生长寿之目的。

过敏性鼻炎的发病因素，内因多为脏腑功能低下（肺、脾、肾气虚），外因多为风寒、风热之邪侵袭鼻窍而致。因此，呼吸吐纳锻炼之法正适合过敏性鼻炎患者，坚持锻炼可以培元养气、增强体质，从而减少发病。具体操作方法如下。

取坐、卧、站式均可，以感觉舒适为宜。全身各部由上至下逐一放松，舌抵上腭，排除杂念，目微视鼻梁，两手相叠置于丹田（男性左手在下、右手在上，女性则相反），提肛收神，采用逆式呼吸，即吸气时腹部自然内收，呼气时小腹自然外鼓。吸气时要匀、深、长，同时意念新鲜空气由鼻腔满满进入丹田；停留片刻再徐徐呼出，同时意守印堂；一呼一吸为一次，如此反复。

每晚睡前和早晨各练1次，每次15～30分钟。收功时改为自然呼吸，然后以右手绕丹田按摩36圈，左手反绕36圈，动作要轻柔。再用拇指背沿鼻梁两侧上下按摩，以皮肤发热为度，最后活动四肢即可。

练功期间注意保暖，勿受凉，鼻塞严重时可暂停练功。

（五）腧穴按摩

[**取穴**]肺俞、脾俞、足三里、风池、曲池、尺泽等。

[**操作方法**]取卧位或坐位，在全身放松的前提下，用拇指、食指或中指末节指腹按压于穴位处，带动皮下组织做环形揉动，手法由轻到重逐渐用力，以患者感到酸麻沉胀为宜。每穴按揉3～5分钟，注意操作时手法应均匀柔和持久，勿用暴力。

（六）耳穴按压

[**取穴**]肺、脾、肾、神门、枕穴。

[**操作方法**]用棉签消毒所选穴位及周围皮肤，晾干后将王不留行籽或磁珠贴于

胶布中间，用镊子置于所选穴位之上，用指腹按压在选择穴区找敏感点，按压后得气（酸麻重胀感）即可。每天按压 2 ～ 3 次，每次 3 ～ 5 分钟。

（七）痧疗

[取穴] 大椎、风门、肺俞、肾俞、迎香、足三里等。

[操作方法] ①用鍉圆针痧疗器自背部肺俞、肾俞沿着双侧膀胱经及督脉大椎穴进行疏经通络理筋。②其他穴位，采取局部点按、刮拭各 10 ～ 30 次。上述操作以局部皮肤感觉温热、有酸胀舒适感为度。

（八）中药足浴

[基础方] 黄芪、党参、白术、防风、荆芥。

[辨证加减] 肺脾气虚加山药、茯苓、陈皮。脾肾阳虚加肉桂、仙茅、仙灵脾、巴戟天等。

[操作方法] 将药加水煮沸，连渣带水倒入盆中，每晚临睡前泡脚，水量以完全浸没双足为准，先熏后洗。熏洗时水温以 70℃为宜，10 分钟左右，足浴时以 45 ～ 50℃为宜，防止烫伤。治疗中注意保暖，防止受凉。足浴治疗前及治疗中嘱患者饮温水 200 ～ 500mL，防止足浴时出汗使体内水分丢失。治疗结束后，用清洁干毛巾擦干双足，以免当风受凉。

第九节　脂　肪　肝

【基础知识】

（一）中医学对脂肪肝的认识

脂肪肝病名在古代中医文献中未见记载，其临床症状表现以肝区不适、胁肋胀痛、倦怠乏力、形体肥胖、舌苔白腻、舌质暗紫有瘀斑瘀点等为主，故可归属于"胁痛""肥气""痰饮""积聚""黄疸"等范畴。

在病因病机方面，古代医家多提示本病的形成与食滞、瘀血病理因素密切相关，其病位在肝、脾。

1. 情志不畅，肝失条达　肝主疏泄，调节气机与情志。气行则血（水）行，若情绪过激易怒，或长期抑郁不欢，则易导致肝失条达，肝郁气结。气机失调日久，则气滞血瘀、气滞水停而生痰饮，痰瘀互结，郁于肝胆，而成本病。还可横犯脾土，使脾运不健，最终导致瘀、水、痰、湿等病邪停留，痰湿蕴结，阻塞肝络，遂成本病。

2. 饮食不节，嗜食肥甘　脾为生化之源，饮食入口经腐熟后成为水谷精微，并化生为气血。但过度的暴饮暴食、嗜食辛辣厚味，或贪凉食冰饮，或过度饥饿，均可直接损伤脾胃功能，使之运化失常，导致聚湿、生痰、化热、食积等，继而影响肝的疏泄功能，出现气机郁结，血脉不通，均为形成本病的重要因素。

3. 劳逸过度　过度劳力伤气，过度劳神伤脾，均可使脾气亏虚，运化无力；过逸少动，可使脾气受损、气血运行不畅。二者均导致气血、津液运化失常，使痰湿停滞。

4. 肥胖　肥胖者易造成脂膏的蓄积。嗜食肥甘厚腻，易使脾胃受损，运化无力，清气不升，以致湿热熏蒸，痰浊膏脂内积，阻滞气机。中医理论认为，胖人多痰、多虚，因胖人大腹便便，形厚气虚，加上平日懈怠多卧，疏于锻炼，使得气血不畅，以致肝郁脾虚，痰浊壅塞，气滞血瘀，加之饮食、情志、起居不调，则更易患本病。

5. 饮酒过度　适度的饮酒有畅和气血之效，然而恣意饮酒，则易伤害身体。长期大量饮酒所导致的肝病，初期通常表现为脂肪肝。中医学认为，饮酒过度，日久则生湿生热，痰热湿浊内蕴，阻滞气血运行，导致气机郁滞，血脉瘀阻，气、血、痰相互搏结于肋胁而致本病。

6. 年老久病，禀赋不足　肾为先天之本，内居元阴、元阳，脾为后天之本，乃气血生化之源，二者相互依存，相互促进。先天不足、脾肾亏虚；或久病年老、脏腑虚弱等，脾肾之气日衰，阴阳失衡，气血不足，进一步加重脾肾两虚。脾肾亏虚为脂肪肝的基本病因病机，而脾肾亏虚的关键在于肾虚。肾为一身阴阳之本，调节各脏阴阳，肾虚可影响肝、脾功能；另一方面，肾主水液，肾中精气对全身的水液起到蒸腾气化作用，肾精不足可使水液气化推动无力，气化功能失调，水不涵木，肝失疏泄，或火不暖土，导致脾失健运，饮停湿聚，使得脂质失于正常运化，积于血中为痰为瘀，阻滞于肝而成本病。

7. 体质因素　自古以来，中医学一直遵守个体治疗、辨证论治的原则，这与患者的体质类型相关。体质可决定疾病发生与否，也可影响证候的类型、性质等。体质并不是一成不变的，环境、精神、营养、锻炼、疾病等因素的影响，以及药物等治疗方法，均可使体质发生改变。重视这一问题的研究可能对减少和预防本病的发生起到一定的作用。

（二）西医学对脂肪肝的认识

1. 脂肪肝的概念　脂肪肝是指肝脏弥漫性脂肪浸润，可伴有肝内炎症、肝细胞坏死、肝脏纤维化或硬化等病理学改变。

2. 脂肪肝的常见症状　脂肪肝的临床表现多样，轻度脂肪肝多无临床症状，易被忽视。约 25% 的脂肪肝患者临床上可以无症状，有的仅有疲乏感，而多数脂肪肝患者较胖，故更难发现轻微的自觉症状。目前脂肪肝患者多因其他疾病就诊或健康体检时偶然发现。

但随着病情的发展，中度或重度脂肪肝特别是病程长者症状可较明显，有类似慢性肝炎的表现，出现疲倦乏力、胁痛、食欲不振、恶心欲呕、食后腹胀，以及右上腹或两胁不适，且在食后及运动时较为明显。少数出现轻度黄疸、脾大，偶可发展成肝硬化。当肝内脂肪沉积过多时，可使肝被膜膨胀、肝韧带牵拉，而引起右上腹剧烈疼痛或压痛、发热、白细胞增多，易误诊为急腹症。

此外，脂肪肝患者可伴有多种维生素缺乏的症状，如舌炎、口角炎、皮肤瘀斑、角化过度、四肢麻木、四肢感觉异常等末梢神经炎。少数患者也可有消化道出血、牙龈出血、鼻衄等。重度脂肪肝患者可有腹水和下肢水肿，电解质紊乱如低钠、低钾血症等。脂肪肝临床表现多样，遇有诊断困难时，可做肝活检确诊。

另外，脂肪肝的临床表现与肝脏脂肪的浸润程度呈显著相关，肝内过多脂肪被移除后症状可消失。

多数脂肪肝起病隐匿，常在体检时因无痛性、广泛的肝大或影像学检查而被发现，多见于酗酒、肥胖或糖尿病患者。右上腹疼痛、发热、黄疸、白细胞增多和肝功能异常的征象及慢性肝病体征的出现往往提示已并发脂肪性肝炎，或可能因代谢因素出乎意料地突然死亡的患者，脂肪肝可能是唯一的异常体征。但是临床上大多数慢性脂肪性肝病患者症状轻重与肝脂肪变性、脂肪性肝炎和纤维化之间无相关性。因此，还需结合血液及影像学检查以判断病情。

3. 脂肪肝的分类　脂肪肝是常见的临床综合征，根据病程和缓急程度可分为急性脂肪肝和慢性脂肪肝两大类。前者多为小泡性脂肪肝，常见疾病包括妊娠急性脂肪肝和脑病脂肪肝综合征；后者多为大泡性或以大泡性为主的混合型脂肪肝。根据有无长期过量饮酒史，慢性脂肪肝可分为酒精性肝病和非酒精性脂肪性肝病。在 B 超、CT 等影像学检查时，脂肪肝可分为常见的弥漫性脂肪肝、弥漫性脂肪肝伴正常肝岛和少见的局灶性脂肪肝。根据不同的病因，脂肪肝可分为酒精性脂肪肝、肥胖性脂肪肝、糖尿病性脂肪肝、药物性脂肪肝、肝炎后及其他类型脂肪肝。依据病理学改变，脂肪肝可分为单纯性脂肪肝、脂肪性肝炎、脂肪性肝纤维化和脂肪性肝硬化 4 种主要类型。

4. 脂肪肝的流行病学调查　脂肪肝是一种全球性的疾病，累及世界范围内大量人群，而且随着人们生活习惯和饮食结构的改变，多食少动的生活方式，高热能高脂饮食导致肥胖，以及 2 型糖尿病、高脂血症的患者日益增多，脂肪肝的发病率和检出率也日益增多，成为危害人类健康的三大肝病之一。

地区性流行病学调查显示，我国饮酒人群和酒精性肝病的患病率有上升趋势。饮酒人群中一部分嗜酒者或饮酒过量的人群出现酒精相关健康问题，其中酒精性肝病是酒精所致的最常见的脏器损害。

非酒精性脂肪性肝病是欧美等西方发达国家肝功能酶学异常和慢性肝病最常见的原因，普通成人非酒精性脂肪性肝病患病率为 20% ～ 33%，其中非酒精性脂肪性肝炎和肝硬化分别占 10% ～ 20% 和 2% ～ 3%。随着肥胖症和代谢综合征在全球的流行，近 20 年亚洲国家非酒精性脂肪性肝病增长迅速且呈低龄化发病趋势，上海、广州和香港等发达地区成人非酒精性脂肪性肝病患病率在 15% 左右。

5. 脂肪肝的病因　肝脏是机体脂质代谢的中心器官，肝内脂肪主要来源于食物和外周脂肪组织，导致脂质在肝细胞内沉积的代谢异常机制并没有完全明确，目前认为脂肪肝的形成与以下因素有关。

（1）肥胖：肝内脂肪堆积的程度与体重成正比。30% ～ 50% 的肥胖症合并脂肪肝，重度肥胖者脂肪肝病变率高达 61% ～ 94%。肥胖人体重得到控制后，其脂肪浸润亦减少或消失。

（2）酒精：长期嗜酒者肝穿刺活检，75% ～ 95% 有脂肪浸润。还有人观察，每天饮酒超过 80 ～ 160g，则酒精性肝病的发生率增长 5 ～ 25 倍。

（3）快速减肥：禁食、过分节食或其他快速减轻体重的措施可引起脂肪分解短期内大量增加，消耗肝内谷胱甘肽（GSH），使肝内丙二醛和脂质过氧化物大量增加，损伤肝细胞，导致脂肪肝。

（4）营养不良：营养不良导致蛋白质缺乏，是引起脂肪肝的重要原因，多见于摄食不足或消化障碍，不能合成载脂蛋白，以致甘油三酯积存肝内，形成脂肪肝。

（5）糖尿病：糖尿病患者中约 50% 可发生脂肪肝，其中以成年患者为多。因为成年后糖尿病患者有 50% ～ 80% 是肥胖者，其血浆胰岛素水平与血浆脂肪酸增高，脂肪肝既与肥胖程度有关，又与进食脂肪或糖过多有关。

（6）药物：某些药物或化学毒物通过抑制蛋白质的合成而导致脂肪肝，如四环素、肾上腺皮质激素、嘌呤霉素、环己胺、吐根碱，以及砷、铅、银、汞等。降脂药也可通过干扰脂蛋白的代谢而形成脂肪肝。

（7）妊娠：多在第一胎妊娠 34 ～ 40 周时发病，病情严重，预后不佳，母婴死亡率分别达 80% 与 70%。

（8）其他：结核、细菌性肺炎及败血症等感染时也可发生脂肪肝，病毒性肝炎患者若过分限制活动，加上摄入高糖、高热量饮食，肝细胞脂肪易堆积；接受皮质激素治疗后，脂肪肝更容易发生。还有所谓胃肠外高营养性脂肪肝、中毒性脂肪肝、遗传性疾病引起的脂肪肝等。

6. 脂肪肝的诊断

（1）酒精性肝病的诊断

临床诊断：①有长期饮酒史，一般超过 5 年，折合乙醇量，男性 ≥ 40g/d，女性 ≥ 20g/d，或 2 周内有大量饮酒史。②临床症状为非特异性，可无症状，或有右上腹胀痛、食欲不振、乏力、体质量减轻、黄疸等；随着病情加重，可有神经精神症状和蜘蛛痣、肝掌等表现。③生化指标：血清天冬氨酸氨基转移酶（AST）、丙氨酸氨基转移酶（ALT）、γ- 谷氨酰转肽酶（GGT）、总胆红素（TBIL）、凝血酶原时间（PT）、平均红细胞容积（MCV）和缺糖转铁蛋白（CDT）等指标升高。其中 AST/ALT>2、GGT 升高、MCV 升高为酒精性肝病的特点，而 CDT 测定虽然较特异但临床未常规开展。禁酒后这些指标可明显下降，通常 4 周内基本恢复正常（但 GGT 恢复较慢），有助于诊断。④肝脏 B 超或 CT 检查有典型表现。⑤排除嗜肝病毒现症感染及药物、中毒性肝损伤和自身免疫性肝病等。符合第①、②、③项和第⑤项，或第①、②、④项和第⑤项，可诊断酒精性肝病；仅符合第①、②项和第⑤项，可疑诊酒精性肝病。符合第①项，同时有病毒性肝炎现症感染证据者，可诊断为酒精性肝病伴病毒性肝炎。符合酒精性肝病临床诊断标准者，又可分为轻症酒精性肝病、酒精性脂肪肝、酒精性肝炎及酒精性肝硬化。

影像学诊断：影像学检查用于反映肝脏脂肪浸润的分布类型，粗略判断弥漫性脂肪肝的程度，提示是否存在肝硬化，但其不能区分单纯性脂肪肝与脂肪性肝炎，且难以检出 <33% 的肝细胞脂肪变。应注意弥漫性肝脏回声增强及 CT 密度值降低也可见于其他慢性肝病：①超声显像诊断：具备以下 3 项腹部超声表现中的 2 项者为弥漫性脂肪肝：肝脏近场回声弥漫性增强，回声强于肾脏；肝脏远场回声逐渐衰减；肝内管道结构显示不清。②CT 诊断：弥漫性肝脏密度降低，肝脏与脾脏的 CT 值之比 ≤ 1。弥漫性肝脏密度降低，肝 / 脾 CT 比值 ≤ 1 但大于 0.7 者为轻度；肝 / 脾 CT 比值 ≤ 0.7 但 >0.5 者为中度；肝 / 脾 CT 比值 ≤ 0.5 者为重度。③组织病理学诊断：酒精性肝病病理学改变主要为大泡性或大泡性为主伴小泡性的混合性肝细胞脂肪变性。依据病变肝组织是否伴有炎症反应和纤维化，可分为单纯性脂肪肝、酒精性肝炎、肝纤维化和肝硬化。酒精性肝病的病理学诊断报告应包括肝脂肪变程度（F 0～4）、炎症程度（G 0～4）、肝纤维化分级（S 0～4）。

（2）非酒精性脂肪性肝病的诊断

临床诊断：明确非酒精性脂肪性肝病（NAFLD）的诊断需符合以下 3 项条件：①无饮酒史或饮酒折合乙醇量每周 <140g（女性每周 <70g）。②除外病毒性肝炎、药物性肝病、全胃肠外营养、肝豆状核变性、自身免疫性肝病等可导致脂肪肝的特定疾病。③肝活检组织学改变符合脂肪性肝病的病理学诊断标准。

影像学诊断：规定具备以下 3 项腹部超声表现中的两项者为弥漫性脂肪肝：①肝脏近场回声弥漫性增强（"明亮肝"），回声强于肾脏。②肝内管道结构显示不清。③肝脏远场回声逐渐衰减。

CT 诊断脂肪肝的依据为肝脏密度普遍降低，肝 / 脾 CT 值之比小于 1。其中，肝 / 脾 CT 比值小于 1 但大于 0.7 者为轻度；≤ 0.7 但大于 0.5 者为中度，≤ 0.5 者为重度脂肪肝。

病理学诊断：非酒精性脂肪性肝病病理特征为肝腺泡 3 区大泡性或以大泡为主的混合性肝细胞脂肪变，伴或不伴有肝细胞气球样变，小叶内混合性炎症细胞浸润及窦周纤维化。

【健康管理】

（一）脂肪肝的常见体质类型

在 9 种体质中，痰湿质、气虚质、湿热质、血瘀质和气郁质最易发生脂肪肝。

1. 痰湿质

[**总体特征**]痰湿凝聚，以形体肥胖、腹部肥满、口黏苔腻等痰湿表现为主要特征。

[**形体特征**]形体肥胖，腹部肥满松软。

[**常见表现**]面部皮肤油脂较多，多汗且黏，胸闷，痰多，口黏腻或甜，喜食肥甘甜黏。

[**舌象与脉象**]苔腻，脉滑。

[**心理特征**]性格偏温和、稳重，多善于忍耐。

[**发病倾向**]易患消渴、中风、胸痹等病。

[**对外界环境适应能力**]对梅雨季节及湿重环境适应能力差。

2. 气虚质

[**总体特征**]元气不足，以疲乏、气短、自汗等气虚表现为主要特征。

[**形体特征**]肌肉松软不实。

[**常见表现**]平素语音低弱，气短懒言，容易疲乏，精神不振，易出汗。

[**舌象与脉象**]舌淡红，舌边有齿痕，脉弱。

［**心理特征**］性格内向，不喜冒险。

［**发病倾向**］易患感冒、内脏下垂等病；病后康复缓慢。

［**对外界环境适应能力**］不耐受风、寒、暑、湿邪。

3. 湿热质

［**总体特征**］湿热内蕴，以面垢油光、口苦、苔黄腻等湿热表现为主要特征。

［**形体特征**］形体中等或偏瘦。

［**常见表现**］面垢油光，易生痤疮，口苦口干，身重困倦，大便黏滞不畅或燥结，小便短黄，男性易阴囊潮湿，女性易带下增多。

［**舌象与脉象**］舌质偏红，脉滑数。

［**心理特征**］容易心烦急躁。

［**发病倾向**］易患疮疖、黄疸、热淋等病。

［**对外界环境适应能力**］对夏末秋初湿热气候，湿重或气温偏高环境，较难适应。

4. 血瘀质

［**总体特征**］血行不畅，以肤色晦黯、舌质紫黯等血瘀表现为主要特征。

［**形体特征**］胖瘦均见。

［**常见表现**］肤色晦黯，色素沉着，容易出现瘀斑，口唇黯淡。

［**舌象与脉象**］舌黯或有瘀斑，舌下脉络紫黯或增粗，脉涩。

［**心理特征**］易烦，健忘。

［**发病倾向**］易患癥瘕及痛证、血证等。

［**对外界环境适应能力**］不耐受寒邪。

5. 气郁质

［**总体特征**］气机郁滞，以神情抑郁、忧虑脆弱等气郁表现为主要特征。

［**形体特征**］形体瘦者为多。

［**常见表现**］神情抑郁，情感脆弱，烦闷不乐。

［**舌象与脉象**］舌淡红，苔薄白，脉弦。

［**心理特征**］性格内向不稳定，敏感多虑。

［**发病倾向**］易患脏躁、梅核气、百合病及郁证等。

［**对外界环境适应能力**］对精神刺激适应能力较差；不适应阴雨天气。

（二）生活调摄

1. 起居调摄　睡眠充足很重要，不同程度的失眠会影响肝功能的恢复，充足的睡眠能减少体力的消耗。另外，长时间卧床休息还可以增加肝脏的血流量，使肝脏得到更多的氧气及营养，从而促进肝细胞的康复。为了保证充足的睡眠，晚饭宜吃得清淡，切勿吃得过饱。不要在晚上睡觉前饮浓茶、咖啡或刺激性饮料。需要注意的是，过长时间的睡眠反而不利于机体的新陈代谢。因此，轻度脂肪肝患者应将每天的睡眠时间控制在8个小时左右。

2. 心理指导　对脂肪肝患者，要明确讲解发病的机理，让患者减轻思想压力，端正心态，乐观面对。同时，要定期复查，并在饮食及生活习惯上予以高度重视。坚持合理的膳食结构，养成良好的饮食习惯，切忌酗酒，加强身体锻炼，持之以恒，以取得最佳的治疗效果。

（三）饮食调摄原则

1. 饮食有节，少食多餐，饮食结构合理，选择软、烂、清淡营养的食物，少吃辛辣、过甜及刺激性的食物。采用煮、炖、烩等方式，减少煎、炒、炸等烹调方式。

2. 郁怒伤悲时，不宜立即进食。

3. 中医饮食调护还应根据患者的病性、体质、用药等具体情况，遵循辨证施食的原则。

（四）运动锻炼

运动锻炼以有氧运动为主，不宜操之过急，其中老年人应选择一些缓和、容易坚持的运动项目，根据身体素质适当选择如慢跑、游泳、武术，以及适合自己的各种舞蹈及球类运动等。

进行有氧运动宜选择环境优美、空气新鲜的地方，循序渐进、持之以恒，每次运动应坚持40分钟以上。活动量由小到大逐渐增强，以脏腑功能得到锻炼、适当出汗为宜。运动时间可选择下午14～16时阳气极胜之时，但运动时不宜出汗过多、过急，尤其是秋冬季见汗即可。

（五）腧穴按摩

[取穴] 足三里、中脘、气海、天枢等。

[操作方法] 取卧位或坐位，在全身放松的前提下，用拇指、食指或中指末节指腹按压于穴位处，带动皮下组织做环形揉动，手法由轻到重逐渐用力，以患者感到酸麻沉胀为宜。每穴按揉3～5分钟，注意操作时手法应均匀柔和持久，勿用暴力。

（六）耳穴按压

[**取穴**]肝、脾、胃、内分泌、三焦、交感。

[**操作方法**]用棉签消毒所选穴位及周围皮肤，晾干后将王不留行籽或磁珠贴于胶布中间，用镊子置于所选穴位之上，用指腹按压在选择穴区找敏感点，按压后得气（酸麻重胀感）即可。每天按压2～3次，每次3～5分钟。

（七）痧疗

[**取穴**]肝俞、胃俞、脾俞、大椎、期门、章门、三阴交、足三里。

[**操作方法**]①用鍉圆针痧疗器自背部肝俞、脾俞、胃俞沿着双侧膀胱经及两侧肝经期门、章门进行疏经通络理筋。②其他穴位，采用局部点按、刮拭各10～30次。上述操作以局部皮肤感觉温热、有酸胀舒适感为度。

（八）中药足浴

[**基础方**]党参、白术、茯苓、陈皮、柴胡。

[**辨证加减**]痰浊型荷叶、泽泻、山楂、川木瓜；气滞血瘀加青皮、陈皮、焦山楂、薄荷。

[**操作方法**]将药加水煮沸，连渣带水倒入盆中，每晚临睡前泡脚，水量以完全浸没双足为准，先熏后洗。熏洗时水温以70℃为宜，10分钟左右，足浴时以45～50℃为宜，防止烫伤。足浴治疗前及治疗中嘱患者饮温水200～500mL，防止足浴时出汗使体内水分丢失。治疗中注意保暖，防止受凉。治疗结束后，用清洁干毛巾擦干双足，以免当风受凉。

第十节　便　秘

【基础知识】

（一）中医学对便秘的认识

中医学认为，便秘是由于大肠传导功能失常导致大便秘结不通，排便周期延长，或粪质干结，排出艰难，或经常便而不畅的一种病证。在我国古代医籍中，便秘有很多名称，如"大便难""大便秘""大便秘涩""大便结""大便闭结"、"大便燥结""后不利"	"阴结""阳结""肠结""脾约""寒积"等。

便秘的病因病机是多方面的，主要是由于饮食不节、情志失调、体虚病后、脏腑损伤等，导致大肠传导功能失常，气机不畅，糟粕停积于肠，时间过久，便质干燥或坚硬。其病理性质有寒、热、虚、实等4个方面。

1. 饮食热邪，肠胃积热　素体阳盛，或饮酒过多，或过食辛辣厚味，或过服热药而致热邪内盛；亦有热病之后，余热留恋，或肺中燥热下移于大肠，均可导致肠胃积热，耗伤津液，以致肠道干涩燥结，排便艰涩。临证多见大便干结、小便短赤、口干口臭或口舌生疮、身热面赤等胃热熏蒸，充斥上下之证；热盛于内，腑气不通，则有腹部胀满、按之作痛、舌红苔黄燥、脉滑数等肠胃积热之象。

2. 情志失调，气机郁滞　忧思过度、久坐少动、食偏精细，或手术后肠道粘连，或跌打损伤伤及肠胃，或虫积肠道，均可导致大肠气机郁滞，通降失常，传导失司，以致糟粕内停。临证可见大便不畅，欲便不得，津亏热邪不甚，便质有时并不干硬；肝气郁结，气机不畅可见嗳气频作，胁腹痞满而痛，或随情志变化而加剧或缓解；若肝郁日久，脾运受累，则可伴脘胀纳呆等症。

3. 体虚病后，气血阴亏　久病、产后及年老体弱之人，气血亏虚；或疾病治疗过程中过用汗、利、燥热之剂，损伤阴津；或出汗过多、劳役过度、房室劳倦，耗伤气血阴津；或素患消渴，阴津亏耗。气虚则大肠传导无力，阴血亏虚则肠道失于濡润，糟粕不行，因虚而秘。气虚者尤以肺脾两脏为主，肺气虚而不降，脾气虚而传导失职，故虽有便意，然临厕努挣乏力，便后有疲劳之感；肺虚卫外不固则汗出短气；脾虚健运无权，精微不化则面色㿠白，神疲气怯，甚或中气下陷而见肛门坠迫、脱肛等。血虚阴亏为主者，则大便秘结如栗或羊屎，面色萎黄无华，头眩心悸，或口干少津，五心烦热；累及肾之阴精者或有腰膝酸软、头昏耳鸣等症。

4. 阳气虚衰，阴寒凝滞　嗜食寒凉生冷之品，或过用苦寒药物，伐伤阳气；或年老体弱，真阳不足，均可因脾胃阳气虚弱，温煦无权，不能蒸化津液，温润肠道，以致阴寒内结，糟粕不行，凝积肠道。临证见大便艰涩难出，腹中冷痛喜热；阳虚温煦无权则四肢不温，面色㿠白，腰膝酸冷；气化无力则小便清长。脉来沉迟，舌质淡或淡胖，苔见白润而滑，均为虚寒之象。

（二）西医学对便秘的认识

1. 便秘的概念　便秘是消化道常见的症状之一，是一种由单个或多个病因综合引起的一种症状，而不是一种疾病，其表现为排便次数减少，每2～3天或更长时间1次，无规律，粪便量减少，粪便干结，排便费力，伴或不伴排便不尽感等，如超过6个月即为慢性便秘。

2. 便秘的常见症状 主要是指排便次数减少、粪便量减少、粪便干结、排便费力等。必须结合粪便的性状、本人平时排便习惯和排便有无困难做出有无便秘的判断。如超过 6 个月即为慢性便秘。

3. 便秘的分类 便秘按发病机制主要分为慢传输型便秘、出口梗阻型便秘和混合型便秘。

（1）慢传输型便秘：慢传输型便秘是由于结肠动力障碍，肠道收缩运动减弱，使粪便从盲肠到直肠的移动减慢，或由于左半结肠的不协调运动引起，又称结肠无力，是便秘最常见的类型，最常见于年轻女性，在青春期前后发生。其特征为排便次数减少（每周排便少于 1 次），少便意，粪质坚硬，因而排便困难；肛门直肠指检时无粪便或触及坚硬粪便，而肛门外括约肌的缩肛和用力排便功能正常；全胃肠或结肠传输时间延长；缺乏出口梗阻型的证据，如气囊排出实验和肛门直肠测压正常。增加食物纤维素摄入与渗透性通便药无效。

（2）出口梗阻型便秘：出口梗阻型便秘是具有正常的结肠传输功能，而由于直肠的感觉或动力异常所致，在老年患者中尤其常见，其中许多患者经常规内科治疗无效。出口梗阻型便秘可有以下表现：排便费力、不尽感或下坠感，排便量少，有便意或缺乏便意；肛门直肠指检时直肠内存有不少泥沙样粪便，用力排便时肛门括约肌可呈矛盾性收缩；全胃肠或结肠传输时间显示正常，多数标记物可潴留在直肠内；肛门直肠测压显示，用力排便时肛门外括约肌呈矛盾性收缩或直肠壁的感觉阈值异常等。

（3）混合型便秘：即同时具有慢传输型便秘和出口梗阻型便秘症状。

4. 便秘的流行病学调查 现在全球有 5% ～ 25% 的人口受到便秘的困扰。流行病学资料显示，我国便秘发生率为 10% ～ 15%，其中老年人的发病率高达 30% ～ 40%，中青年人发病率达到 23% ～ 28%，女性为男性的 4 倍，而幼儿便秘也有增多趋势。如果仅把排便困难的主诉作为便秘的评定标准，发病率可以大大超过 50%。

5. 便秘的病因 导致便秘的因素复杂，可分为器质性、功能性和医源性 3 大类。

（1）器质性因素

①肠道病变：肠道占位性病变，如直肠内脱垂、耻骨直肠肌肥大、Crohn 病、结肠息肉、家族性腺瘤性息肉病、肠道肿瘤等可引起慢性不全性或全性肠梗阻而导致便秘；盆底肌松弛、直肠阴道隔松弛、盆底神经损伤等因素可引起直肠前突，使粪便通过直肠肛管段不能正常下降排出体外，形成出口梗阻型便秘；直肠肛门病变，如痔疮、肛裂、肛周脓肿、溃疡、肛瘘、直肠炎等，可引起肛门括约肌痉挛、排便疼痛，造成大便排出不畅或患者畏惧排便，日久形成便秘。

②内分泌及代谢性疾病：糖尿病、卟啉病、慢性铅中毒，可引起胃肠神经功能紊乱和平滑肌损害；甲状旁腺功能亢进引起高钙血症，致使肠神经应激性减退；甲状腺功能减低、低钾血症、低镁血症、脱水等，可致平滑肌张力缺乏而引起排便困难。近年来的研究表明，糖尿病的便秘患者直肠黏膜中的 P 物质减少，便秘可能与这种兴奋性神经递质的缺乏有关。

③神经系统疾病："脑 - 肠学说"认为，人体内的胃肠道是一个由中枢神经、肠神经和自主神经共同支配的系统。整个排便过程是外周神经兴奋，将神经冲动传到初级排便中枢和大脑皮层，引起结直肠和肛门括约肌及盆底肌和腹部肌肉的协调运动。中枢神经系统疾病，如脑和脊髓肿瘤、脊柱与马尾脊髓损伤或压迫、脊髓发育不全、腰椎间盘疾病、脊柱结核、系统性硬化、帕金森病等；周围神经系统疾病，如自主神经疾病、神经纤维瘤、神经节瘤等，均可导致神经调节功能障碍而使排便异常。

④其他疾病：腹腔或盆腔肿瘤压迫肠道，可引起排便障碍；神经厌食症或神经贪食症因食物在肠道通过时间延长，也常有便秘症状。全身衰弱性疾病，如严重营养不良、全身衰竭等，或腹肌、肠肌及肛内括约肌功能减退，也可导致排便困难。

（2）功能性因素

①生活方式影响：首先，摄食种类及习惯对便秘的产生有很大影响，饮食过少或节食，食品过精或过细，食物中纤维素和水分不足，致使经过消化作用后残渣量少，对肠道不能形成一定量的刺激，肠蠕动减慢，食物在结肠中停留时间延长，水分被过多吸收使大便干结，进入直肠后又因残渣量少不能形成足够的压力刺激神经感受细胞产生排便反射，进而引起便秘。其次，对于大便的认识不足，忽视定时排便的习惯，也是造成便秘的常见因素之一。拖延大便时间导致已到直肠的粪便又逆向返回到结肠，水分被进一步吸收而致大便干结；拖延大便时间还可使结肠壁上的神经细胞对粪便进入直肠后产生的压力刺激反应变得迟钝，形成习惯性便秘。另外，排便习惯受到干扰时也可导致便秘，如生活规律突然改变，或长途旅行等未能及时排便。

②精神心理因素：消化道运动受到自主神经系统和内分泌系统的影响，这两个系统与情感中枢的皮层下整合于同一解剖部位，故易受精神心理因素的影响。性格对慢性便秘也有影响，好胜心强、易暴躁、易怒、易激动的人往往承受较大的社会压力，易引发精神心理障碍而致功能性便秘；而性格内向、平时习惯忍耐、顺从的人，长期将情绪挤压不得释放，容易产生抑郁、焦虑等负面情绪，从而影响自主神经和内分泌系统的功能活动，致使消化道运动异常。

③遗传因素：便秘的发病机制中有遗传因素的存在，某些患儿出生即有便秘情况，其家族亦有便秘史。研究显示，便秘患者中一级亲属患慢性功能性便秘占29.8%，几乎

1/3 的患者有功能性便秘家庭聚集倾向，说明家族性便秘史与便秘密切相关。

（3）医源性因素

①药物性因素：临床上，以下几类药物易引起便秘：神经精神类药物，包括安眠药、抗抑郁药、抗癫痫药、抗惊厥药、抗帕金森病药物、神经节阻滞药等；抗组胺类抗过敏药物；麻醉镇痛药物，包括非甾体类消炎药、麻醉药、阿片类药等；抗胆碱类药物，包括阿托品、东莨菪碱等；钙离子拮抗剂类降压药物；利尿药，包括速尿、安体舒通等；抗酸剂，包括 H_2 受体拮抗剂、质子泵抑制剂及含钙、铝制剂等；含可待因的镇咳剂；铁剂。另外，长期应用泻药及含蒽醌类药物，尤其是刺激性泻药，会引起直肠对刺激的敏感性降低，形成药物依赖，造成便秘。

②外科手术：外科手术后长时间卧床，活动时间少，进食减少，肠道蠕动减慢以致排便困难。肛肠手术后肛门疼痛不敢排便，伤口愈合不良致肛门狭窄等因素，也可导致便秘。

6. 便秘的诊断标准

（1）罗马Ⅲ诊断标准

①必须符合以下 2 项或 2 项以上：至少 25% 的排便感到费力；至少 25% 的排便为干球状便或便硬；至少 25% 的排便有不尽感；至少 25% 的排便有肛门直肠梗阻感 / 阻塞感；至少 25% 的排便需要手法帮助（如用手指帮助排便、盆底支持）；排便次数 <3 次 / 周。②在不使用泻药的情况下时很少出现稀便。③没有足够的证据诊断肠易激综合征（IBS）。

诊断前症状出现至少 6 个月，且近 3 个月症状符合以上诊断标准。

（2）根据《中医病证诊断疗效标准》，便秘的诊断标准：①排便时间延长，2 天以上 1 次，粪便干燥坚硬。②重者大便艰难，干燥如栗，可伴少腹胀急、神倦乏力、胃纳减退等症。③排除肠道器质性疾病。

【健康管理】

（一）便秘的常见体质类型

便秘的发生和人的体质也有很大关系，在 9 种体质中，气虚质、阴虚质和气郁质最易发生便秘。

1. 气虚质　气虚者以肺脾两脏为主，肺与大肠相表里，肺气虚则大肠传导无力，脾气虚则传导失职，故虽有便意，然临厕努挣乏力，便后乏力，大便并不干结。

［**总体特征**］元气不足，以疲乏、气短、自汗等气虚表现为主要特征。

［**形体特征**］肌肉松软不实。

[常见表现]平素语音低弱，气短懒言，容易疲乏，精神不振，易出汗。

[舌象与脉象]舌淡红，舌边有齿痕，脉弱。

[心理特征]性格内向，不喜冒险。

[发病倾向]易患感冒、内脏下垂等病；病后康复缓慢。

[对外界环境适应能力]不耐受风、寒、暑、湿邪。

2. 阴虚质　阴虚，阴不敛阳，则生内热，血虚津亏则肠道失于濡润，故易患便秘，可见大便干结、艰涩难下。

[总体特征]阴液亏少，以口燥咽干、手足心热等虚热表现为主要特征。

[形体特征]体形偏瘦。

[常见表现]手足心热，口燥咽干，鼻微干，喜冷饮，大便干燥。

[舌象与脉象]舌红少津，脉细数。

[心理特征]性情急躁，外向好动，活泼。

[发病倾向]易患虚劳、失精、不寐等病；感邪易从热化。

[对外界环境适应能力]耐冬不耐夏；不耐受暑、热、燥邪。

3. 气郁质　情志失和，忧思过度，肝脾之气郁结，导致大肠气机郁滞，通降失常，传导失司，以致糟粕内停，大便秘结，欲便不得。

[总体特征]气机郁滞，以神情抑郁、忧虑脆弱等气郁表现为主要特征。

[形体特征]形体瘦者为多。

[常见表现]以神情抑郁、情感脆弱为主要表现，平素忧郁寡欢，胸闷不舒，时欲太息，又时常烦躁易怒，易于激动，坐卧不安，同时还可伴有胸胁胀闷疼痛或窜痛；或乳房小腹胀痛，月经不调，痛经；或喉间异物感；或反酸、嗳气、呃逆；或惊悸怔忡，健忘；或食欲减退，睡眠较差。

[舌象与脉象]舌淡红，苔薄白，脉弦。

[心理特征]性格内向不稳定，忧郁脆弱，敏感多疑。

[发病倾向]易患郁证、脏躁、不寐、梅核气、惊恐等病证，还常见各类胀痛（如偏头痛、胸痛、肋间神经痛等）、甲状腺疾病、颈部肿块、慢性咽炎、消化系统疾病（各类肝病、慢性胃炎、慢性胆囊炎、慢性结肠炎等）、妇科疾病（月经不调、痛经、子宫肌瘤等）、乳腺增生、更年期综合征，以及有患肿瘤倾向。

[对外界环境适应能力]对精神刺激适应能力较差；不耐受阴雨天气。

4. 湿热质　湿邪以重浊、黏滞、趋下为基本特性，湿热蕴结于大肠以致大便黏滞不爽或秘结不下、排便时间延长或欲便而艰涩不畅。

[总体特征]湿热内蕴，以面垢油光、口苦、苔黄腻等表现为主要特征。

[形体特征] 形体中等或偏瘦。

[常见表现] 面垢油光，口苦口中异味，身重困倦，大便黏滞不爽或燥结，小便短黄，男性易阴囊潮湿，女性易带下发黄。

[舌象与脉象] 舌质偏红，苔黄腻，脉滑数。

[心理特征] 性格多变，易烦恼，容易心烦急躁。

[发病倾向] 易感皮肤、泌尿生殖、肝胆系统一类的疾病，如皮肤湿疹、疮疖、口疮、黄疸等。

[对外界环境适应能力] 对夏末秋初湿热气候、湿重或气温偏高环境较难适应。

（二）生活调摄

在生活起居上要避免熬夜或过度劳累；尤其在夏天的中午应适当休息，保持充足睡眠；避免劳动或激烈运动时出汗受风；在精神调摄上要多参加有益的社会活动，多与别人交谈、沟通，培养乐观向上的性格。在运动锻炼上可做一些柔缓的运动，如散步、打太极拳、做操等，并持之以恒；不宜做大负荷的运动或出大汗的运动，忌用猛力或做长久憋气的动作。

（三）饮食调摄原则

1. 气虚质患者的饮食调摄

（1）补气养气：气虚体质者的饮食调摄关键在于补气。补气类食物有补益脾气、肺气、心气等的作用，宜于消除或改善气虚证，以推动胃肠道的运行。凡气虚之人吃具有补气作用的食物，要选性平味甘或甘温之物，忌吃破气耗气之物。补气类食物在使用时，有时易致气机壅滞，出现胸闷、腹胀、食欲不振等现象，可适当配用行气类食物如陈皮、砂仁等同用。

（2）兼顾五脏之虚：因肺主一身之气，肾藏元气，脾胃为气血生化之源，故脾、胃、肺、肾与气虚质关系最为密切。所以，饮食调养应当重点兼顾到这几个脏腑。比如，常用补脾胃虚证的有粳米、荞麦、栗子、白扁豆、山药、南瓜、猴头菇、大枣、野猪肉、乳鸽、鹌鹑、饴糖等，其中野猪肉、鹌鹑（有动物黄芪之称）可补五脏之虚。

（3）注重气血双补：中医学认为，气为血之帅，血为气之母。所以，在补气的同时加入补血的食材，往往会收到更好的效果。常见气血双补的食物有榛子仁、牛肉、驴肉、黄鳝、章鱼、黄豆、花生、鲶鱼、鳜鱼等。

（4）适当加入补气中药材：加入补气中药以增强膳食的补气功能，常用的有人参、太子参、西洋参、党参、黄芪、白术、黄精、紫河车等。

（5）少食破气耗气之品：凡气虚之人，忌吃破气耗气、生冷寒凉的食物，以及油腻厚味、辛辣刺激之品。

2. 阴虚质患者的饮食调摄

（1）食宜滋阴：阴虚体质关键在于补阴。阴液充足，可以抑制机能亢奋和"虚热"。用滋补肾阴食物，以滋阴潜阳为法，宜清淡，远肥腻厚味、燥烈之品，可多吃些芝麻、糯米、绿豆、乌贼、龟、鳖、海参、鲍鱼、螃蟹、牛奶、牡蛎、蛤蜊、海蜇、鸭肉、猪皮、豆腐、甘蔗、桃子、银耳、蔬菜、水果等。这些食品性味多甘寒性凉，皆有滋补机体阴气的功效。

（2）少食辛辣、温热食物：阴虚体质不宜多吃温热性食物，如羊肉、狗肉等。还要注意少吃葱、姜、蒜、韭、薤、椒等辛辣之品，因为容易伤阴助热。还应戒酒忌烟，因为烟酒伤阴，使内热加重。

（3）适当清热：阴虚体质者也要注重清热，可常食如芹菜、香蕉、西瓜、冬瓜、菊花、板蓝根、苋菜、绿豆芽、黄豆、小米、荞麦等具有清热作用的食物。

（4）注重夏秋时节的食养：由于夏热秋燥，而阴虚体质者有着耐寒不耐热燥的特点，故要注重夏秋季节的饮食选择。夏季气温较高，人体水分流失得多，阴虚体质者更缺水，故夏季饮食宜以清淡、滋补、祛热为主。夏季新鲜蔬果较多，阴虚体质的人要多吃蔬菜、瓜果，同时饮食应以汤、羹、汁、粥等汤水较多的膳食为主，少吃辣椒、肥肉等食物。

（5）兼顾脏腑：阴虚体质者相应脏腑也出现阴虚表现，采取相应的滋补脏腑方式。肾阴不足的阴虚体质者可采用补肾滋阴法，即选食补肾滋阴的食物或中药，如可用芝麻、黑豆、枸杞、桑椹、牛乳、猪肾等制成枸杞炒腰花、双耳羹、黑豆汤等。胃阴虚者可采用益胃生津法，选食养胃阴、润肠燥、生津液的食物或中药，如可用梨、甘蔗、荸荠、藕、牛乳、芝麻、蜂蜜、麦冬、石斛等制成汤、羹食用。肺阴虚燥热者可采用润燥生津法，选食润燥生津、滋养肺阴或清燥润肺的食物和中药，如可用梨、甘蔗、柿、枇杷、蜂蜜、冰糖、猪肺、牛乳、麦冬制成蜜饯雪梨、银耳百合羹等。肝阴虚者可采用滋阴息火法，选食滋养肝阴、平肝息风或滋阴息风的食物和中药，如可用桑椹、黑豆、牡蛎、白芍等制成白芍粥、阿胶鸡汤、牡蛎煲等。

（6）以养胃阴为进补：阴虚质人群的进补原则以养胃阴为主。可多吃补气的食物，如菱角、荔枝、葡萄、土豆、山药、鲢鱼、鳝鱼等。山药、扁豆、大枣都是补气的好食材，用来熬粥最适合冬天食用。此外还可以用党参、黄芪、枸杞泡茶喝，或将上述药材辅以乌鸡或乳鸽炖汤喝。

3. 气郁质患者的饮食调摄

（1）注重疏通气机、调畅情绪：气郁质者以气机不畅为特征，气郁在先、郁滞为本，故疏通气机、调畅情绪为总体调养原则。饮食方面可以多吃些具有理气解郁、调理脾胃功能的食物，如小麦、荞麦、豆豉、刀豆、萝卜、佛手、香橼、茴香、黄花菜、海带、海藻、葱、姜、蒜、九层塔、紫苏、薄荷、橙、柑橘、柚子、金橘、玫瑰花、茉莉花、山楂等。

（2）适当健脾养心安神：气机郁滞，肝郁不舒，影响及脾，脾失健运；气郁日久，可导致气血失调，故气郁兼有心脾两虚者除了疏肝解郁、调畅气机之外，还应加强饮食调补，以健脾养心安神，可多吃些小麦、小米、红枣、百合、莲子、牡蛎肉、龙眼肉。

（3）气郁化火者可适当清热：气郁化火，耗伤营血，易生内热，故气郁兼有内热者还可选用一些食性凉平和容易消化而富有营养之品，不过注意不能太过寒凉，如麦片、粳米、玉米、白薯、黄豆、冬瓜、丝瓜、芥菜、胡萝卜、莲藕、煮花生、莴苣、生菜、木耳、油菜、大白菜、豆腐、豌豆、柑橙、金针菜、梨、马铃薯、黑芝麻、赤小豆等。

（4）可少量饮酒，以活血通络，提高情绪。

（5）忌辛辣刺激、收敛酸涩、肥甘厚腻、冰冻寒凉之品。

4. 湿热质患者的饮食调摄

（1）多吃新鲜蔬果及甘寒、甘平的食物，如冬瓜、甘蓝、茼蒿、芹菜、番茄、大白菜、生菜、空心菜、苋菜、豆芽菜、苦瓜、黄瓜、莜麦菜、豆腐、西瓜、草莓、甜瓜、柚子、椰子、甘蔗、梨等。

（2）多摄取有助于清热化湿的食物，如薏苡仁、茯苓、玉米、绿豆、红小豆等。

（3）忌食肥甘、厚味、辛辣食物，如狗肉、鹿肉、羊肉、牛肉、鳝鱼、胡椒、辣椒、生姜、花椒等。

（4）忌食大热大补的药物及食物，如银耳、燕窝、雪蛤、阿胶、蜂蜜、麦芽糖、熟地、大枣、黄芪、紫河车、黄精等。

（5）饮食宜清淡，少甜、少辣、少油，烤、炸、煎等方式要尽量避免。

（6）避免进食酸性食物：大部分肉类及海鲜类属于酸性，蔬果类多属于碱性。

（7）戒烟戒酒：烟草为辛热秽浊之物，很容易生热助湿。酒是热性，有助阳热的功效，同时有生痰湿的弊端，故湿热质人饮酒很容易酿生湿热。

（四）功法锻炼

摩腹疗法是对腹部进行有规律地按摩的一种方法，属于自我按摩疗法的一种，有健脾胃、助消化、通畅胃肠气机的作用。

[操作方法]患者取仰卧位，两腿屈曲，双手叠掌置于脐下腹部，以脐为中心，双手绕脐，由小到大，顺结肠向上、向左、向下、向右进行回旋按摩，范围最大时上至肋弓，下至耻骨联合，然后再由大至小，叠掌回至原处。全过程需6～10分钟，可再操作1次，以增强排便效果。

[注意事项]摩腹过程中须匀速、缓慢、柔和、轻松自然、用力适度，以不引起腹部疼痛或不适为度。若腹内有恶性肿瘤、阑尾炎和腹膜炎等疾病时，不宜进行摩腹疗法。

（五）腧穴按摩

[取穴]脾俞、气海、天枢、足三里、大肠俞等。

[操作方法]取卧位或坐位，在全身放松的前提下，用拇指、食指或中指末节指腹按压于穴位处，带动皮下组织做环形揉动，手法由轻到重逐渐用力，以患者感到酸麻沉胀为宜。每穴按揉3～5分钟，注意操作时手法应均匀柔和持久，勿用暴力。

（六）耳穴按压

[主穴]大肠、直肠下段、便秘点、内分泌、皮质下、交感。

[配穴]热秘可加耳尖、三焦，气秘可加肝、脾、胃、三焦，气虚者可加脾、肺，血虚者可加脾、三焦，阴虚者可加肝、脾、肾，阳虚者可加脾、肾、肾上腺。

[操作方法]用棉签消毒所选穴位及周围皮肤，晾干后将王不留行籽或磁珠贴于胶布中间，用镊子置于所选穴位之上，用指腹按压在选择穴区找敏感点，按压后得气（酸麻重胀感）即可。每天按压2～3次，每次3～5分钟。

（七）痧疗

[取穴]脾俞、气海、天枢、足三里、大肠俞等。

[操作方法]①用锃圆针痧疗器自后背脾俞、大肠俞沿着双侧膀胱经，以及胃经天枢、足三里进行疏经通络理筋。②其他穴位，局部点按、刮拭各10～30次。上述操作以局部皮肤感觉温热、有酸胀舒适感为度。

（八）中药足浴

[**基础方**] 厚朴、枳壳、陈皮、甘草。

[**辨证加减**] 气虚质加黄芪、党参、白术；阴虚质加生地、麦冬、玄参等；气郁质加柴胡，香附、牛蒡子等；湿热质加藿香、佩兰、黄柏等。

[**操作方法**] 将药加水煮沸，连渣带水倒入盆中，每晚临睡前泡脚，水量以完全浸没双足为准，先熏后洗。熏洗时水温以 70℃为宜，10 分钟左右，足浴时以 45～50℃为宜，防止烫伤。足浴治疗前及治疗中嘱患者饮温水 200～500mL，防止足浴时出汗使体内水分丢失。治疗中注意保暖，防止受凉。治疗结束后，用清洁干毛巾擦干双足，以免当风受凉。